COViD-19

APROXiMACiÓN AL DiAGNÓSTiCO, PRONÓSTiCO, TERAPiAS Y PREVENCiÓN

https://editorial.ujaen.es/coleccion/ciencias-experimentales-serie-avances-recientes-en-ciencias-experimentales/

COVID-19

APROXIMACIÓN AL DIAGNÓSTICO, PRONÓSTICO, TERAPIAS Y PREVENCIÓN

EDITORES

MARÍA ÁNGELES PEINADO HERREROS
JUAN PERAGÓN SÁNCHEZ

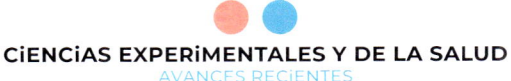

CIENCIAS EXPERIMENTALES Y DE LA SALUD
AVANCES RECIENTES

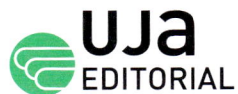

UJA EDITORIAL

COViD-19 : Aproximación al diagnóstico,pronóstico,terapias y prevención / Editores, María Ángeles Peinado Herreros , Juan Peragón Sánchez.- Jaén : Universidad de Jaén, UJA Editorial, 2024.

276 p. ; 17x24 cm. - (Ciencias Experimentales y de la Salud. Avances Recientes ; 5)

ISBN 978-84-9159-596-0

1. Virus de ARN-Diagnóstico I. Peinado Herreros, María de los Ángeles, ed.lit. II. Peragón Sánchez, Juan, ed.lit. III. Jaén. Universidad de Jaén. UJA Editorial ed.

578.2

Esta obra ha superado la fase previa de evaluación externa realizada por pares mediante el sistema de doble ciego

Colección: Ciencias experimentales y de la salud
Directora: M.ª Ángeles Peinado Herreros
Serie: *Avances recientes, 5*

© Autoras/es
© Universidad de Jaén
Primera edición, octubre 2024
ISBN: 978-84-9159-596-0
ISBNe: 978-84-9159-597-7
Depósito Legal: J-458-2024

Edita
Universidad de Jaén. UJA Editorial
Vicerrectorado de Cultura
Campus Las Lagunillas, Edificio Biblioteca
23071 Jaén (España)
Teléfono 953 212 355
web: editorial.ujaen.es

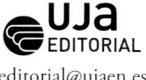

editorial@ujaen.es

Diseño y maquetación
José Miguel Blanco. www.blancowhite.net

Imprime
Gráficas «La Paz» de Torredonjimeno, S. L.

Impreso en España/*Printed in Spain*

00
PRESENTACIÓN

La pandemia de la COVID-19 será recordada en la historia de la humanidad como uno de los hitos más significativos del siglo XXI. Los controvertidos orígenes del SARS-CoV-2, su alta capacidad de contagio, su irrupción mundial, el desconocimiento inicial de su patogenicidad, sus altos índices de mortalidad, la carencia de tratamientos eficaces, o el colapso de los sistemas de salud incluso en los países más avanzados, fueron cuestiones que llevaron a la comunidad sanitaria internacional, con la Organización Mundial de la Salud a la cabeza, a recomendar una serie de medidas sanitarias drásticas, y a los gobiernos de los respectivos países a decretar el confinamiento estricto de la población.

La situación alcanzada hubiese sido impensable solo unos días antes de declararse la pandemia. Sin embargo, y a pesar de las dificultades sobrevenidas, el esfuerzo de científicos, sanitarios y farmacéuticos acabó obteniendo cumplida respuesta para enfrentar el desafío de comprender la enfermedad, paso necesario en la búsqueda de tratamientos adecuados y vacunas eficaces capaces de frenar a un agente infeccioso tan virulento e inicialmente tan desconocido, como el SARS-CoV-2.

En este contexto, desde la Editorial UJA y a través de los cinco capítulos que integran la presente obra, hemos querido dejar constancia del esfuerzo realizado

5

desde la biomedicina y la biotecnología, proponiendo un recorrido por algunos de los avances que han permitido desentrañar los innumerables retos planteados por la pandemia.

Los dos primeros capítulos describen las tecnologías que han permitido el desarrollo de pruebas diagnósticas, fundamentales para aislar y contener la expansión de la infección. Se comienza con la descripción de las bases conceptuales y principales técnicas y aplicaciones de amplificación de ácidos nucleicos como base fundamental, ya no solo para el desarrollo de las propias pruebas diagnósticas, sino también para entender las bases moleculares que han permitido el desarrollo de las vacunas. Además, en este primer capítulo se aborda el caso de las patentes como base de la innovación, la creatividad, la competitividad y el constante perfeccionamiento de las biotecnologías. El segundo capítulo se centra en el análisis concreto de los nuevos sistemas de diagnóstico, que combinan la sensibilidad de la reacción en cadena de la polimerasa (PCR) con la rapidez de los test de antígenos; concretamente, se describen los denominados "sistemas de diagnóstico molecular isotérmicos rápidos", tanto los ya comercializados como los que actualmente se encuentran en fase de desarrollo.

El tercer capítulo, aunque aplicado a una entidad patológica diferente a la COVID-19, tiene un valor general importante para el caso que nos ocupa, pues aborda el análisis de datos farmacológicos a gran escala y su relación con los genes más implicados en el desarrollo de la enfermedad según los resultados analíticos obtenidos en un determinado paciente. Para ello, se propone el uso de herramientas computacionales, estableciéndose la correspondencia entre la expresión diferencial de determinados genes y los tratamientos farmacológicos asociados a los mismos. En definitiva, se trata de llevar a cabo un análisis de redes de interacción molecular gen/fármaco, que son de gran utilidad a la hora de buscar terapias apropiadas para cada enfermo. Hoy día la conocida frase: "No hay enfermedades sino enfermos" goza de absoluta vigencia, considerando la necesidad de ir hacia una medicina cada vez más personalizada, y más aún en una enfermedad como la COVID-19 que ha demostrado su capacidad diferencial a la hora de afectar a cada enfermo infectado por el coronavirus.

En el cuarto capítulo, se lleva a cabo un metaanálisis que tiene como objetivo unificar criterios sobre posibles biomarcadores sanguíneos que puedan ser indicativos de la gravedad de la enfermedad y de su tratamiento. Para ello se han utilizado técnicas bioinformáticas y plataformas de análisis de metadatos, con la finalidad de extraer información de analíticas y estudios proteómicos, en dos grupos de enfermos COVID-19 segregados según la severidad de la infección. El estudio ha permitido identificar las proteínas que cambian más significativamente en ambos grupos de enfermos, así como los procesos biológicos en los que se encuentran implicadas; además, la búsqueda de interacciones gen/fármaco en plataformas bioinformáticas, con las metodologías descritas en el capítulo anterior, ha permitido proponer nuevas herramientas terapéuticas, que si bien requerirán de los correspondientes ensayos, tratan de ser más específicas y adaptadas a la presentación de la enfermedad para cada persona afectada.

Finalmente, el quinto y último capítulo comienza incidiendo en las pruebas diagnósticas más populares desde un punto de vista epidemiológico, a la vez que hace un recorrido por el espectro clínico de los pacientes durante la fase de infección aguda. En el texto también se hace referencia al seguimiento de los pacientes tras la infección, particularmente en los casos de COVID-19 persistente, que corresponden a una entidad patológica que se presenta en algunos de los pacientes, y que se caracteriza por una amplia variedad de síntomas crónicos/tardíos a nivel sistémico y frente a los cuales, desafortunadamente, todavía no se ha encontrado una respuesta terapéutica óptima. Además, se habla de las terapias más utilizadas en los protocolos clínicos, y centradas fundamentalmente en el uso de antiinflamatorios, antivirales y anticuerpos monoclonales, incidiendo en su idoneidad según las características del paciente y el estado de progresión de la enfermedad. Finalmente, también se evalúa el estado de desarrollo y utilización de las múltiples vacunas de diferente etiología, que se han revelado como la forma más eficaz de prevención y freno frente a la enfermedad, pero discutiendo a su vez la aparición de nuevas cepas mutantes de SARS-CoV-2, las cuales han demostrado características de evasión inmunológica y un aumento de las capacidades infectivas del virus; esta cuestión es importante ya que revela una posible ineficacia de las vacunas contra estas variantes y la necesidad del seguimiento y continua actualización de las mismas.

En definitiva, como editores de la obra, esperamos que la misma contribuya a comprender mejor esta sorprendente enfermedad, así como la labor y esfuerzo de la comunidad clínica y científica y de algunas compañías farmacéuticas, para abordar en tiempo récord la solución a una pandemia tan impactante como la provocada por el SARS-CoV2.

María Ángeles Peinado Herreros
Juan Peragón Sánchez

ABREVIATURAS

FRET: Fluorescent Resonance Energy Transfer (transferencia de energía de resonancia de Fluorescencia o de Förster)

GRACE-PCR: Gene Ratio Analysis Copy Enumeration PCR (PCR de análisis de la ratio de genes)

HRM: High Resolution Melting (fusion de alta resolución)

INDEL: Insertion Deletion polymorphism (polimorfismo de inserción deleción)

MALDI-TOF: Matrix-Assisted Laser Desorption/Ionization Time-Of-Flight (desorción/ionización por láser asistida por matriz con tiempo de vuelo)

MLPA: Multiple Ligation Probe Amplification (amplificación de sondas múltiples dependientes de ligasa)

MNAzymes: Multicomponent Nucleic acids enzymes (enzimas multicomponentes de ácidos nucleicos)

PCR: Polymerase Chain Reaction (reacción en cadena de la polimerasa)

PNA: Peptide Nucleic Acids (ácidos péptido nucleicos)

POC: Point Of Care (autodiagnóstico)

RhPCR: Cebadores de PCR dependientes de RNasa H

qPCR: PCR cuantitativa

SISAR: Serial Invasive Signal Amplification Reaction (reacción de amplificación de señal invasiva en serie)

SNP: Single Nucleotide Polymorphism (polimorfismo simple de nucleótidos)

TM: Temperatura de melting o fusión

01

SISTEMAS DE AMPLIFICACIÓN DE ÁCIDOS NUCLEICOS: TECNOLOGÍAS Y APLICACIONES

Claudia P. Jaimes-Bernal[1y2]
Carmen Serrano-Rísquez[1]
Fátima Galián[1]
Almudena Montero-Gómez[3]
Francisco J. Márquez[1]
Antonio Caruz[1*]

1. Grupo de Investigación Inmunogenética. Área de Genética, Departamento de Biología Experimental, Universidad de Jaén, España.
2. Facultad de Ciencias de la Salud, Universidad de Boyacá, 150003 Tunja, Colombia.
3. Facultad de Farmacia, Universidad de Granada. Granada, España.
*   Autor de correspondencia: Antonio Caruz, caruz@ujaen.es

RESUMEN

Los sistemas de amplificación de ácidos nucleicos constituyen un pilar fundamental en el diagnóstico clínico de enfermedades infecciosas, genéticas y oncológicas, así como de pruebas de genética forense; asimismo es una técnica de rutina para la investigación biológica fundamental. A partir del protocolo de PCR (Polymerase Chain Reaction) clásica se ha ido creando toda una batería de técnicas tanto a tiempo final como tiempo real que aumentan la potencia de trabajo, eliminan la contaminación cruzada e incrementan la sensibilidad y especificidad del diagnóstico. Otras tecnologías emergentes como la inmuno-PCR, aptámeros o tecnologías isotérmicas están allanando el camino para la transformación de los sistemas de amplificación de ácidos nucleicos en un método de diagnóstico de autoconsumo. Este capítulo está dedicado a la descripción de las bases conceptuales, así como de las principales técnicas de amplificación de ácidos nucleicos.

La evolución de una técnica sencilla como PCR hacia sistemas sofisticados que involucran desde la química orgánica avanzada a la ingeniería genética, es un paradigma de la investigación aplicada en biología y de la capacidad de los científicos para encontrar soluciones disruptivas para esquivar las limitaciones impuestas por las patentes. La historia de la innovación en el diagnóstico por amplificación de ácidos nucleicos revela que las patentes constituyen la base de la innovación y la creatividad, al fomentar la competencia y el constante perfeccionamiento.

PALABRAS CLAVE: *PCR, HRM, GRACE-PCR, Sondas, Taqman, Molecular Beacons, FRET, NUPCR, MLPA..*

ABSTRACT

Nucleic acid amplification systems are a mainstay in the clinical diagnosis of infectious, genetic, and oncological diseases, as well as in forensic genetic testing. They are also a routine techniques for fundamental biological research. Beginning with the classic PCR (Polymerase Chain Reaction) protocols, a wide array of techniques has been developed, including both end-time and real-time detection methods, which enhance operational capabilities, reduce cross-contamination, and improve the sensitivity and specificity of diagnosis. Emerging technologies such as immuno-PCR, aptamers, or isothermal technologies are paving the way for the transformation of nucleic acid amplification systems into a self-contained diagnostic method. This chapter is dedicated to the description of the conceptual bases, as well as the main nucleic acid amplification techniques.

The evolution from a simple technique like PCR towards sophisticated systems that encompass advanced organic chemistry to genetic engineering is a paradigm of applied research in biology and the ability of scientists to find disruptive solutions to circumvent limitations imposed by patents. The history of innovation in nucleic acid amplification diagnosis reveals that patents form the foundation of innovation and creativity by fostering competition and constant improvement.

KEYWORDS: *PCR, rhPCR, PNA, Nalfia, PCR-KASP, HRM, Grace-PCR, Digital PCR, Sequenom, Taqman, Molecular Beacons, Amplifluor, FRET, MNAzymes, MLPA.*

TABLA DE CONTENIDO

13

INTRODUCCIÓN. BIOTECNOLOGÍA DIAGNÓSTICA Y SU EVOLUCIÓN HISTÓRICA

La reacción en cadena de la polimerasa (PCR) tiene una historia fascinante tanto desde el punto de vista científico como empresarial y humano. Esta técnica ha sido calificada como uno de los descubrimientos más importantes en los últimos 100 años y su descubridor fue premiado con el Nobel de Química en el año 1993. La PCR ha potenciado la investigación básica en ciencias biológicas además de constituir una herramienta de diagnóstico insustituible durante tres décadas. Es indudable que la implementación a gran escala de esta tecnología relativamente simple ha constituido lo que Thomas Kuhn denominaría una revolución científica, dando lugar a un cambio de paradigma en la investigación biológica y médica.

La detección de ácidos nucleicos es vital en muchos campos como la biomedicina, agricultura, ganadería e incluso en seguridad pública. El sector ha crecido exponencialmente desde los años 90 del siglo XX, y es probable que continúe aumentando en importancia durante las próximas décadas. La detección y cuantificación precisa de bacterias, virus, hongos y parásitos, mutaciones asociadas con cáncer, con respuesta diferencial a fármacos o con resistencias a antibióticos, antivirales o antimaláricos, pueden ser fundamentales para guiar las decisiones clínicas. La PCR tiene también un rol importante en la determinación de la susceptibilidad a enfermedades como el cáncer de mama o colorrectal, VIH-1, virus de la Hepatitis C o SARS-Cov2 que depende de polimorfismos de un solo nucleótido (SNP) o inserciones-deleciones cortas (INDELS) que se utilizan como biomarcadores en la estimación del riesgo de progresión clínica o de respuesta al tratamiento (Cleary and Seoighe, 2021; Donaldson *et al.*, 2015; Gibbs *et al.*, 2022). Otros biomarcadores de interés incluyen los microsatélites, así como los niveles de expresión de ARNm o ARNmi (Zhou *et al.*, 2022) también diagnosticados por PCR.

El embrión de la PCR se basa en los trabajos del grupo del Dr. Khorana, primer científico en sintetizar *in vitro* oligonucleótidos, necesarios como cebadores para las polimerasas de ADN; además describieron un proceso de amplificación génica denominado *repair replication* con ciclos de unión de cebadores, polimerización, desnaturalización, rehibridación de los cebadores y vuelta a empezar (Kleppe *et al.*, 1971). Esta tecnología no fue patentada ni tuvo desarrollo comercial debido fundamentalmente a las limitaciones para la fabricación a gran escala de oligonucleótidos y a que las polimerasas de ADN utilizadas eran nativas y no recombinantes, lo que hacía prácticamente inviable su uso generalizado. Junto a ello es importante destacar que sin la información precisa del gen diana no se pueden diseñar cebadores ni hacer PCR; la disponibilidad generalizada de las bases de datos génicas no llegaría hasta una década más tarde cuando se sistematizó el conocimiento de secuencias génicas específicas, siendo la insulina el primer gen humano en ser secuenciado en 1980 seguido por otros muchos como el *CFTR* responsable de la fibrosis quística en 1989. En paralelo, los proyectos de secuenciación completa de genomas iniciados en

1975 (genoma del bacteriófago phiX174 mediante el método Sanger ideado por el Premio Nobel Frederic Sanger), continuados con el primer borrador del genoma humano en 2001 y seguidos por una miríada de genomas de todos los filos biológicos, han nutrido las bases de datos de genes y en consecuencia la disponibilidad de información para la amplificación específica de regiones mutadas, genes completos y secuencias específicas de especie.

El descubridor de la PCR, Kary Mullis, trataba de aumentar el rendimiento de la secuenciación Sanger para leer directamente la información de un nucleótido concreto en una secuencia de ADN nativo sin clonar. Para ello pretendía utilizar dos cebadores, de diferente tamaño, uno específico para cada cadena de la doble hélice. El problema fue que el ADN, aunque purificado, siempre lleva restos de nucleótidos trifosfato que generaban interferencias al interpretar los geles de electroforesis y conseguir la información correcta del nucleótido en cuestión junto al cebador. Para eliminar los nucleótidos trifosfato presentes como contaminantes pensó en realizar una polimerización antes de incluir el cóctel de didesoxinucleótidos específicos de la secuenciación Sanger. Entonces se dio cuenta de que este paso de polimerización para eliminación de los restos de nucleótidos, usando dos cebadores que hibridan en ambas hebras complementarias daría lugar a la duplicación de la cantidad de ADN de partida. Tal como el mismo Kary Mullis explica (Mullis, 1990):

> Sin embargo, algunas preguntas aún me fustigaban... ¿Los oligonucleótidos extendidos por la polimerización podrían interferir con las reacciones posteriores? ¿Y si se hubieran extendido muchas bases, en lugar de solo una o dos? ¿Y si se hubieran extendido lo suficiente para crear una secuencia que incluyese el sitio de unión para el otro cebador de la cadena complementaria? Seguramente eso podría causar problemas .... ¡No, ni mucho menos! De repente me sobresalté por una imagen: las hebras del ADN diana y los cebadores extendidos tendrían la misma secuencia de bases. En efecto, ¡la polimerización habría duplicado el número de dianas de ADN en la muestra! De repente, para mí, la fragancia del castaño de Indias en flor desapareció exponencialmente (nota: en ese momento Kary Mullis se encontraba en una cabaña en medio del bosque en el Valle de Anderson, California, EE. UU.).

Él estaba habituado a programar e imaginar bucles de retroalimentación en subrutinas, gracias a ello vislumbró que pasos sucesivos de desnaturalización para dividir cada molécula de ADN en dos hebras monocatenarias seguido de la hibridación de los cebadores específicos de cada cadena más la polimerización, resultaba en la multiplicación del ADN diana por dos en cada bucle. Lo anterior implica una distribución potencial 2^n, $2^2=4$, $2^4=16$, $2^8=256$... $2^{20}=1.000.000$; es decir, en 20 ciclos de desnaturalización, hibridación de cebadores y polimerización se podría multiplicar por un millón la cantidad de ADN original, este concepto lo desarrolló a lo largo del año 1983 (Mullis, 1990).

Durante el siguiente año de 1984 comenzó a experimentar con este principio en el laboratorio de la empresa de biotecnología en la que trabajaba (Cetus Corporation). Los primeros resultados no fueron muy positivos y ningún colega le hizo mucho caso. Sin embargo, en compañía de su técnico de laboratorio Fred Faloona, persistió modificando las condiciones, el ADN de partida y el número de ciclos, obteniendo finalmente resultados muy positivos amplificando un fragmento de plásmido. Con los datos recién analizados fue a exponerlos al abogado de su empresa y poco después realizó la primera descripción del método en una solicitud de patente (Mullis, 1985). A pesar de la importancia que posteriormente tendría el descubrimiento, los editores de las prestigiosas revistas científicas *Nature* y *Science* rechazaron el artículo de la descripción técnica, siendo publicado en dos revistas de menor índice de impacto dos años después (Mullis *et al.*, 1986; Mullis and Faloona, 1987)

La primera aplicación práctica de la PCR apareció también en 1985, el genotipado de la hemoglobina beta para el diagnóstico genético de la anemia falciforme (Saiki *et al.*, 1985). La desnaturalización del ADN destruía la actividad enzimática de la polimerasa, por lo que para realizar un nuevo ciclo de amplificación había que añadir nueva enzima fresca. Por ello, el método inicial de Mullis era tedioso y relativamente caro. Gelfand y colaboradores (1986) patentaron y publicaron dos años más tarde la siguiente modificación trascendental en el protocolo, la inclusión de una polimerasa de ADN termorresistente capaz de aguantar ciclos sucesivos de desnaturalización de ADN, hibridación de los cebadores y polimerización (Saiki *et al.*, 1988).

En paralelo, es muy importante destacar el desarrollo del potencial de la PCR para la amplificación de ARN mediante la incorporación de un paso previo de retrotranscripción, dando lugar a técnicas de medida de la expresión génica, así como nuevos test de diagnóstico de infecciones por virus de ARN, como el virus de la Hepatitis C y el VIH-1 entre otros. Esta modificación fue introducida desde los inicios, dando lugar a la primera patente para la detección de virus de ARN (Sninsky *et al.*, 1985; Kwok *et al.*, 1987). Los desarrollos tecnológicos se sucedieron rápidamente, con la primera descripción de la amplificación conjunta de varios fragmentos independientes de ADN (PCR múltiple) para la búsqueda de mutaciones asociadas con enfermedades genéticas como las responsables de la distrofia muscular de Duchenne (Chamberlain *et al.*, 1988). Esta variación de la PCR ha tenido importancia posteriormente en la detección simultánea de patógenos (Huang *et al.*, 2018), cuantificación de la expresión génica asociada a cáncer (Ross *et al.*, 2008) o creación de librerías para secuenciación (Stahlberg *et al.*, 2016). Otras modificaciones importantes han sido, por ejemplo, la PCR-nested (anidada) que utiliza el ADN de una amplificación como molde para una reamplificación con una nueva pareja de cebadores que hibridan en la secuencia interna, esta técnica permite aumentar enormemente la sensibilidad de detección de ácidos nucleicos presentes en muy bajas concentraciones en la muestra original (Mullis *et al.*, 1986).

El protocolo original de bucles o ciclos de 3 temperaturas propias de la PCR se realizaba a mano con baños a diferentes temperaturas. El desarrollo tecnológico continuó con equipos automáticos denominados termocicladores, los cuales han ido también evolucionando hacia la miniaturización, inclusión de fluorímetros para la monitorización de la reacción (PCR en tiempo real), captura de imágenes de alta resolución o acoplados a sistemas de microfluídica, como veremos posteriormente.

Como hemos visto, desde la materialización de la idea original de Kary Mullis, pasando por todas las mejoras, desarrollos y aplicaciones posteriores, todos los avances tecnológicos en torno a la PCR han sido patentados rápidamente, teniendo las publicaciones una media de dos años de retraso con respecto a las patentes. Este hecho es muy relevante para cualquiera que dirija un laboratorio de investigación ya sea en la academia o la industria, ya que la vigilancia tecnológica y un análisis de inteligencia competitiva permite detectar síntomas de cambio, analizar tendencias, reacciones, competidores, amenazas, oportunidades y potenciales colaboradores con intereses comunes.

La vigilancia tecnológica es el conjunto de estrategias de toma de datos e información. La inteligencia competitiva está en un escalón superior, añadiéndole la dimensión estratégica para la toma de decisiones. Esto requiere un dominio extenso de las bases de datos de patentes y un análisis crítico de las mismas, de manera que cualquier proyecto de investigación, aplicada o no, requiere, además del estudio de la bibliografía clásica de publicaciones científicas, el estado actual de la protección intelectual de los objetivos de la línea de investigación. Estas acciones son esenciales también en la toma de decisiones de compra de material estratégico, donde un análisis del estado de la técnica y vigilancia tecnológica puede suponer el éxito o fracaso de importantes inversiones de tiempo y de dinero. También es interesante destacar, como en muchos casos, que los inventores no reciben una compensación proporcional al beneficio que han generado para sus empresas y organizaciones. El caso del desarrollo comercial de la PCR es un paradigma de todos estos conceptos (Fore *et al.*, 2006; Mullis, 2000, 1994; News, 2005).

En paralelo al desarrollo de la PCR y en simbiosis con ella, el descubrimiento de la secuenciación tipo Sanger y su posterior perfeccionamiento tecnológico hacia los secuenciadores de ADN automatizados de electroforesis capilar, pirosecuenciación o nanoporos, constituyeron por sí mismos otra nueva revolución tecnológica que está permitiendo alcanzar una percepción y comprensión completamente diferente de los sistemas biológicos. Estas tecnologías son una herramienta diagnóstica de una potencia sin precedentes en el diagnóstico "holístico" de enfermedades de origen genético como el cáncer o los errores innatos del metabolismo, ya que no dependen de hipótesis previas o de una lista predeterminada de genes candidatos. La PCR junto con la secuenciación masiva constituye a su vez la base conceptual del próximo cambio de paradigma, que previsiblemente estará dirigido hacia la biología sintética y aprovechamiento tecnológico de la ingeniería metabólica microbiana en el caso de la biotecnología, y hacia la cirugía genética en el de la medicina.

Las tecnologías que se han incluido en esta revisión son aquellas que han sido comercializadas y/o utilizadas para diagnóstico molecular basadas en PCR o alguna de sus evoluciones. Las fuentes que se han utilizado han sido las bases de datos del NCBI (Pubmed), Google Patents así como los *Annual 10k Informs from the United States Securities and Exchange Commission* (Washington, EE.UU.). También se ha incluido información comercial en abierto de las empresas que comercializan las diferentes tecnologías, así como información disponible en publicaciones especializadas de inversores en biotecnología, aunque en la bibliografía se han primado las referencias a los artículos científicos correspondientes.

Evolución de la tecnología

Hay tres líneas de investigación y desarrollo que han llevado a modificaciones sustanciales de la técnica inicial para mejorar su rendimiento en condiciones especiales, ampliar las aplicaciones y mejorar su comercialización.

La técnica original se basa en el uso de tres temperaturas, dos cebadores, nucleótidos trifosfatos y una ADN polimerasa termorresistente. En la primera etapa se desnaturaliza la doble hélice del ADN mediante calentamiento a 95°C, a continuación, se baja la temperatura a unos 50-60°C para que los cebadores (secuencias de ADN monocatenarias de 18-25 nucleótidos) formen puentes de hidrógeno con sus secuencias complementarias. Finalmente, se sube de temperatura a 72°C para que una ADN polimerasa sintetice una hebra complementaria a partir de los cebadores. Estas tres etapas constituyen un ciclo de PCR y da lugar a la duplicación de cada cadena de ADN original presente en la muestra que tenga homología de secuencia con los cebadores. Este proceso de tres temperaturas se repite entre 30-40 ciclos, dando lugar a la amplificación exponencial del ADN original.

Como veremos en las siguientes secciones, el ADN amplificado puede ser detectado durante los ciclos de amplificación (PCR en tiempo real) o bien cuando han finalizado los ciclos de PCR (PCR a tiempo final).

Nuevas polimerasas

Para evitar las patentes de la Taq polimerasa, se llevaron a cabo trabajos intensivos a fin de aislar otras enzimas termorresistentes con propiedades adecuadas o mejoradas (como menor tasa de error en la incorporación de nucleótidos, menor actividad nucleasa, etc). Las primeras fueron las enzimas Pfu (Lundberg *et al.*, 1991) o Tth (Cusi *et al.*, 1994), esta última con actividad doble, ADN polimerasa y retrotranscriptasa, adecuadas para la detección de virus de ARN. Una vez sintetizado el ADNc puede amplificarse mediante PCR usando la misma enzima. La capacidad de la ADN polimerasa Tth para realizar tanto la transcripción inversa como la amplificación del ADN a temperaturas elevadas permite que esta enzima se utilice para RT-PCR cuantitativa, clonación y análisis de expresión génica de ARN celular y viral. Además, la actividad enzimática es óptima entre 70 y 95°C lo que facilita la desnaturalización del ARN antes de la retrotranscripción.

Polimerasas nativas termorresistentes

Uno de los principales problemas de la Taq polimerasa es que no tiene actividad exonucleasa 3´- 5´y en consecuencia no es capaz de corregir errores de incorporación de nucleótidos. Este hecho también limita la procesividad y la longitud del ADN que puede ser amplificado, ya que es relativamente ineficiente en la extensión de nucleótidos mal incorporados. En consecuencia, la PCR de rutina para clonación, secuenciación, reemplazamiento de genes, así como para diagnóstico requiere unos niveles más altos de fidelidad que los proporcionados por la Taq polimerasa. Surgen así, varias ADN polimerasas nativas de arqueobacterias que han sido aplicadas en PCR de rutina (Tabla 1).

Arqueobacteria de origen	ADN polimerasa	Errores por millón de bases	Velocidad de polimerización (kpb/min)
Sulfolobus solfataricus	Dpo4	8000–300	NP
Pyrococcus furiosus	Pfu	2.2–0.7	0.5–1.5
Pyrococcus GB-D	Deep Vent™	12–2.7	1.4
Pyrococcus abyssi	Isis™	6.7–0.6	NP
Pyrococcus woesei	Pwo	NP	NP
Thermococcus kodakarensis	KOD	2.6	6.0–7.8
Thermococcus litoralis	Vent™	45–2.8	1
Thermococcus gorganarius	Tgo	5.6–3.5	1.5
Thermus thermophilus	Tth	1.4	5.7

Tabla 1. Principales ADN polimerasas de arqueobacterias. NP: No publicado. (Śpibida *et al.*, 2017).

ADN polimerasas mutantes aisladas por evolución *in vitro*

Estas incorporan algunas mutaciones específicas que les confieren unas propiedades únicas. Por ejemplo, la combinación de 3 mutaciones en un dominio concreto de la polimerasa Pfu hace que tenga una gran propensión a incorporar errores. La Dpo4 tiene muy baja fidelidad y además es capaz de replicar ADN dañado. Esta propiedad se aplica para generar colecciones de mutantes al azar. Otras ADN polimerasas mutantes son utilizadas para aplicaciones específicas como la detección de metilación en el ADN mediante el pretratamiento con bisulfito, que cambia las citosinas a uracilos. ADN con uracilo solo puede ser correctamente amplificado por enzimas Pfu con mutaciones concretas. Otras mutaciones identificadas en las ADN polimerasas aumentan el rendimiento en condiciones como la presencia de inhibidores (hemoglobina, fenol, extractos vegetales), alta concentración

19

de sales o capacidad de utilizar nucleótidos trifosfatos modificados con estructuras no naturales o incluso ribonucleótidos (Tabla 2).

Polimerasas	Aplicaciones/comentarios
Mutaciones puntuales	
KlenTaq	PCR tipo "hot start"
Bst YoU	Detección rápida de agentes infecciosos
Dpo4	Mayor procesividad
Taq	Detección de polimorfismos genéticos
Thermococcus sp. 9° N	Epigenética
KlenTaq	Genética forense y ADN antiguo
Taq	Amplificación de muestras en crudo sin extracción de ADN
KOD exo- / KlenTaq	Epigenética
KlenTaq LSIM variant	Identificación de sitios de metilación
Tko exo-	Detección de 5-mC sin errores
Quimeras	
BR3 Pol y KOD Pol quimeras	Actividad a altas concentraciones salinas y presencia de inhibidores. BR3 Pol fue aislada de pozos hipersalinos del mar Muerto
Sulfolobus acidocaldarius Dbh	Mayor procesividad
Quimeras y mutaciones puntuales	
A-fam Pols de Bst y Taq	Amplificación isotérmica, mayor estabilidad a altas temperaturas
Taq Pol I	Mayor eficiencia en la PCR
Thermus sp.	Mayor eficiencia en presencia de inhibidores
A-Fam Pols de Taq, Tth, y Tfl	Amplificación de ADN antiguo
Tth y Taq	Detección de ADN metilado

Tabla 2. Polimerasas mutantes y sus aplicaciones. Adaptado de Couther *et al.* (Coulther *et al.*, 2019).

Polimerasas de fusión o combinadas

Las ADN polimerasas de fusión están constituidas con uno o más dominios proteicos fusionados o no, que tienen una actividad biológica complementaria como un dominio de unión al ADN o de hidrólisis de dUTP. Entre ellos, la topoisomerasa-V, tiorredoxina o las proteínas Sso7d o Sac7d de *Sulfolobus sulfataricus*. Por ejemplo, el mecanismo de acción de la proteína Sso7d se basa en la unión directa al ADN de doble cadena con una afinidad lo suficientemente fuerte como para estabilizar la polimerasa y reducir la probabilidad de disociación de la polimerasa del ADN. A la vez es lo suficientemente débil como para permitir que la polimerasa se deslice a lo largo del molde de ADN durante la adición de nucleótidos. La

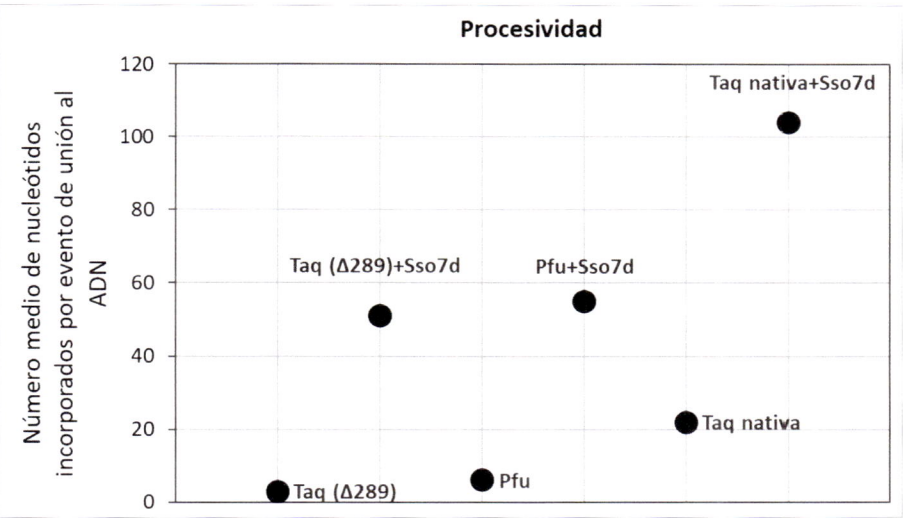

Figura 1. Efecto de la incorporación de la proteína de unión a ADN bicatenario en la actividad enzimática de las ADN polimerasas. Adaptación de Wang *et al.*, 2004.

mayor procesividad proporcionada por el dominio Sso7d permite reducir el tiempo de extensión durante la amplificación por PCR, así como la cantidad de enzima. Además, aumenta la eficacia de la amplificación de fragmentos largos (Śpibida *et al.*, 2017). (Figura 1).

Las polimerasas de fusión que han sido comercializadas son Phusion™ que es una ADN polimerasa quimérica Deep Vent™/Pfu fusionada con la proteína Sso7d, PfuUltra™ II Fusion (Stratagene) que es una ADN polimerasa basada en Pfu fusionada a una proteína de unión a ADN de doble hebra (solicitud de Estados Unidos N.º 20070148671); Herculase II Fusion (Stratagene). En la misma línea están las ADN polimerasas denominadas *Hot start* que incorporan un anticuerpo o un aptámero que impiden la actividad polimerasa residual en condiciones de baja temperatura y reducen significativamente la amplificación no específica.

Nuevos termocicladores

Los sistemas convencionales de revelado de geles de electroforesis pronto evolucionaron hacia sistemas automáticos de lectura de los resultados mediante PCR en tiempo real basados en la incorporación de un fluorímetro, lo que reducía significativamente el tiempo para alcanzar un diagnóstico. Esta modificación además eliminaba prácticamente la contaminación cruzada con productos de amplificación de ADN previos. Aunque este avance tuvo lugar en 1993 (Higuchi *et al.*, 1993), no fue hasta mucho después que se generalizó el uso de sistemas de PCR en tiempo real. Estos sistemas admiten la lectura simultánea de 4/5 fluorocromos permitiendo el diagnóstico en paralelo de dianas múltiples (ver siguientes secciones). Durante la PCR en tiempo real, se produce la unión de sondas o agentes intercalantes en la etapa de unión de los cebadores, estos producen

21

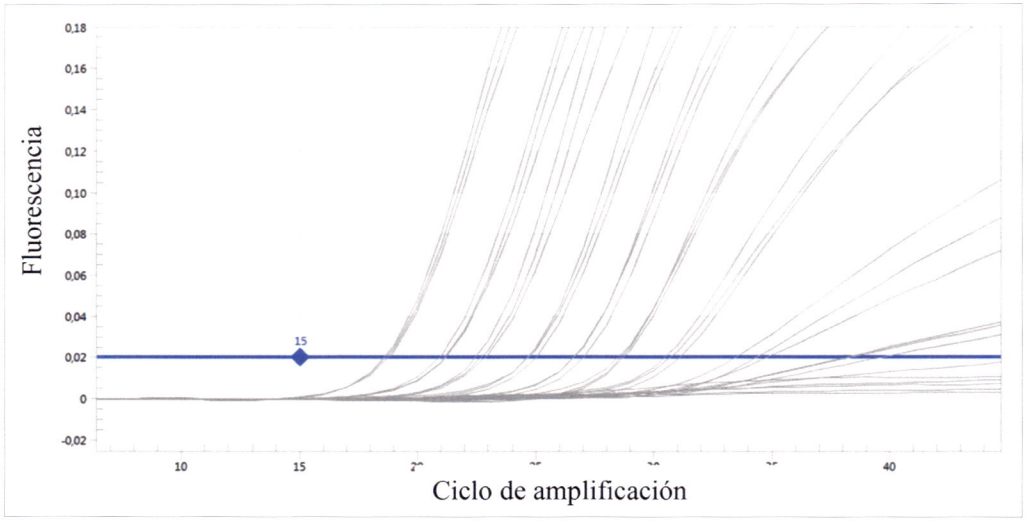

Figura 2. Amplificación de varias muestras con concentración decreciente de ADN de un patógeno (por triplicado). El ciclo umbral para la muestra con mayor concentración de ADN diana está marcado con un asterisco.

una señal fluorescente que se va incrementando a medida que pasan los ciclos de amplificación, permitiendo la monitorización a tiempo real del rendimiento de la amplificación y la determinación del ciclo umbral a partir del cual la señal fluorescente supera la fluorescencia de base presente en cada pocillo (Figura 2). Este ciclo umbral se correlaciona con la cantidad de ADN diana presente en la muestra biológica de partida.

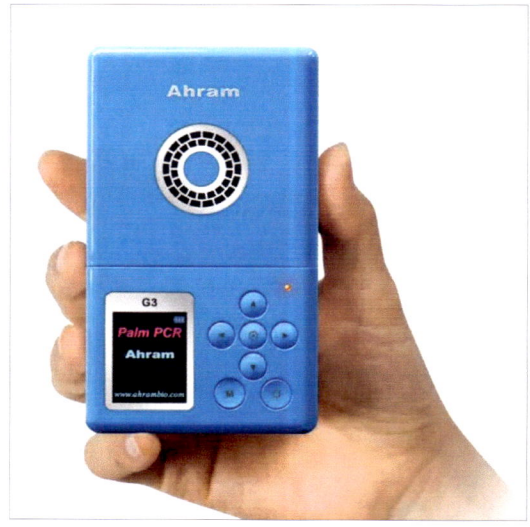

Figura 3. Ejemplo de equipo de PCR miniaturizado (Ahram Biosciences, Corea del Sur).

Miniaturización

La aplicación de sistemas de microfluidos al diagnóstico molecular ha llevado al desarrollo de toda una batería de equipos miniaturizados y portátiles que permiten realizar PCR a tiempo final o tiempo real en condiciones experimentales fuera de laboratorio. Estos equipos tienen grandes perspectivas de desarrollo comercial para implementar técnicas de tipo autodiagnóstico o *point of care* en situaciones de crisis tales como epidemias, testado directo en la naturaleza o en el contexto de operaciones militares.

SÍNTESIS DE OLIGONUCLEÓTIDOS

Diseño de cebadores y sondas

Es uno de los aspectos críticos en la implementación de un nuevo sistema de análisis molecular. Los cebadores y sondas deben ser extraordinariamente específicos, con unas temperaturas de unión (Tm) similares y que permitan la amplificación de un fragmento con un tamaño adecuado para cada tipo de sistema de diagnóstico. Existen numerosos algoritmos y *softwares* (Kalendar *et al.*, 2014; Untergasser *et al.*, 2012) para la selección de los mejores cebadores para cada diana, incluyendo además protocolos específicos para PCR múltiple (Bustin *et al.*, 2011). Las aplicaciones pueden ser gratuitas *online*, de origen académico (Boutros *et al.*, 2009; Kalendar *et al.*, 2011; Marshall, 2007; Ye *et al.*, 2012) o de fabricantes de oligonucleótidos. Algunas están incluidas con el *hardware* de los equipos de PCR por los fabricantes o bien *software* de pago de empresas especializadas en bioinformática (Tabla 3). Para análisis complementarios son muy útiles las herramientas de cálculo de estructuras secundarias de oligonucleótidos y de temperaturas de desnaturalización de amplicones (Zuker, 2003), importantes para PCR de fusión de alta resolución, (ver sección relativa a GRACE-PCR). Ambos cálculos se pueden realizar en la página web http://www.unafold.crg/

Proveedor	Sitio web
Sigma-Aldrich	www.oligoarchitect.com/
Qiagen	www.Qiagen.com/resources
Thermofisher	www.apps.thermofisher.com/apps/oligoperfect/
IDT	www.eu.idtdna.com/PrimerQuest/Home/Index
Eurofinsgenomics	www.eurofinsgenomics.eu/en/ecom/tools/qpcr-assay-design/
Premierbiosoft	www.premierbiosoft.com/
New England Biolabs	www.lamp.neb.com/
Java web tools	www.primerdigital.com/tools/
European Infrastructure for Biological Information	www.bio.tools/mrprimerw
Perlprimer	www.perlprimer.sourceforge.net/
IDTScitools	www.eu.idtdna.com/pages/tools
National Institute of Health (EE.UU.)	www.ncbi.nlm.nih.gov/tools/primer-blast/
Primer3	www.primer3.ut.ee/

Tabla 3. Proveedores de algoritmos de diseño de oligonucleótidos y sondas.

También existe una base de datos de ensayos de qPCR (Burger *et al.*, 2018) que permite el acceso directo sin necesidad de diseño a miles de dianas específicas (https://pcrdrive.com/lab#/assay-database). Algunas casas

23

comerciales además disponen de ensayos optimizados, tanto de PCR cuantitativa como de genotipado, lo cual permite su implementación inmediata en cualquier laboratorio que requiera la detección de un polimorfismo específico o la cuantificación de la expresión de cierto gen.

Síntesis química de oligonucleótidos

Todo el diagnóstico molecular basado en sistemas de amplificación de ácidos nucleicos por PCR y sus derivados isotérmicos depende de un método robusto de síntesis de cebadores, oligonucleótidos de un tamaño estándar entre 20 y 25 bases específico de la secuencia a amplificar. El sistema convencional de síntesis está automatizado y depende de la tecnología química de fosforamiditas, un método de síntesis basado en ciclos sucesivos de desprotección-enlace-protección química. El mecanismo básico está representado en la Figura 4, existen numerosos trabajos que describen el proceso y sus detalles están fuera del alcance de esta revisión (Catani *et al.*, 2020).

Es de destacar la evolución que también ha tenido esta tecnología guiada por las técnicas de síntesis de química orgánica. Actualmente se trabaja con una gran variedad de modificaciones sobre la estructura básica de un oligonucleótido de ADN o ARN. Estas modificaciones permiten aumentar la flexibilidad y aplicaciones especialmente en PCR a tiempo

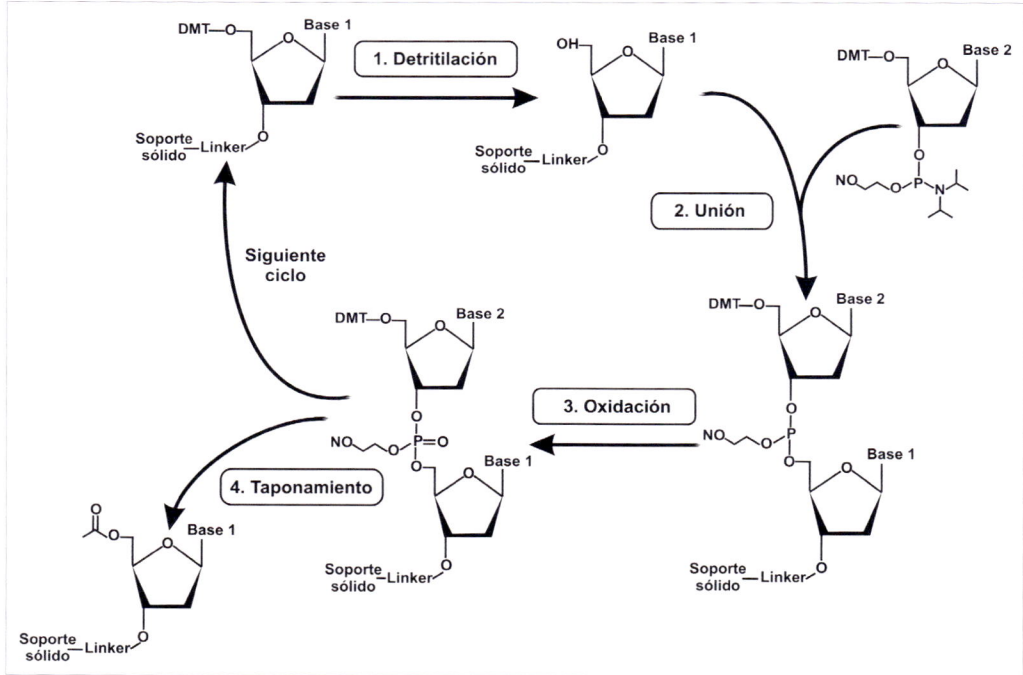

Figura 4. Síntesis de oligonucleótidos basado en la tecnología de las fosforamiditas.

real (RT-PCR). Las principales modificaciones disponibles comercialmente bajo pedido son clasificadas en moléculas fluorescentes y *quenchers* (moléculas con capacidad de absorber luz emitida por un fluorocromo impidiendo su detección), bases modificadas, agentes para aumentar la temperatura de unión del cebador (*Melting temperature (Tm) increasers*), motivos funcionales para purificación y fusión con proteínas, espaciadores y motivos de internalización celular.

Métodos de purificación de cebadores y sondas

Los oligonucleótidos pueden ser servidos por los fabricantes con diferentes grados de purificación. El más convencional es secos y desalados por precipitación en etanol. Para algunas técnicas es necesario un nivel más elevado de purificación que elimine aquellos oligonucleótidos que presentan deleciones de algunas bases por la inherente ineficiencia de todos los procesos de síntesis química. Estos oligonucleótidos defectuosos pueden dar problemas en algunas aplicaciones ya que los amplicones son heterogéneos en tamaño. En técnicas de *melting* o fusión (ver siguiente sección) es imprescindible la purificación mediante HPLC o aislamiento en gel de poliacrilamida. Normalmente estos pasos de purificación suponen un encarecimiento del producto final.

Fluorocromos y quenchers

En comparación con la detección de la amplificación mediante agentes intercalantes inespecíficos (ver siguiente sección), la detección de los productos de amplificación mediante el uso de una sonda interna presenta ventajas importantes. En ausencia de un amplicón específico, la sonda fluorescente no se hibrida y no emite fluorescencia. Por el contrario, si la sonda se hibrida con la secuencia diana de interés, el fluorocromo emite fluorescencia en una longitud de onda determinada. El nivel de fluorescencia detectado está directamente relacionado con la cantidad producto de PCR que se genera en cada ciclo de amplificación. Una ventaja significativa de usar sondas fluorescentes es que pueden combinarse para permitir la detección de más de un amplicón en una sola reacción (qPCR multiplex). El diseño experimental de la PCR cuantitativa múltiple (qPCR) es más delicado que el de PCRs convencionales, ya que es imprescindible evitar interacciones inespecíficas entre los genes diana, cebadores, sondas y los amplicones. Las sondas utilizadas para detectar cada diana individual deben contener fluorocromos y quenchers en posición 5´, 3´ con espectros de excitación/emisión distintos. Las estrategias y químicas empleadas son múltiples y constituyen un ejemplo de evolución tecnológica guiada por la libre competencia entre empresas del sector de la biotecnología diagnóstica (Tabla 4).

Fluorocromo	Longitud de onda de excitación (nm)	Longitud de onda de emisión (nm)	Quenchers compatibles
FAM	495	520	BHQ1 (480-580 nm)
HEX	538	555	BHQ1
Cy3	550	564	BHQ1
Texas Red	598	617	BHQ2 (550-650 nm)
Cy5	648	668	BHQ3 (620-730 nm)

Tabla 4. Fluorocromos y quenchers comúnmente utilizados en PCR en tiempo real.

Moléculas estabilizadoras de la doble hélice

La incorporación de bases estabilizadoras de la doble hélice en cebadores o sondas aumenta la estabilidad de los puentes de hidrógeno, esto permite incrementar la especificidad y la sensibilidad en muchos sistemas de diagnóstico molecular. En detección de mutaciones de cambio de base (SNPs) o pequeñas inserciones-deleciones (indels), la intensidad de hibridación con la secuencia complementaria se puede modular mediante el uso de bases estabilizadoras del ADN bicatenario. Ejemplos de estas son 2'-desoxirribonucleósidos, análogos de ribonucleósidos, análogos de 2 'O-metil ribonucleósido o bases con la ribosa modificada (Tabla 5).

Otro tipo de estructuras estabilizadoras son las denominadas moléculas de unión al surco menor del ADN (*Minor Groove Binding*-MGB), son moléculas en forma de hoz que interaccionan de manera no covalente con el surco menor del ADN, estabilizando la interacción del oligonucleótido con su secuencia complementaria, ejemplos son la distamicina A (aislada de *Streptomyces distallicus*) y Hoechst-33258. Algunas de estas moléculas de unión al surco menor han sido investigadas por sus propiedades antitumorales. Una variante de estas moléculas son las comercialmente conocidas como sondas Eclipse, llevan en el extremo 5' un motivo MGB más un quencher; en el extremo 3' portan un fluorocromo. La sonda monocatenaria MGB Eclipse ™ solo emite fluorescencia tras la hibridación a una secuencia complementaria. La molécula MGB también inhibe la actividad exonucleasa de las polimerasas. Estas sondas Eclipse 5'-MGB presentan una alta sensibilidad y especificidad y se aplican en la detección SNPs, cuantificación de carga viral y el análisis de expresión de ARNm.

Los ácidos nucleicos bloqueados (*Locked Nucleic Acids*-LNA) son sondas que incluyen en su secuencia bases de ARN modificadas

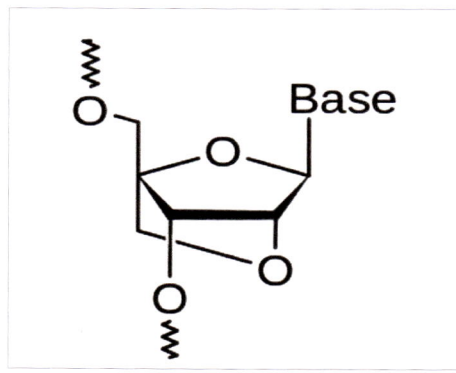

Figura 5. Pentosa modificada para uso en los *Locked Nucleic Acids,* el enlace cruzado entre oxígeno y carbono confiere mayor resistencia a las nucleasas, entre otras propiedades.

mediante un enlace de metileno que une el oxígeno 2′ al carbono 4′ del anillo de pentosa de ARN (Figura 5). Estas bases siguen las reglas de formación de puentes de hidrógeno convencionales. Cuando se incorporan a una sonda de oligonucleótidos, los monómeros de ácido nucleico bloqueados imparten una mayor estabilidad estructural, lo que da como resultado una mayor temperatura de hibridación. También proporcionan una resistencia significativa a las nucleasas. Debido al aumento proporcionado en la temperatura de hibridación, las sondas con LocNA pueden ser más cortas que las sondas convencionales y tienen un mejor rendimiento fluorescente, son más sensibles y detectan mejor los SNPs comparadas con las sondas convencionales.

Modificación	Características
5-Me-dC	5-Metil Desoxicitosina. Cuando se inserta en un oligonucleótido, aumenta la estabilidad del dúplex resultante elevando la Tm en 1,3 °C por residuo de 5-Me-dC añadido, en consecuencia pueden hibridar de manera más eficientemente a sus secuencias diana.
pdC	C-5 Propinil-Desoxicitidina, un desoxinucleótido que puede insertarse en oligonucleótidos para aumentar su Tm. Cuando se inserta en un oligonucleótido, los aumentos de pdC aumentan Tm en 2,8 °C por residuo de pdC agregado.
pdU	C-5 Propinil-Desoxiuridina, un desoxinucleótido que puede insertarse en oligonucleótidos para aumentar su Tm. Cuando se inserta en un oligonucleótido, pdU aumenta la Tm en 1,7 °C por residuo de pdU añadido.
2′ OMe-A	2′-O-Methyl-A es un ribonucleótido que se puede insertar en oligonucleótidos para aumentar su Tm. Además, 2 ′OMe-A protege el oligonucleótido contra la escisión de endonucleasas, aunque NO contra la digestión por exonucleasas. Por lo tanto, es particularmente útil como modificación en oligonucleótidos antisentido, a los que su Tm aumentará en 1,3 °C por 2 ′OMe-A añadida. Disponibles también 2′ OMe-C, -G, -U.
2′ F-A	2′-Fluoro-Desoxiadenosina confiere estabilidad termodinámica a un oligonucleótido durante la hibridación del oligo con su diana. Cuando se incorpora, la Tm dúplex aumenta en 1,8 °C por residuo. También están disponibles la 2 ′F-C, F-G y F-U.
2′ F-U	2′-Fluoro-Desoxiuridina confiere estabilidad termodinámica a un oligonucleótido durante la hibridación del oligo con su diana. La Tm aumenta en 1,8 °C por residuo 2′-F añadido.
ZNA	Oligonucleótidos conjugados con unidades de espermina catiónicas que disminuyen la repulsión electrostática entre los ácidos nucleicos monocatenarios (es decir, entre el cebador / sonda y el ADN diana durante la hibridación). Como resultado, los cebadores y las sondas de ZNA tienen una mayor afinidad por sus dianas .
MGB (*Minor Groobe Binder*)	Netropsin, Distamicina-A, CDPI3.
Locked Nucleic Acids (LNA)	Ribosa modificada con un puente metileno entre los carbonos 2′ y 4′.

Tabla 5. Principales agentes que incrementan la temperatura de unión de los oligonucleótidos.

Las modificaciones de los oligonucleótidos para anclaje, purificación o acoplamiento con otras moléculas son extraordinariamente diversas. La biotina o vitamina B7 puede ser incorporada a los oligonucleótidos en cualquier posición, y es especialmente útil en aquellas aplicaciones que requieran la inmovilización de los productos de PCR o las sondas, para ello se complementa con la estreptavidina, una proteína de *Streptomyces* que captura a la biotina (una de las interacciones no covalentes más fuertes que se conocen). Es ampliamente utilizada en biología molecular porque su capacidad de unión se mantiene en condiciones extremas de pH, temperatura, disolventes orgánicos, peptidasas, etc. El tiol-SS-C6 es un modificador que contiene disulfuro diseñado para crear un oligonucleótido con un grupo reactivo tiol en el extremo 5', 3' o internamente. Esta estructura permite conectar un oligonucleótido con enzimas (fosfatasa alcalina o peroxidasa), también se pueden acoplar a portaobjetos de vidrio o superficies de oro para su uso en diversas aplicaciones de microarrays o bio-nanoelectrónicas (Deng and Gao, 2015).

PC Amino C6 es una molécula que se puede usar para incorporar un grupo amino primario en el extremo 5´ de un oligonucleótido. Esta molécula es fotodegradable con luz ultravioleta. La presencia del grupo amino permite marcar el oligonucleótido con una variedad de moléculas (biotina, digoxigenina, enzimas, etc), así como la inmovilización en un soporte sólido. Se han utilizado para crear conjugados péptido-ADN foto-escindibles para su uso como sondas de hibridación para la detección de secuencias de ADN diana específicas inmovilizadas mediante espectrometría de masas. Aquí, un oligonucleótido de ADN funciona como sonda de hibridación y el péptido se libera por fotoescisión con ultravioleta, sirviendo como marcador específico (etiqueta de masa) que identifica la presencia de la secuencia diana. Los oligonucleótidos con PC Amino C6 también podrían usarse para crear oligonucleótidos secuestrados, es decir, cuya actividad se suprime hasta que se liberan de las "esposas" del grupo amino por la luz ultravioleta.

Espaciadores

Lo espaciadores C3, son solo una cadena corta de 3 carbonos unida al grupo hidroxilo terminal 3' del oligonucleótido. En esa posición inhibe la extensión de la polimerasa a partir de una sonda marcada, así como la actividad exonucleasa. Esta pequeña modificación puede ser esencial para aumentar el rendimiento de sondas de hidrólisis (Taqman) relativamente largas o sondas tipo FRET (página 52). A veces el diseño de una sonda de hidrólisis de doble marcaje para un ensayo de qPCR necesita que la sonda sea bastante larga para lograr una temperatura de fusión (Tm) adecuada. Para diseños de sonda de 30 bases o más es recomendable incluir el quencher en una posición interna dentro de la secuencia, más próximo al fluorocromo. Esto libera el extremo 3´ de la sonda que podría potencialmente funcionar como un cebador en la reacción de RT-PCR.

La adición del espaciador C3 en el extremo 3' soluciona este problema al bloquear la extensión en el extremo de 3' de la sonda. Otra opción es el espaciador C9 que consta de una cadena de trietilenglicol ligeramente más hidrófilo que C3. El espaciador HEG (hexaetilenglicol) es un espaciador de 18 átomos que se puede colocar a 5', 3' o internamente. Es muy hidrófilo y pueden insertarse en tándem, es especialmente útil para oligonucleótidos acoplados a una enzima o anticuerpo, donde existe la necesidad de agregar un espaciador hidrofílico como este para optimizar la reacción química de acoplamiento ADN-proteína. Además, el espaciador de HEG también actúa al igual que C3 como un bloqueador para detener la actividad polimerasa y exonucleasa en el extremo 3' de una sonda.

rhPCR y ácidos péptido-nucleicos

Como ejemplo de la aplicación de estas modificaciones podemos destacar los cebadores de PCR dependientes de RNasa H (rhPCR). Se emplean en la detección específica de variantes raras, isoformas de maduración del ARNm e identificación microbiana (Dobosy *et al.*, 2011). También son adecuados para la amplificación tipo multiplex además de ser una alternativa al uso de sistemas "*hot start*". Los cebadores rhPCR contienen una base de ARN y un espaciador-bloqueador C3 en el extremo 3´. Estos cebadores modificados impiden la formación de dímeros o productos de PCR inespecíficos a menos que sean cortados por el enzima termoestable ARNasa H2 de *Pyrococcus abyssi*. El cebador estándar está representado por DDDDDDDrDDDDMx, donde D representa una base de ADN, r representa la base de ARN, M representa una base de ADN no coincidente y x representa un espaciador C3. Insertar una base no coincidente antes del espaciador C3 para crear la combinación "Mx" impide completamente al cebador nativo funcionar como sustrato de la polimerasa (figuras 6 y 7).

Otra opción para la amplificación específica de secuencias mutantes raras en un contexto de alta concentración de moléculas silvestres, como

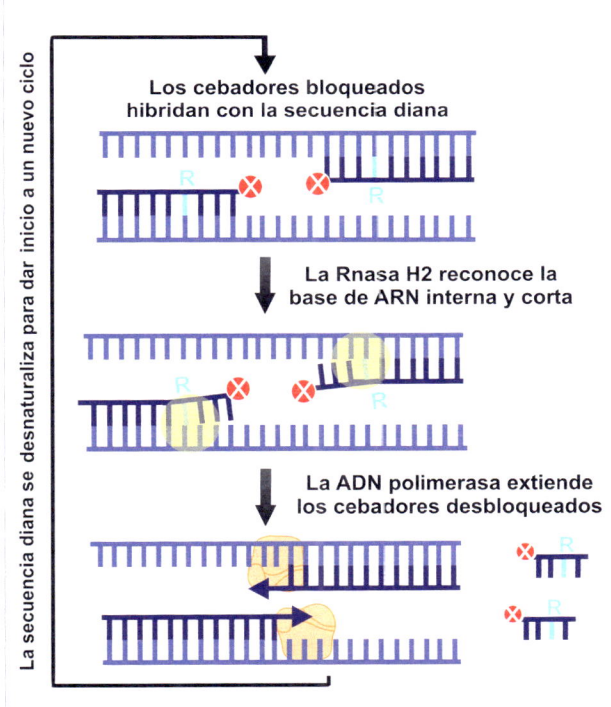

Figura 6. Procedimiento para el diseño de rhPrimer. Adaptación de la página web de la empresa Integrated DNA Technologies (www.idtdna.com). **29**

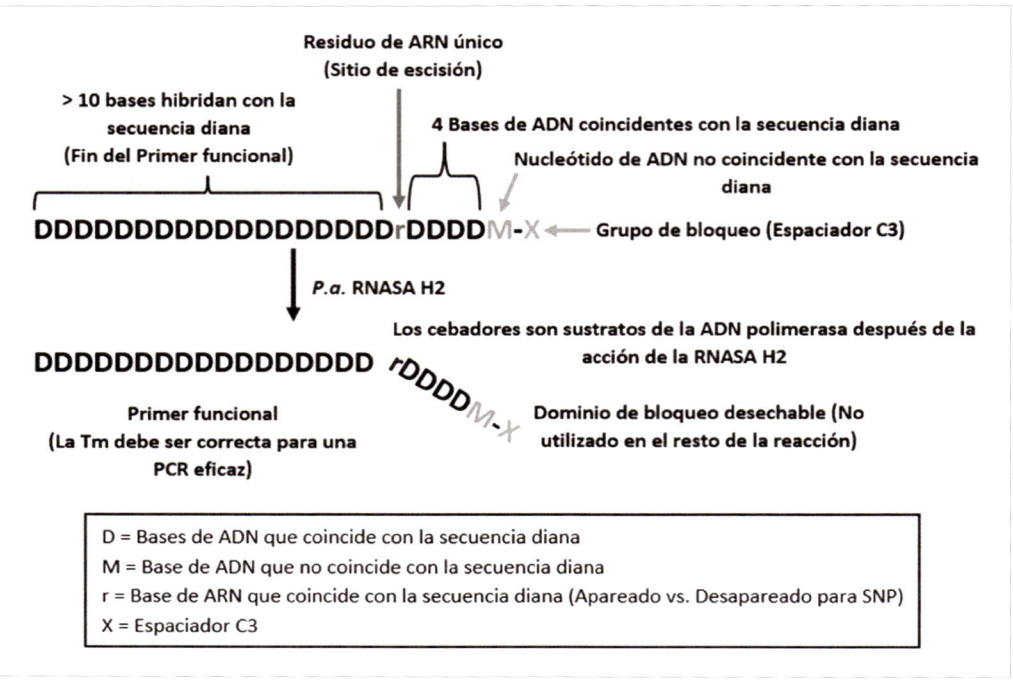

Figura 7. Representación esquemática de rhPCR. Adaptación de: https://www.idtdna.com/pages/products/qpcr-and-pcr/custom-primers/rhpcr-primers

ocurre en la detección de células cancerígenas circulantes, son los ácidos péptido-nucleicos (*peptide nucleic acid*-PNA). Es un polímero artificial con un esqueleto de N-(2-aminoetil) glicina al que van unidos mediante un puente de metilen-carbonilo a nucleótidos (Figura 8).

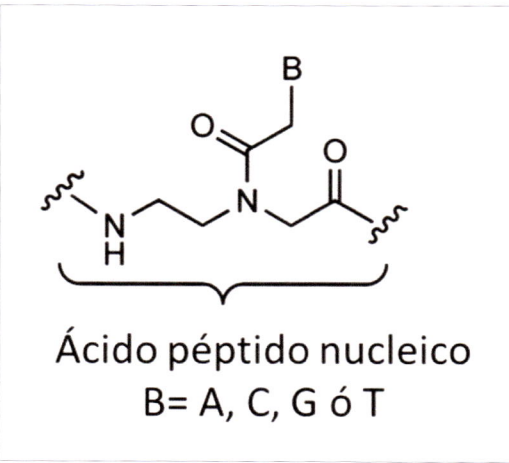

Figura 8. Estructura de los ácidos péptido-nucleicos.

Los PNAs no contienen grupos fosfato cargados, por ello la interacción entre el PNA y el ADN es más fuerte que entre dos hebras de ADN debido a la falta de repulsión electrostática. El PNA es resistente a ADNasas y proteasas. No es sustrato para la ADN polimerasa, por ello compite por la unión de los cebadores desplazándolos en caso de hibridación completa con la secuencia diana, o bien bloquea la polimerización. Un ejemplo de su uso es en combinación con un cebador genérico de PCR (que amplifica tanto alelos mutantes como silvestres) que se encuentra situado inmediatamente corriente arriba de la zona que contiene las mutaciones de interés.

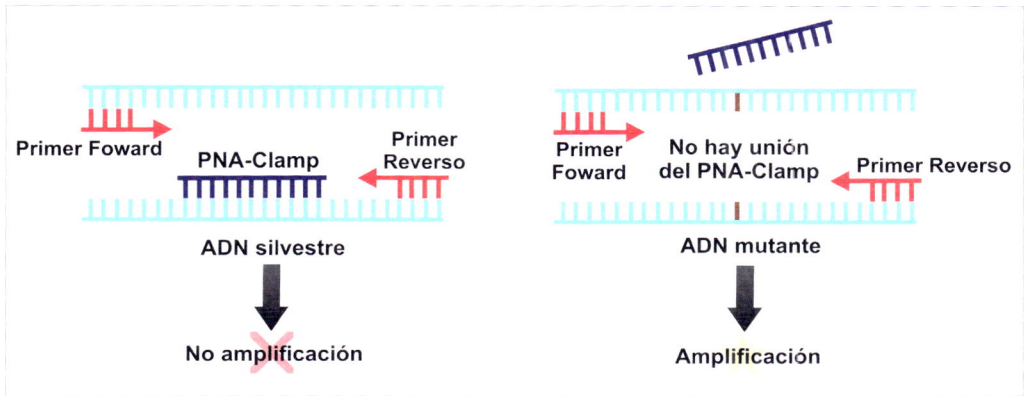

Figura 9. Mecanismo de acción de los sistemas de bloqueo de PCR mediante PNA-CLAMP. Adaptado de Fouz and Appella, 2020.

Un PNA complementario a la secuencia de tipo silvestre de la zona donde puede haber mutaciones y se superpone parcialmente al extremo 3' del cebador genérico. Cuando el gen de tipo silvestre está presente, la hibridación del PNA inhibe el apareamiento del extremo 3' del cebador genérico de PCR evitando así la amplificación. Mutaciones en esta zona desestabilizan la unión del PNA, permitiendo así que el cebador de PCR sea sustrato para la ADN polimerasa. Este método permite la detección del alelo mutante en presencia de un exceso de 200 veces del alelo silvestre (Figura 9).

PCR A TIEMPO FINAL

Las aplicaciones convencionales de PCR a tiempo final con revelado mediante electroforesis en gel de agarosa o poliacrilamida prácticamente han dejado de utilizarse de forma rutinaria en diagnóstico, si exceptuamos los sistemas basados en flujo lateral. Por ello, solo se examinarán los últimos desarrollos basados en PCRs a tiempo final con lectura de fluorescencia o en conformación múltiple utilizando una diversidad de formatos como emulsión, microchips, micropocillos o la denominada "cristal-PCR".

Inmunoensayo de flujo lateral de ácidos nucleicos (NALFIA)

Es un sistema de diagnóstico que no depende de electroforesis ni de PCR en tiempo real.

La primera descripción es de 1996 (Rule *et al.*, 1996) y se ha utilizado ampliamente en los dispositivos de diagnóstico de tipo *Point of Care* (POC). El método está basado en cebadores modificados por adición de biotina en uno de ellos y un fluorocromo como fluoresceína en el otro. De esta manera, el producto de PCR final lleva un doble marcaje. El sistema de revelado se basa en la captura del ADN con un anticuerpo

31

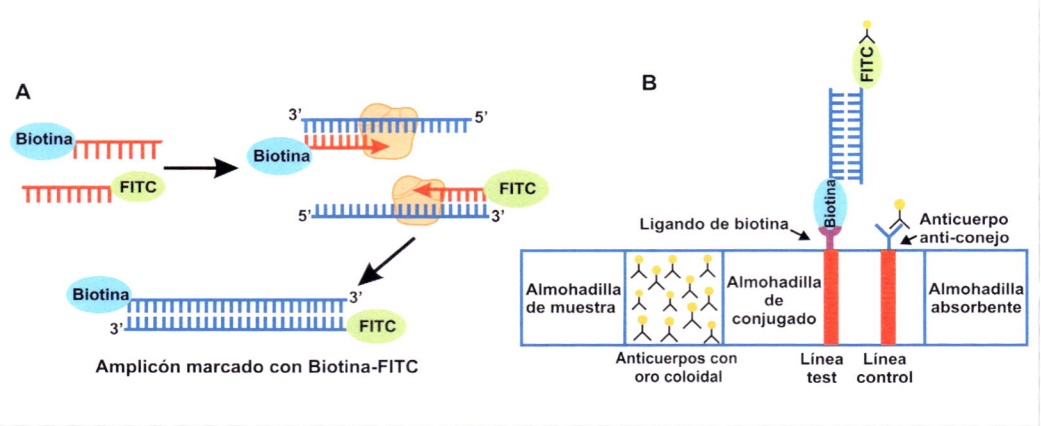

Figura 10. Representación esquemática del principio de NALFIA. Adaptación de Pecchia y Da Lio, 2018.

específico antifluoresceína seguido de la precipitación de nanopartículas de oro marcadas con estreptavidina que se unen a la biotina presente en el producto de PCR; este procedimiento permite la visualización a simple vista del producto de PCR final después de un breve tiempo de incubación (van Amerongen y Koets, 2005). Estas tiras son similares a las utilizadas en test de glucemia o embarazo, y se denominan de flujo lateral (Figura 10). Las aplicaciones descritas han sido múltiples; sirvan como ejemplo la detección de *Plasmodium* resistente a artemisina (Roth *et al.*, 2018b), el diagnóstico diferencial de *P. vivax* vs. *P. falciparum* (Mens *et al.*, 2008; Roth *et al.*, 2018a), la detección de bacterias resistentes a meticilina (Seidel *et al.*, 2017) o *E. coli* productoras de toxinas (Noguera *et al.*, 2011) e incluso la detección de fitopatógenos en el campo (Pecchia and Da Lio, 2018).

PCR competitiva específica de alelo (*Kompetitive Allele-Specific PCR*-KASP)

Consta de dos cebadores específicos de alelo que contienen en sus extremos 5´ dos secuencias complementarias para dos sondas universales, una para cada genotipo. En la mezcla de reacción de la PCR se añaden las dos sondas bicatenarias marcadas con dos fluorocromos diferentes y sus correspondientes quenchers (uno para cada alelo). Durante la amplificación, la secuencia correspondiente al sitio de unión de cada sonda se incorpora al producto de PCR. Posteriormente, se produce la hibridación de las sondas y la emisión de fluorescencia. Si el genotipo en un SNP dado es homocigoto, solo se generará 1 de las 2 posibles señales fluorescentes. Si el genotipo es heterocigoto, se generarán ambas señales fluorescentes (Figura 11). Esta técnica puede ser empleada en PCR tanto a tiempo final como a tiempo real (He *et al.*, 2014). Ha sido ampliamente utilizada como sistema de genotipado de *quantitative trait loci* en programas de mejora genética tanto animal como vegetal (He *et al.*, 2014; Rubab *et al.*, 2023), genotipado de polimorfismos genéticos en humanos (Nair *et al.*, 2022), así como para la detección de bacterias resistentes a antibióticos (Chen *et al.*, 2023).

Fusión de alta resolución (*High Resolution Melting*) y GRACE-PCR

Los agentes intercalantes para el ADN como SYBR Green I o Evagreen son fluorocromos específicos de ADN bicatenario. Cuando están libres en solución presentan una fluorescencia muy baja, pero al unirse al ADN bicatenario su fluorescencia se incrementa en más de 3 órdenes de magnitud. Cuanto más ADN esté presente, más sitios de unión habrá para el flurocromo, por lo que la fluorescencia aumenta proporcionalmente a la concentración de ADN. Esta propiedad proporciona el mecanismo que permite que se utilice para cuantificar la acumulación de ADN bicatenario a lo largo de los ciclos de PCR. A medida que se amplifica la diana, la concentración creciente de ADN bicatenario en la solución se puede medir directamente mediante el aumento de la señal de fluorescencia (Figura 12). En comparación con los métodos basados en sondas, las PCRs con agentes intercalantes son relativamente fáciles de diseñar y optimizar. Todo lo que se necesita es diseñar un conjunto de cebadores, optimizar la eficiencia y la especificidad de la amplificación. La principal limitación de la aplicación de los agentes intercalantes en PCR en tiempo real, es que se produce fluorescencia en presencia de cualquier ADN bicatenario tanto específico como inespecífico (dímeros de cebadores, por ejemplo). Lo que da como resultado la aparición de fluorescencia que no se corresponde con la amplificación del amplicón diana.

La fusión de alta resolución o HRM por sus siglas en inglés (*High Resolution Melting*) corresponde a una metodología de análisis post-PCR, en la que se monitoriza la curva de fusión de los amplicones obtenidos previamente por PCR en tiempo real, se pueden genotipar las muestras e incluso detectar variaciones en las secuencias de ADN, sin que sea necesario separarlos en un gel u otra matriz. Esta técnica fue introducida a finales de la década de los 90's, mejorando su rendimiento, especificidad y sensibilidad con la aparición de los colorantes de "saturación" como Evagreen, que permite que el producto de PCR se marque en toda su longitud (Herrmann *et al.*, 2006; Ririe *et al.*, 1997) sin afectar a la procesividad de la ADN polimerasa.

Más en detalle y posteriormente al proceso de PCR, los amplicones son sometidos a un ciclo adicional en un rango de temperatura que puede oscilar entre 55°C a 95°C con una velocidad de cambio de temperatura entre 0,1 a 1,0°C/s; este procedimiento permite obtener la curva de fusión de los amplicones a medida que se incrementa la temperatura de la solución, conduciendo a que el ADN bicatenario se convierta en monocatenario y se libere el fluorocromo saturante. Al tiempo que la temperatura se incrementa, se observa una disminución de la intensidad de la fluorescencia, al principio

33

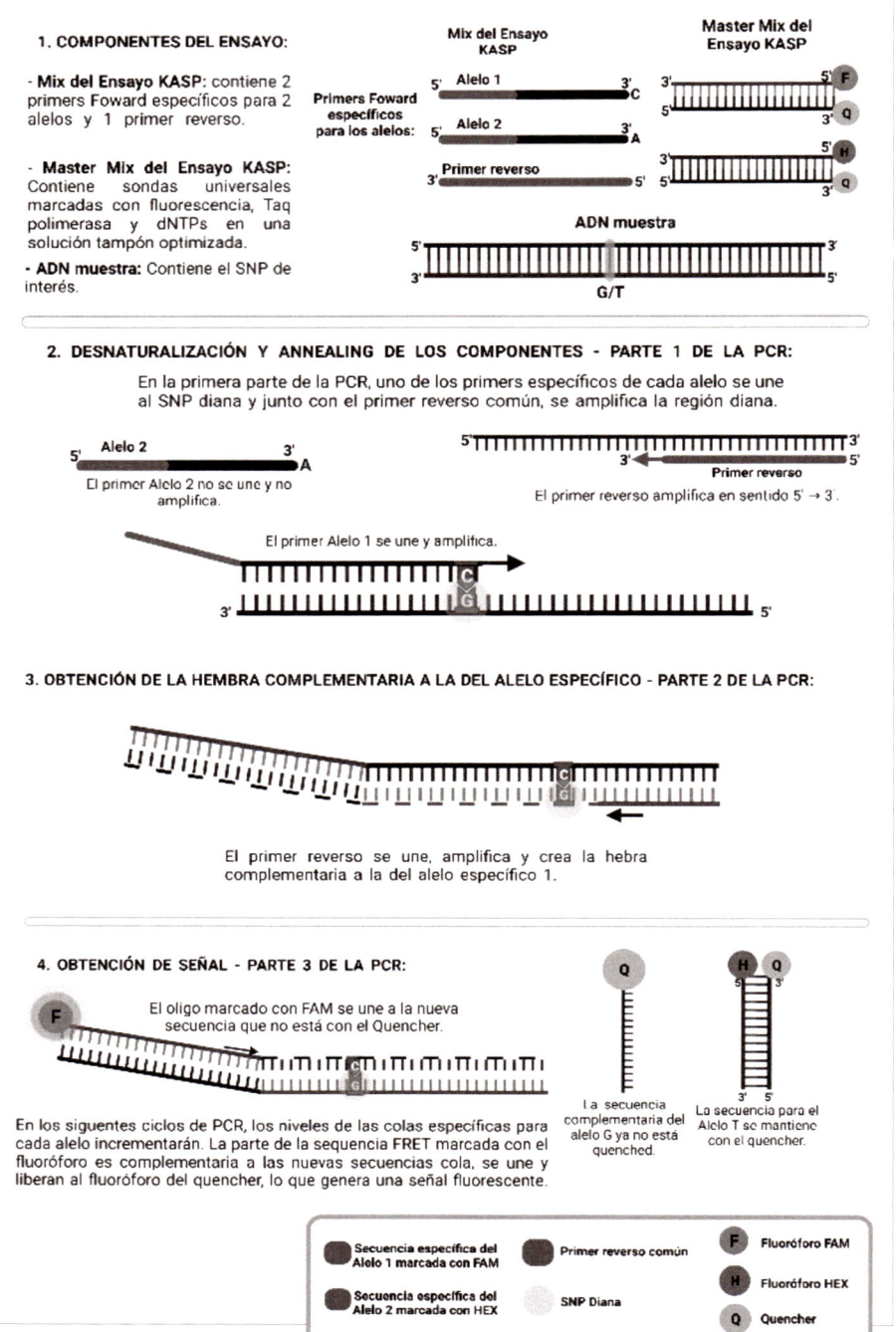

1. COMPONENTES DEL ENSAYO:

- **Mix del Ensayo KASP:** contiene 2 primers Foward específicos para 2 alelos y 1 primer reverso.

- **Master Mix del Ensayo KASP:** Contiene sondas universales marcadas con fluorescencia, Taq polimerasa y dNTPs en una solución tampón optimizada.

- **ADN muestra:** Contiene el SNP de interés.

2. DESNATURALIZACIÓN Y ANNEALING DE LOS COMPONENTES - PARTE 1 DE LA PCR:

En la primera parte de la PCR, uno de los primers específicos de cada alelo se une al SNP diana y junto con el primer reverso común, se amplifica la región diana.

El primer Alelo 2 no se une y no amplifica.

El primer reverso amplifica en sentido 5' → 3'.

El primer Alelo 1 se une y amplifica.

3. OBTENCIÓN DE LA HEMBRA COMPLEMENTARIA A LA DEL ALELO ESPECÍFICO - PARTE 2 DE LA PCR:

El primer reverso se une, amplifica y crea la hebra complementaria a la del alelo específico 1.

4. OBTENCIÓN DE SEÑAL - PARTE 3 DE LA PCR:

El oligo marcado con FAM se une a la nueva secuencia que no está con el Quencher.

La secuencia complementaria del alelo G ya no está quenched.

La secuencia para el Alelo T se mantiene con el quencher.

En los siguientes ciclos de PCR, los niveles de las colas específicas para cada alelo incrementarán. La parte de la sequencia FRET marcada con el fluoróforo es complementaria a las nuevas secuencias cola, se une y liberan al fluoróforo del quencher, lo que genera una señal fluorescente.

Figura 11. PCR competitiva específica de alelo (PCR-KASP). Adaptado de Álvarez-Fernández *et al.*, 2021.

lentamente y luego a la temperatura específica de cada amplicón (Tm: *melting temperature* o temperatura de fusión), la fluorescencia disminuye de manera rápida y refleja la del amplicón. Esta Tm dependerá del contenido de GC del amplicón, así como de su longitud y su secuencia (Reed *et al.*, 2007). Empleando uno de los *softwares* disponibles para el cálculo de la Tm se puede realizar un análisis y llevar a cabo la normalización de la curva correspondiente, como se observa en la Figura 12. Posteriormente, con el *software*, se obtiene la derivada negativa y dependiendo de la variante analizada se obtendrán curvas diferentes, como se observa en las figuras 12 y 13, permitiendo directamente determinar los genotipos correspondientes a cada uno de los picos de fusión. Una condición fundamental para la ejecución de la técnica es la selección adecuada de amplicones con puntos de fusión diferentes que se puedan distinguir con facilidad (Dobrovic, 2015).

Para realizar esta técnica es necesario contar con un termociclador de PCR en tiempo real, reactivos y *software* compatible con HRM. En este sentido, los equipos combinados de qPCR y HRM permiten la detección de cambios tanto cuantitativos (deleción/duplicación) como cualitativos (nucleótidos) en un solo ensayo (Vossen *et al.*, 2009).

Entre las ventajas de emplear esta técnica está la de permitir realizar la amplificación y el análisis de la muestra en un único tubo. Así mismo, al finalizar la prueba se pueden descartar los productos de PCR sin necesidad de abrir los tubos o la placa, e incluso pueden ser almacenados para secuenciación o electroforesis, en caso de ser requerido, dado que los amplicones no se alteran con este proceso. Es un método fácil de usar, de bajo costo, altamente sensible y específico. En un metaanálisis se evaluaron los parámetros referidos, hallando que la sensibilidad detectada fue de un 97,5% (IC-95%: 96,8 – 98,5), la cual puede estar influenciada por el tamaño de la muestra, el tipo de instrumento, pero no por el tipo de colorante, ni por la fuente de la muestra; en cuanto a la especificidad de la prueba los mismos autores determinaron que variaba dependiendo del gen que se estuviera analizando (Li *et al.*, 2011).

En el año 2012 se había descrito una técnica novedosa fundamentada en la coamplificación de un gen diana y un gen de referencia, seguida de un análisis de fusión de alta resolución para determinar deleciones en el gen *APC* (asociado a cáncer de colon) (Torrezan *et al.*, 2012). Posteriormente Turner y colaboradores, basándose en esta nueva aplicación del análisis HRM, presentaron la técnica de ensayo de PCR de enumeración de copias de análisis de proporción genética (GRACE-PCR, por sus siglas en inglés, *Gene Ratio Analysis Copy Enumeration*) para la determinación rápida del número de copias del gen de la α-globina (Turner *et al.*, 2015).

La cantidad de amplificación por PCR de los genes en estudio y el gen normalizador (el cual tiene un número de copias conocido, se asumen dos) es proporcional a la altura del pico en los gráficos -dF / dT (primera derivada negativa de la fluorescencia normalizada / primera derivada de la temperatura) frente a la temperatura. Recientemente se ha realizado una adaptación de la técnica mencionada para la determinación del número de copias del gen *C4* (asociado a esquizofrenia) (Jaimes-Bernal *et al.*, 2020).

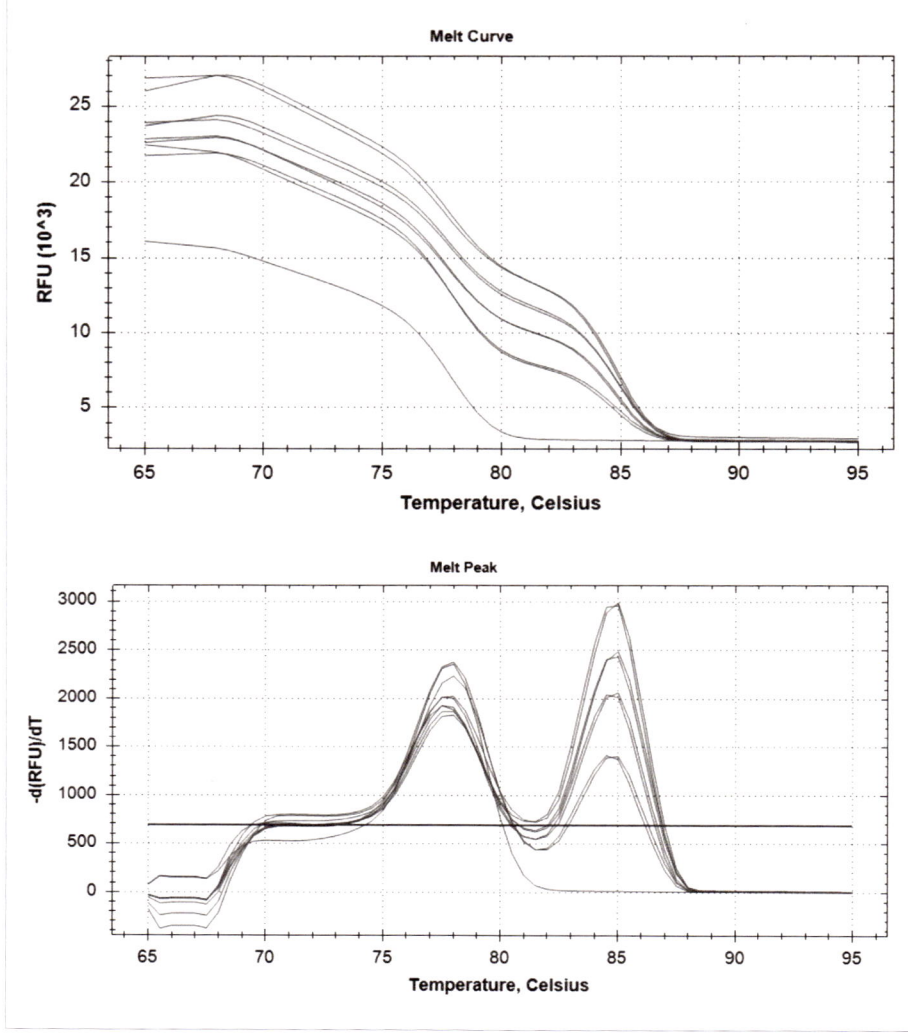

Figura 12. Curva y picos de fusión (*melting*) de los genes C4A y RP1 para el cálculo del número de copias del gen C4A.

La amplificación, la detección y el análisis se pueden completar en una hora, lo que lo hace más rápido, económico y simple que otras pruebas existentes y, por lo tanto, es muy adecuado como un primer paso rápido en un flujo de trabajo de laboratorio clínico (Turner *et al.*, 2015).

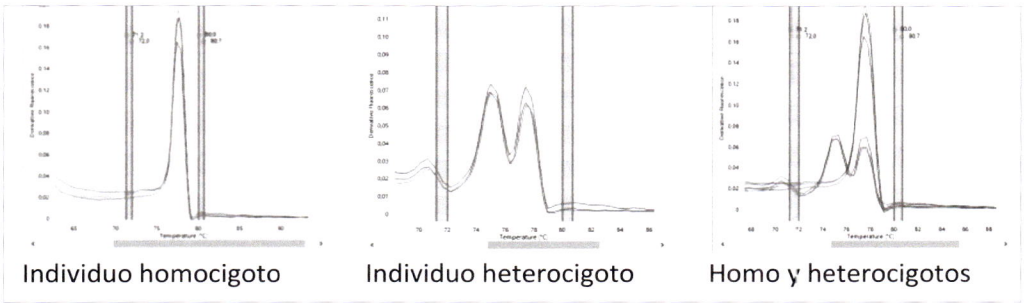

| Individuo homocigoto | Individuo heterocigoto | Homo y heterocigotos |

Figura 13. Curva derivada de una amplificación con HRM para el gen CCR5 y su variante CCR5-Δ32 correspondiente a una mutación de deleción de 32 bases, asociada a resistencia a la infección por VIH-1.

Hibridación dinámica alelo-específica (*Dynamic Allele Specific Hybridization*)

Inicialmente, esta metodología (abreviada como DASH) fue propuesta por Howell y colaboradores en el año 1999 como un método alternativo y de fácil implementación para la detección de polimorfismos de nucleótidos

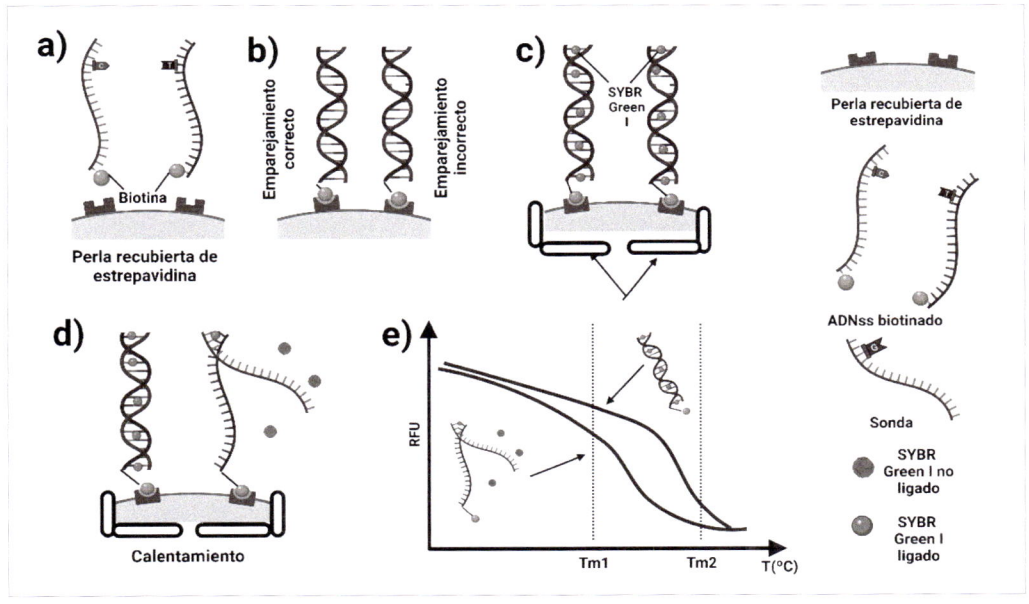

Figura 14. Pasos de la hibridación dinámica específica de alelo. Principio de funcionamiento del método de hibridación dinámica alelo-específica para la detección de SNP: (a) inmovilización del ADNss diana; (b) hibridación con la sonda alelo-específica; (c) intercalado por el fluorocromo y confinado por sonda de captura (biotina-streptavidina); (d) calentamiento dinámico de la muestra de 55 a 95 °C; (e) determinación de genotipos con análisis de la curva de fusión. Fuente: Adaptado de Kao *et al.*, 2012.

simples (SNP) por hibridación. Los autores resumen la técnica en 5 pasos (Figura 14): (1) amplificación mediante PCR de la secuencia diana con un conjunto de cebadores, uno de los cuales está biotinilado, (2) inmovilización del producto de PCR, para lo cual la hebra biotinilada se une a un pocillo de placa "microtiter" revestido con estreptavidina, mientras que la hebra no biotinilada se aclara empleando álcali, (3) hibridación a baja temperatura del ADN diana con una sonda de oligonucleótidos específica lo que origina una región de ADN dúplex en presencia de un colorante fluorescente intercalante específico de doble hebra, (4) monitoreo de la fluorescencia emitida, proporcional a la concentración de ADN de doble cadena (dúplex sonda-diana), por elevación gradual de la temperatura, lo cual da origen a una curva de fusión en función de la Tm (fusión o desnaturalización), a medida que la temperatura de la reacción aumenta y (5) análisis de las curvas de fusión obtenidas (primera derivada negativa), para determinar cambios ocasionados por polimorfismos en un solo nucleótido (SPNs), que originarán curvas de fusión con diferentes patrones basados en el grado de complementariedad entre la sonda y el ADN diana (Howell *et al.*, 1999; Kim y Misra, 2007).

Esta técnica se ha empleado para detectar cambios de un solo nucleótido (SNP), por ejemplo variantes implicadas en farmacogenética como *CYP2A6**9 ubicada en la caja TATA del gen, causada por una sustitución -48T> G (Pitarque *et al.*, 2001).

Por su parte Jobs y colaboradores mejoraron la técnica inicialmente propuesta en cuanto a flexibilidad, rentabilidad y rendimiento, acoplando este a matrices y utilizando "iFRET" para producir fuertes señales de fluorescencia que pueden realizarse en formato múltiple para aumentar el rendimiento; la técnica mejorada, que fue denominada como DASH-2, permitió el análisis de hasta un millón o más de genotipos por semana por dispositivo de ensayo (Jobs *et al.*, 2003). Esta técnica ha sido empleada para evaluar la prevalencia de SNPs en el gen *CDH1* (Caderina E), confirmando la asociación del rs16260 con el cáncer de próstata (Lindström *et al.*, 2005).

PCR digital

La tecnología más extendida actualmente es la denominada *Droplet Digital PCR*. Está basada en la división de cada reacción de PCR en miles de submuestras encapsuladas en micelas inmiscibles formando una emulsión con aceite mineral que son amplificadas en paralelo (Figura 15). La denominación deriva del campo de la computación, donde los circuitos lógicos tienen solo dos posibles salidas de información, 0 ó 1 (Basu, 2017). Cada gota micelar contiene por azar entre cero o una copia de ADN diana, así como todo el material para la amplificación por PCR a tiempo final, incluyendo los nucleótidos, polimerasa, cebadores y un agente intercalante o sonda fluorescente.

La principal ventaja del procedimiento es que solo hay que distinguir entre dos señales no lineales, positiva o negativa. Existen cientos de miles de gotas micelares que realizan la PCR en paralelo, en algunas de ellas por azar existirá una molécula de ADN diana que será amplificada, generando una gota micelar fluorescente. La ratio entre gotas positivas fluorescentes y negativas no-fluorescentes está asociada con el número de moléculas de ADN diana presentes originalmente en la muestra. Finalmente, la fluorescencia del producto de amplificación de cada gota (experimento) individual es cuantificado mediante microfluidica, con un método similar a la citometría de flujo. Es decir, las muestras son sometidas a una presión que las hace separarse en gotas individuales, las cuales pasan por un canal acoplado a un fluorímetro, el cual monitoriza el paso de cada gota micelar y cuantifica la fluorescencia de cada una. Algunas gotas no contendrán ADN diana y otras tendrán

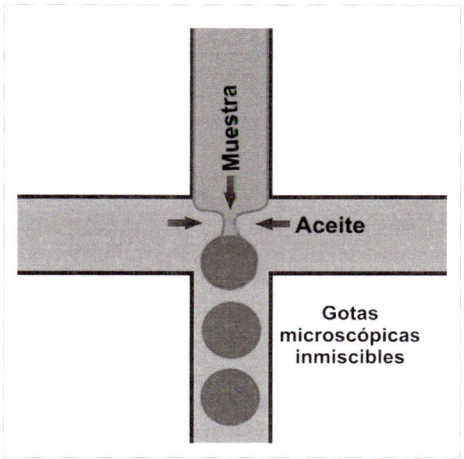

Figura 15. Mecanismo para crear gotas inmiscibles homogéneas.

una o más copias, reflejándose en la fluorescencia final que alcanzarán al finalizar la PCR. Después de la lectura de fluorescencia individualizada se determina la fracción de gotas micelares positivas para las cuales se estima la concentración mediante la distribución de Poisson.

Esta técnica de PCR a tiempo final permite la cuantificación precisa de la cantidad de ADN o ARN presente en la muestra original sin el uso de una curva de calibración y es independiente de la eficiencia de la reacción. En este sentido permite —por ejemplo— cuantificar la carga viral de SARS-COV-2, el virus Zika (Holland *et al.*, 2023; Zhu *et al.*, 2023), VIH-1 (Liu *et al.*, 2023) o la bacteriemia en infecciones producidas por *Klebsiella* (Feng *et al.*, 2023), detección de mutaciones de resistencia a antivirales (Zhang *et al.*, 2021) Ha sido utilizado para genotipar variaciones del número de copias de genes asociados a melanoma (McFadden *et al.*, 2023) o cáncer de mama (Wang *et al.*, 2023), detección de mutaciones en linfomas (Haider *et al.*, 2023) o mutaciones en mosaico en tumores de colon (Walker *et al.*, 2023), análisis de células individuales o detección de ediciones génicas mediante técnicas como CRISPR-Cas9 (Basu, 2017; Kojabad *et al.*, 2021; Zhang *et al.*, 2015).

Una modificación de la PCR digital con un método de lectura diferente es el conjunto de técnicas denominadas *Chamber-based digital PCR* (Figura 16). Igualmente se generan gotas individuales que después de la PCR son cargadas mediante microfluidica en un dispositivo que contiene microcanales o micropocillos. Alternativamente, las gotas pueden ser microimpresas sobre una superficie plana, donde se realizará la PCR. Posteriormente, sistemas automatizados de microscopía fluorescente con captura de imagen cuantifican la fluorescencia individual de cada pocillo (Zhu *et al.*, 2016).

La denominada Cristal-PCR es una combinación de las anteriores: el formato de matriz en 2D de la *chamber* dPCR y el uso de particiones de gota como se implementa en *droplet* dPCR. La tecnología permite generar

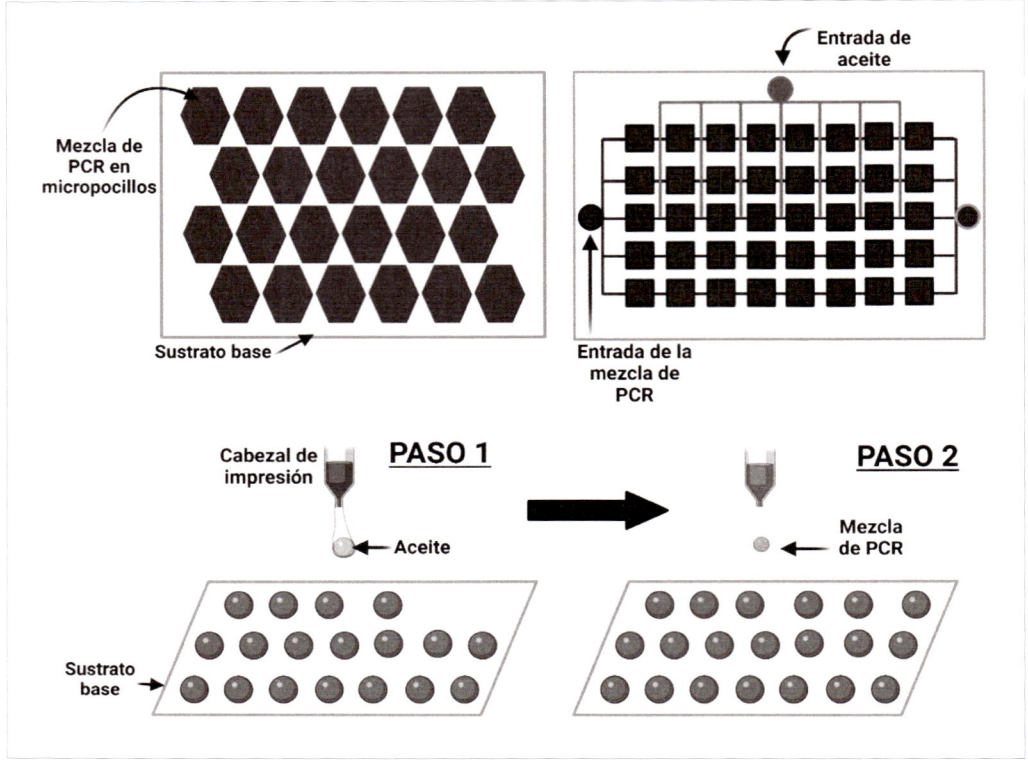

Figura 16. *Chamber-based digital* PCR. Adaptado de Madic *et al.*, 2016.

gotas en una disposición similar a los átomos metálicos en un cristal. El ADN diana contenido en los cristales de las gotitas se amplifica en un termociclador de bloque plano antes de ser transferido a un microscopio de fluorescencia y fotografiado para revelar las particiones amplificadas (Madic *et al.*, 2016).

Sequenom MassArray

Este ensayo, que fue descrito en el año 1999, se basa en espectrometría de masas y está destinado al genotipado a la carta de SNPs y al cribado de mutaciones de manera rápida, con un alto rendimiento y sensibilidad (Figura 17). Inicialmente se realiza una amplificación del ADN diana mediante PCR múltiple, siendo hibridado posteriormente con cebadores (diseño personalizado). El siguiente paso consiste en someter los productos PCR obtenidos a una reacción de extensión de una sola base con nucleótidos modificados. Los productos, que están localizados en una matriz, son ionizados para permitir la detección en tiempo real mediante un espectrómetro de masas MassARRAY (Nair and Gonzalez-Angulo, 2015). Para realizar estos ensayos, se requiere un sistema MassARRAY, que consta

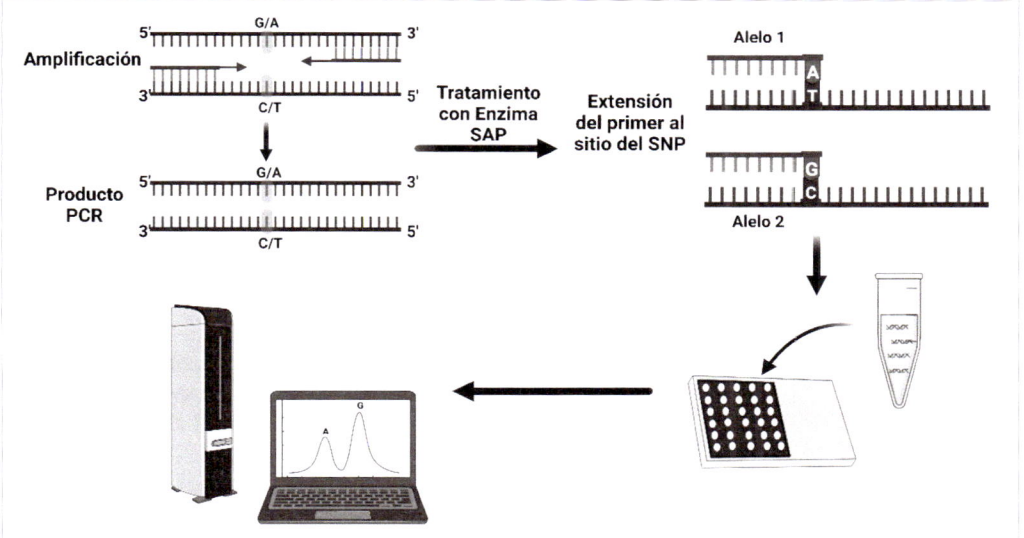

Figura 17. Sequenom Mass-array. SAP: Fosfatasa alcalina de Gamba (*Shrimp Alkaline Phosphatase*). La extensión del cebador/primer con dideoxinucleótidos genera productos de diferente peso molecular en función de la secuencia incorporada.

de un espectrómetro de masas MALDI-TOF y, por lo general, uno o más robots de manipulación de líquidos junto con varios termocicladores. Una de sus desventajas es que requiere un equipo de mantenimiento intensivo (Ragoussis, 2006).

La espectrometría de masas MALDI-TOF permite determinar la masa del cebador extendido, la cual indica la secuencia y, por lo tanto, los alelos presentes en el sitio polimórfico de interés. Sequenom proporciona un *software* que traduce automáticamente la masa de los cebadores observados en un genotipo para cada reacción (Gabriel *et al.*, 2009). Esta tecnología se ha utilizado fundamentalmente en genotipado clínico de SNPs en cáncer (Fleitas *et al.*, 2016), cuantificación de metilación del ADN asociada con la edad (Xu *et al.*, 2015) o en estudios de SNPs candidatos asociados a diferentes patologías (Bochud *et al.*, 2007).

PCR EN TIEMPO REAL

Este tipo de PCR se caracteriza por la cuantificación del producto de amplificación de forma sincrónica a la realización de la PCR. Para ello utilizan diferentes tecnologías que permiten monitorizar en tiempo real la acumulación de los productos de la amplificación. Junto a los cebadores se incorpora una sonda interna que hibrida exclusivamente con la secuencia del producto diana. Esto aumenta la especificidad de la reacción y, mediante la emisión de fluorescencia, la cuantificación precisa de la cantidad de ácido nucleico presente en la muestra original. Este conjunto

41

de técnicas tiene aplicaciones en detección de polimorfismos genéticos (farmacogenética, genética humana, oncología), cuantificación de carga viral y bacteriana o detección de trazas de contaminantes. También se usa rutinariamente en la cuantificación de la expresión génica (variación de concentración de ARNm o micro ARNs) asociados a diferentes patologías.

Sondas de hidrólisis

Sistema Taqman

Las sondas de hidrólisis o *TaqMan* constituyen la metodología de detección de PCR en tiempo real más utilizada según el número de publicaciones. Ello es debido a que varias empresas comercializan cientos de miles de kits de mutaciones específicas previamente testados y evaluados o de cuantificación de la expresión génica. Ello facilita enormemente su implementación en cualquier laboratorio, ya que no es necesario optimizar la técnica para cada caso concreto. Junto a los cebadores convencionales de PCR, esta tecnología incluye un tercer oligonucleótido en la reacción conocida como sonda que tiene acoplado en su extremo 5´un fluorocromo y un quencher en el 3´. Cuando el fluorocromo y el quencher están a cierta distancia, la fluorescencia emitida por el fluorocromo es absorbida por el quencher. Las sondas TaqMan utilizan un mecanismo de absorción de la energía denominado FRET (transferencia de energía por resonancia de fluorescencia) en el que la absorción puede ocurrir a una distancia de hasta 100Å. La sonda hibrida a lo largo de una de las dos hebras del producto de amplificación, entre los dos cebadores convencionales. Cuando la polimerasa va añadiendo nuevos nucleótidos a partir del cebador, se encuentra con el extremo 5´ de la sonda, y en lugar de desplazarla, la

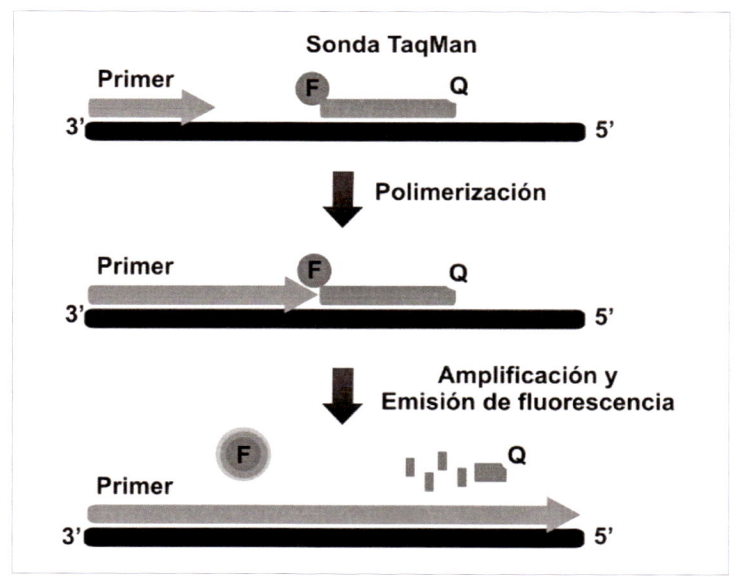

Figura 18. Mecanismo de funcionamiento de las sondas de hidrólisis (Taqman). La polimerasa sintetiza una nueva hebra de ADN a partir del cebador/primer y al encontrarse con la sonda la hidroliza, permitiendo que el fluorocromo emita luz ya que no está a la distancia requerida para que el quencher la absorba.

degrada gracias a la actividad exonucleasa de la polimerasa. Esto libera el fluorocromo y permite que este emita fluorescencia al quedar libre del efecto pantalla del quencher (Figura 18). En la detección de SNP o INDELs, o bien en la cuantificación de la expresión génica se utilizan dos sondas, una para cada alelo o para cada ARNm que vaya a ser cuantificado. Cada sonda específica de alelo está marcada con diferentes combinaciones de fluorocromos y quenchers, en una reacción múltiple. El mismo principio se aplica para la detección de patógenos o cuantificación de la carga viral. La especificidad de la reacción puede incrementarse mediante la incorporación de moléculas de unión al surco menor en el extremo 3´ de la sonda. Esta modificación permite el uso de sondas mucho más cortas (hasta 13 bases) y en consecuencia más sensible a los efectos desestabilizadores de un cambio de base, lo que hace que estas sondas sean mejores que las sondas TaqMan estándar para aplicaciones que requieren discriminación de dianas con alta homología de secuencia como los SNP o INDELS.

MGB-Taqman, MGB-Pleiades y MGB-Eclipse
Son una evolución de las sondas Taqman modificadas mediante la inclusión de moléculas de unión al surco menor del ADN (*Minor Groobe Binding domain*-MGB) como el tripéptido de dihidropirroloindol-carboxilato (CDPI3) (Figura 19).

Las sondas con CDPI3 tienen una temperatura de fusión mucho más alta en comparación con las sondas convencionales permitiendo que se utilicen condiciones de hibridación más estrictas en la PCR. Oligonucleótidos relativamente cortos con CDPI3 se unen de manera mucho más eficaz y específica durante la fase de extensión de la polimerasa y generan una mejor señal comparados con las sondas Taqman convencionales.

Estas sondas están modificadas con la incorporación de varias de estas moléculas, un quencher y un fluorocromo; este último se mantiene sin emitir fluorescencia a menos que hibride con su secuencia complementaria. En el caso de MGB-Taqman, la fluorescencia se produce por la liberación del fluorocromo del cebador gracias a la actividad exonucleasa de la ADN polimerasa. Los otros dos sistemas son independientes de la actividad exonucleasa. Las sondas de hibridación MGB Eclipse® tienen el CDPI3 más un quencher en el extremo 5' y el fluoróforo en el 3'. No son degradables y su fluorescencia aumenta considerablemente tras la hibridación con su secuencia complementaria, durante la fase de extensión de la PCR.

Las sondas MGB Pleiades® también son sondas de hibridación no degradables que utilizan un exclusivo mecanismo doble de bloqueo de emisión de fluorescencia. En este caso el fluorocromo está junto a las moléculas CDPI3, eliminando gran parte de la fluorescencia de fondo y mejorando la ratio señal-ruido.

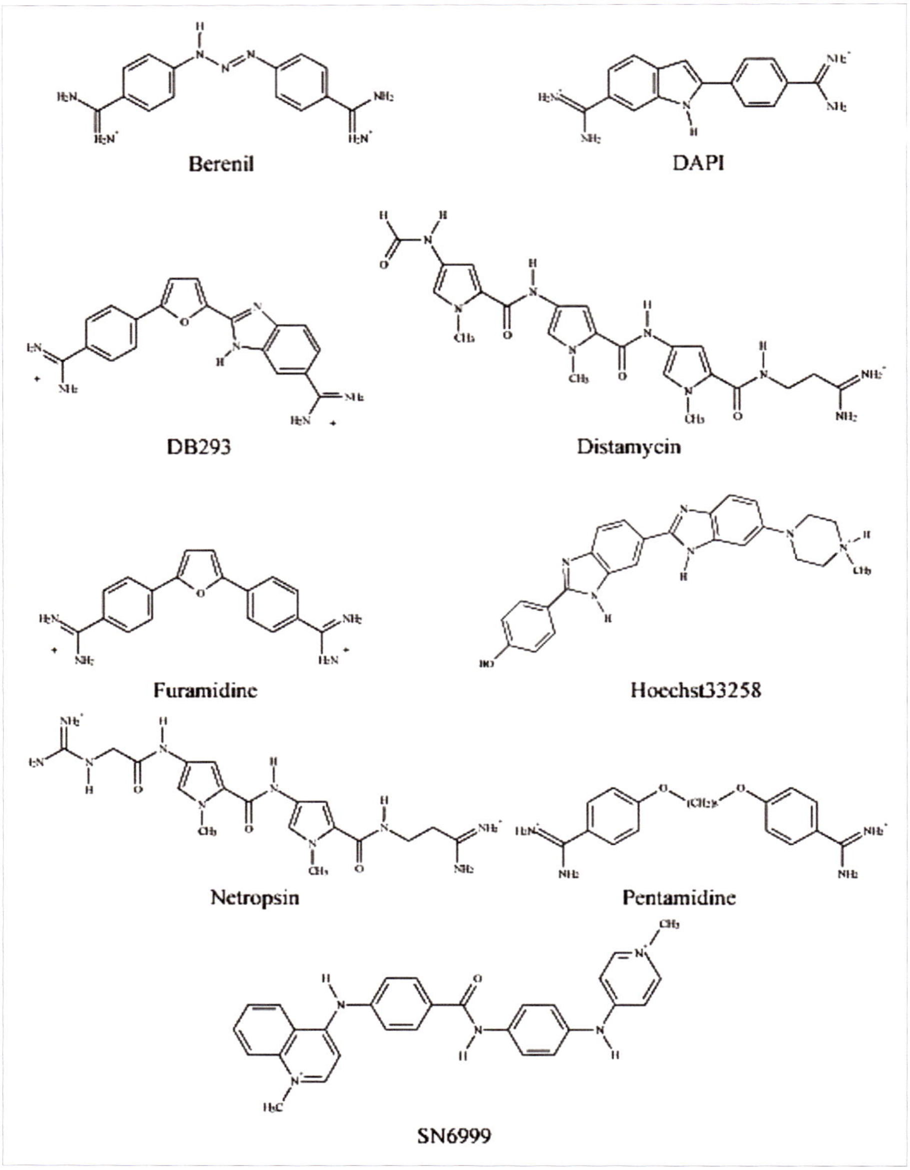

Figura 19. Estructura de algunos dominios de *Minor Groobe Binding domain* (MGB).

Methylight Taqman

La detección de los patrones de metilación de los promotores de genes tiene interés tanto en investigación básica como en diagnóstico, especialmente en cáncer. La metilación de las secuencias CpG en regiones promotoras es un importante mecanismo de regulación de la expresión génica. La localización de esta modificación del ADN se basa en que las citosinas no metiladas son convertidas en uracilos mediante el tratamiento con

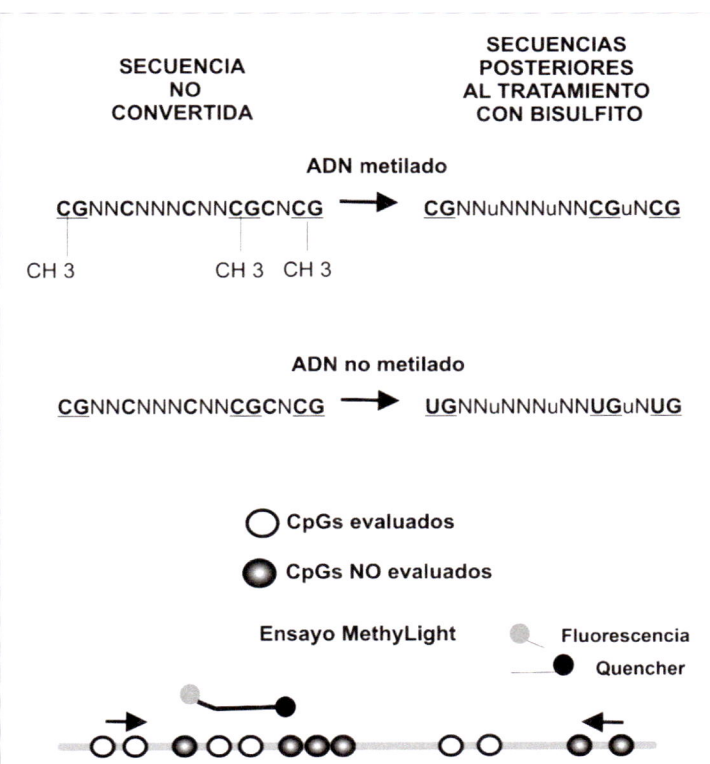

Figura 20. Principio del sistema MethyLight Taqman.

bisulfito sódico. Este hecho permite el diseño de cebadores específicos de puntos de metilación, en la que estos hibridan bien con secuencias de ADN convertidas en uracilos o con las secuencias inalteradas que llevan citosina.

Sin embargo, la técnica más empleada es una modificación del protocolo de Taqman denominado MethyLight, que cuenta con varias posibilidades, siendo la más común que tanto cebadores como sondas estén diseñadas para que hibriden exclusivamente con el ADN metilado o no metilado, estando a su vez cada una de ellas marcada con una pareja fluorocromo-quencher específico (Figura 20). Este sistema permite la normalización de la señal y la cuantificación relativa del porcentaje de metilación específica de locus (Hernández *et al.*, 2013). Estos valores de estado de metilación tienen implicaciones en el diagnóstico de diferentes tumores (Peng *et al.*, 2023).

Sistema Snake-Taqman

Es una evolución del sistema Taqman mediante la incorporación, en el cebador directo, de una secuencia que hibrida casi completamente con el amplicón en su extremo 3' (similar al sistema Scorpions, ver más adelante). Además, lleva una sonda tipo Taqman convencional, que a su vez solapa parcialmente con la región de hibridación del cebador directo (Figura 21). El sistema se complementa con una endonucleasa que reconoce

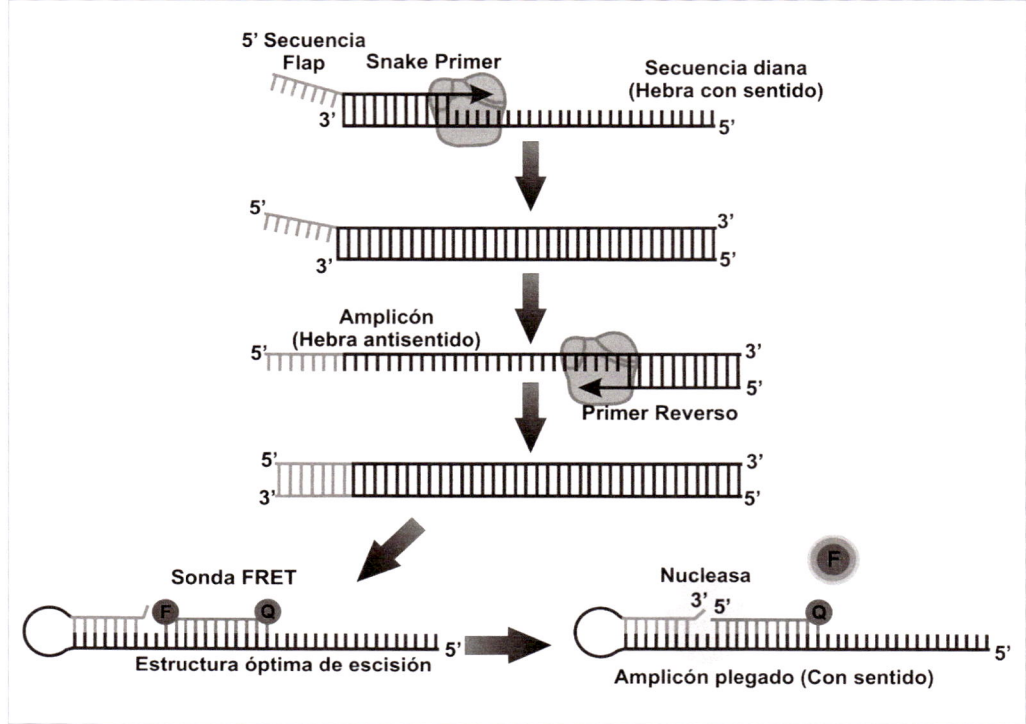

Figura 21. Snake-Taqman.

estructuras mal apareadas y una ADN polimerasa sin actividad exonucleasa. El amplicón se pliega sobre sí mismo, dejando el extremo 3´ del cebador desapareado, en paralelo la sonda Taqman hibrida justo al lado, generando un sustrato adecuado para una endonucleasa tipo Flap, que digiere la sonda liberando la fluorescencia. Este sistema es mucho más sensible que un Taqman convencional y genera una señal extraordinariamente robusta (Kutyavin, 2009).

Sondas Balizas Moleculares (*Molecular Beacons*)

Son sondas estructuradas en las que los extremos 5´ y 3´ tienen complementariedad de bases, forman puentes de hidrógeno y se pliegan en una estructura de tallo-bucle. El bucle presenta complementariedad de bases con una región interna del amplicón diana.

Un extremo de la sonda *Molecular Beacon* (típicamente 5') tiene acoplado un fluorocromo y el otro extremo lleva un quencher. En lugar de utilizar un mecanismo de extinción FRET similar a las sondas Taqman, los Molecular Beacons se basan en la extinción estática o del estado fundamental, que requiere que el fluorocromo y el quencher estén muy cerca para que se bloquee la fluorescencia. En ausencia de la secuencia diana específica, se produce la formación de puentes de hidrógeno

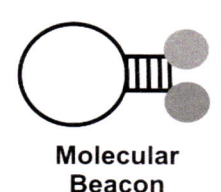 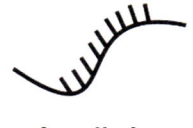 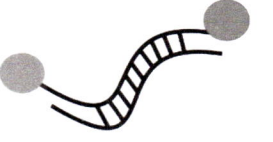

Molecular Beacon

Amplicón diana

Híbrido fluorescente
Amplicón diana +
Molecular Beacon

Figura 22. Mecanismo de funcionamiento de las sondas Molecular Beacons.

intracatenarios colocando el fluorocromo junto al quencher y bloqueando la fluorescencia. En presencia de un amplicón específico, se favorece energéticamente el apareamiento de la secuencia del bucle con el ADN amplificado, separándose físicamente el fluorocromo del quencher y este hecho permite la emisión de fluorescencia (Figura 22).

A diferencia del sistema Taqman, la química de los Molecular Beacons no se basa en la actividad exonucleasa de la Taq polimerasa y se realizan ciclos de PCR convencionales de 3 temperaturas, con polimerización a 72°C. La Taq polimerasa se extiende hasta donde está hibridada la sonda Molecular Beacon, la sonda simplemente se desplazará y volverá a asumir la conformación de bucle en horquilla. Debido a que la formación del bucle de horquilla es un proceso reversible, la sonda se reciclará con cada ciclo de PCR.

Este sistema es adecuado para PCR múltiples pudiéndose detectar simultáneamente hasta 4 amplicones diferentes en la misma reacción. Para ello es necesario un diseño adecuado de cada trío de dos cebadores con su correspondiente Molecular Beacon marcado con fluorocromos y quenchers que sean compatibles entre sí.

Amplifluor

El sistema amplifluor es similar a los Molecular Beacons, pero no lleva sonda interna. Uno de los cebadores lleva en su extremo 5´una estructura en tallo-bucle con un fluorocromo y un quencher. Esta estructura se abre durante la polimerización, dando lugar a la separación del quencher y fluorocromo, y en consecuencia a la emisión de fluorescencia (Figura 23). Este tipo de sondas pueden usarse tanto en formato a tiempo final como a tiempo real.

47

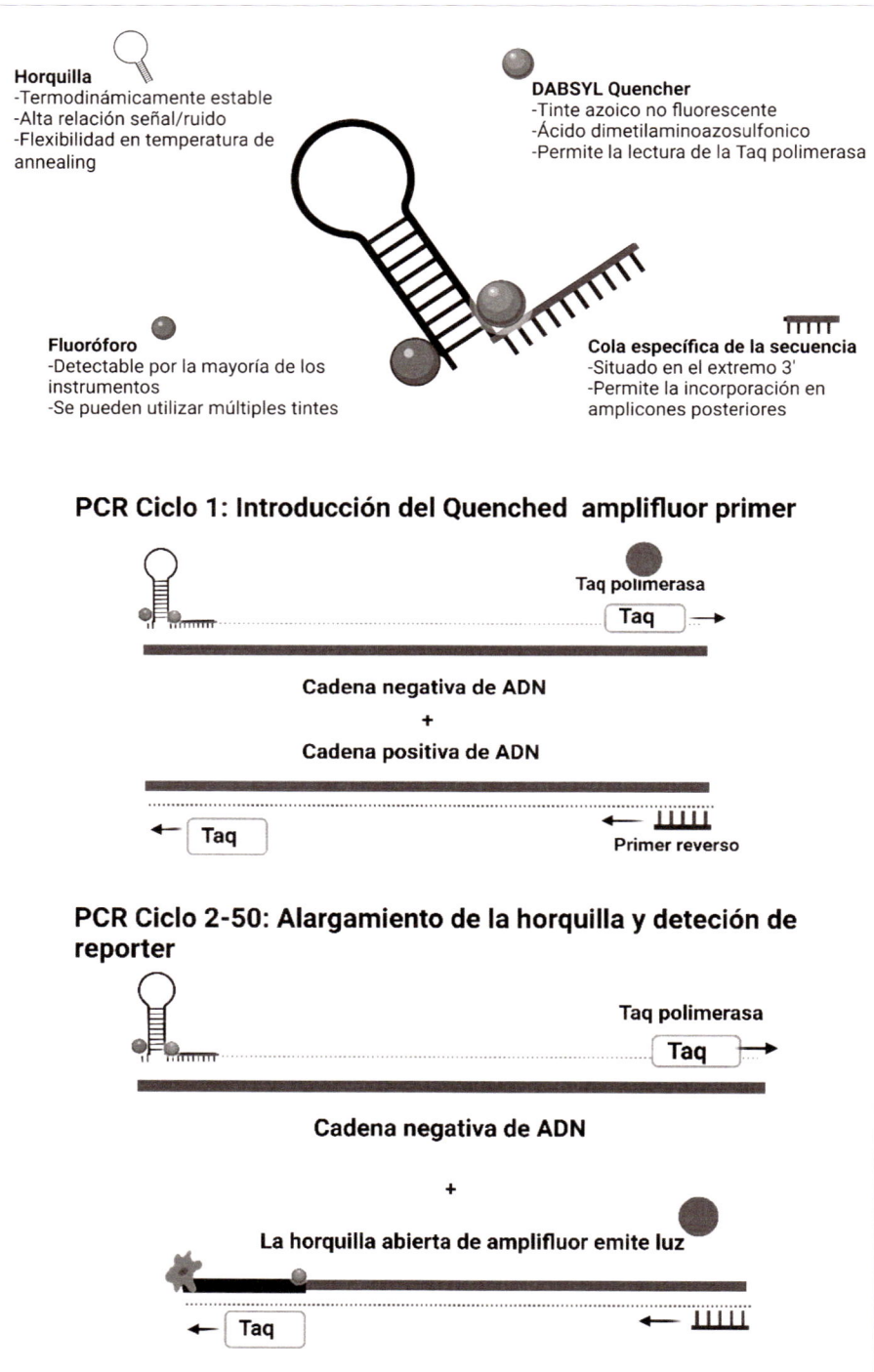

Horquilla
-Termodinámicamente estable
-Alta relación señal/ruido
-Flexibilidad en temperatura de annealing

DABSYL Quencher
-Tinte azoico no fluorescente
-Ácido dimetilaminoazosulfonico
-Permite la lectura de la Taq polimerasa

Fluoróforo
-Detectable por la mayoría de los instrumentos
-Se pueden utilizar múltiples tintes

Cola específica de la secuencia
-Situado en el extremo 3'
-Permite la incorporación en amplicones posteriores

PCR Ciclo 1: Introducción del Quenched amplifluor primer

Taq polimerasa

Cadena negativa de ADN
+
Cadena positiva de ADN

Primer reverso

PCR Ciclo 2-50: Alargamiento de la horquilla y deteción de reporter

Taq polimerasa

Cadena negativa de ADN
+
La horquilla abierta de amplifluor emite luz

Figura 23. Sistema amplifluor.

Scorpions

La química de la sonda Scorpions es similar a los Molecular Beacons, pero en lugar de tener una sonda separada, la sonda está incorporada a uno de los cebadores. El fluorocromo está unido al extremo 5' del cebador y el extremo 3' es complementario a la secuencia interna del amplicón y sirve como sitio para el inicio de la extensión. Un quencher está ubicado entre el cebador y la que funciona como sonda en el oligonucleótido, de modo que cuando la sonda está en la configuración libre y formando puentes de hidrógeno intracatenarios, el quencher bloquea la emisión de fluorescencia del fluoróforo. Tras la amplificación e incorporación de la sonda de horquilla, la hebra recién creada puede adoptar una nueva estructura (Figura 24). La secuencia de bucle en la horquilla es complementaria al

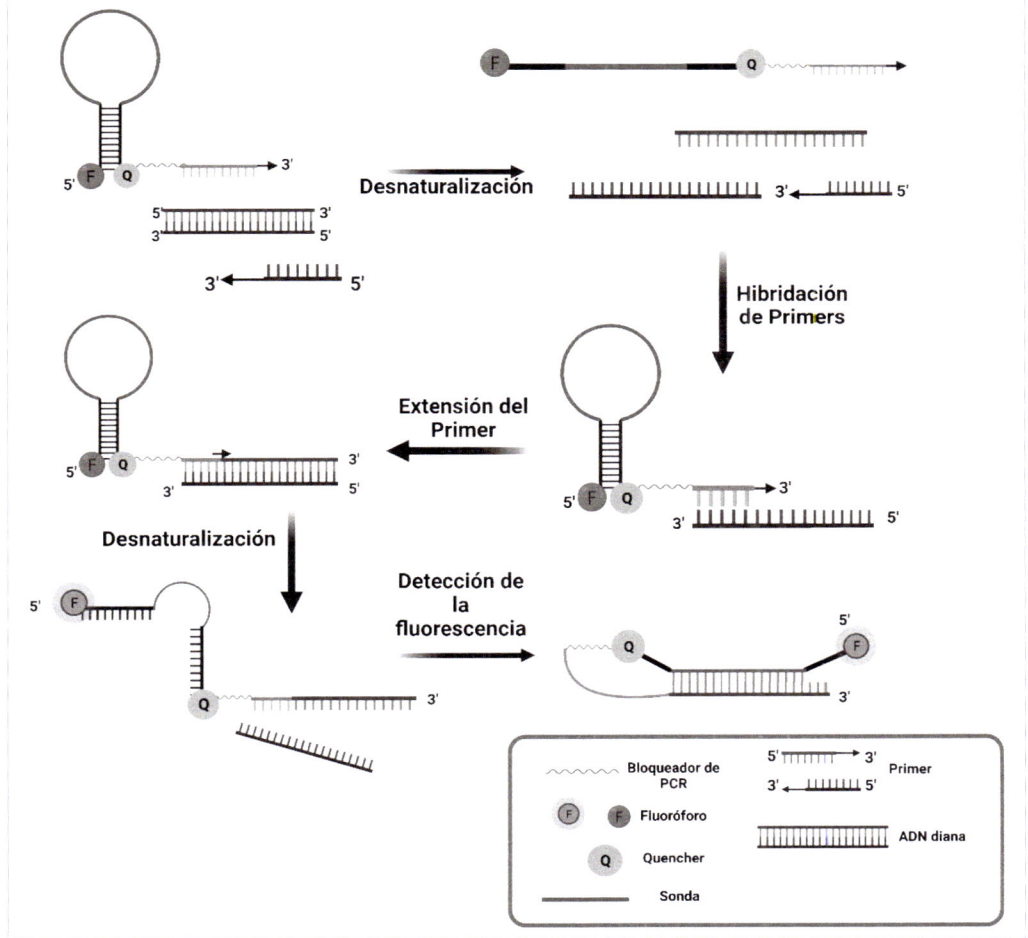

Figura 24. Mecanismo de acción de los Scorpions. Adaptación de Thelwell, *et al.*, 2000.   **49**

producto de extensión de la sonda / cebador. Durante la siguiente ronda de desnaturalización e hibridación, la secuencia de bucle se hibridará con el complemento recién formado dentro de la misma hebra de ADN. En esta conformación, el fluoróforo se separa del quencher para que se produzca fluorescencia. El cebador también contiene un "bloqueador de PCR" en la horquilla que evita que la estructura de tallo-bucle se copie durante la PCR por extensión del otro cebador.

Dado que la hibridación de la secuencia de bucle con el producto de PCR aguas abajo es una interacción intramolecular, es cinéticamente más favorable que los sistemas de sonda que requieren dos moléculas separadas para interactuar (la sonda y la secuencia diana). Por esta razón, los Scorpions suelen generar una señal de fluorescencia más alta en comparación con TaqMan y los Molecular Beacons. Al igual que con Molecular Beacons, los Scorpions tampoco dependen de la actividad exonucleasa 5´– 3´ de la ADN polimerasa Taq, por lo que la reacción se puede realizar utilizando un perfil térmico de tres pasos con la temperatura de extensión óptima para la polimerasa (72 °C). Una desventaja de la química de Scorpions es que el diseño y la optimización de la estructura de la sonda es a menudo mucho más desafiante que con las sondas Molecular Beacons o TaqMan y, como resultado, los Scorpions generalmente no se recomiendan para aquellos que son nuevos en qPCR.

Sondas FRET

La transferencia de energía por resonancia de fluorescencia (*Fluorescent Resonance Enerrgy Transfer*-FRET) se produce debido a la interacción entre electrones en estado de excitación de dos moléculas de fluorocromos. La energía se transfiere desde un fluorocromo que actúa como una molécula donante a otro fluorocromo que actúa de aceptor sin emisión de fotón (Lay and Wittwer, 1997). Este fenómeno depende de la distancia física, es decir, el donante y el aceptor deben estar muy cerca. Esta tecnología se aplica al estudio de diversos fenómenos biológicos como la interacción entre proteínas, ligandos y receptores, etc. En PCR se aprovecha mediante el uso de dos sondas fluorescentes que hibridan una junto a la otra con una molécula de ADN diana. Los fluorocromos se seleccionan de modo que el espectro de emisión de uno se solape con el espectro de excitación del otro. Al posicionarse en paralelo las dos sondas, el fluorocromo donante (situado en el extremo 3´de la primera sonda) es excitado por una luz a una longitud de onda de alta energía. Y transfiere su energía de excitación a un fluoróforo aceptor (situado en el extremo 5´de la segunda sonda) emitiendo luz de una longitud de onda de menor energía (Figura 25). La fuente de luz no puede excitar el fluorocromo emisor de la segunda sonda. La interacción tipo FRET solo puede generarse cuando ambas sondas están perfectamente alineadas y en proximidad. En PCR cuantitativa, esta tecnología se aplica para el genotipado de variación de número de copias de genes, SNPs, INDELs, detección de patógenos y control de resultados de expresión génica mediante microarrays. Este sistema está comercializado

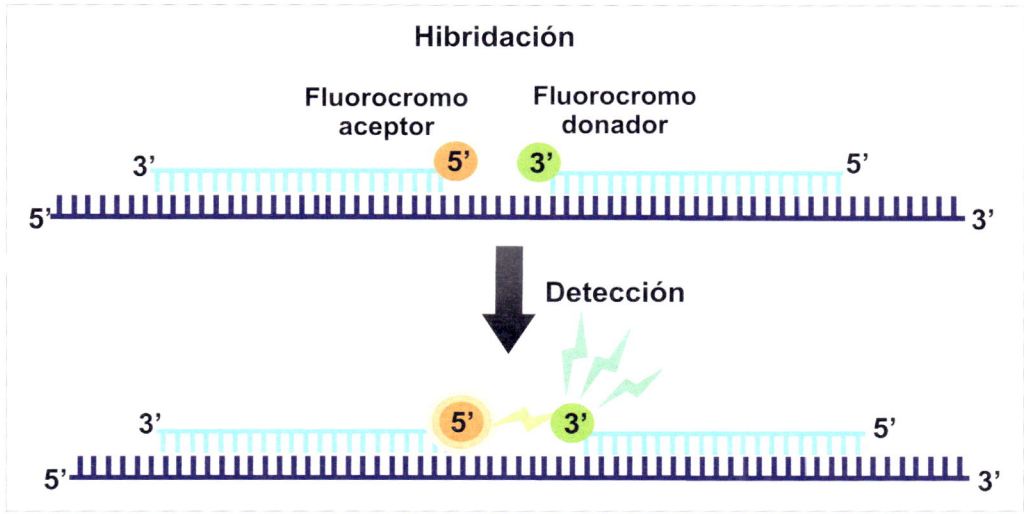

Figura 25. Funcionamiento sondas FRET. Adaptación de Lay and Wittwer, 1997.

por la empresa Roche para multitud de aplicaciones clínicas (sondas Hybprobes).

MNAzymes (NUPCR)

Este sistema ha sido desarrollado y comercializado por la empresa Illumina, sin embargo, a pesar de su calidad, su utilización ha sido discontinuada. Independientemente de ello diferentes grupos lo han utilizado recientemente para el diagnóstico de enfermedades infecciosas. Consideramos que es un concepto completamente original en diagnóstico molecular y que en el próximo futuro puede tener bastante importancia comercial combinado con el uso de aptámeros y biosensores (Micura y Höbartner, 2020; Mokany *et al.*, 2010; Mokany y Todd, 2013). El método está basado en la capacidad catalítica de los ácidos nucleicos, compuestos de oligonucleótidos de ADN (ADNzimas) o ARN (ribozimas) que contienen dos dominios, uno que funciona como centro catalítico y otro de reconocimiento del sustrato. Son capaces de catalizar una amplia gama de reacciones químicas como ligación, fosforilación, desglicosilación, etc. (Micura y Höbartner, 2020).

Para aumentar la especificidad de la reacción enzimática se han desarrollado las enzimas de ácidos nucleicos en multicomponentes (MNAzymes). En esta estrategia, se divide el centro catalítico en dos oligonucleótidos independientes que se combinan en presencia del sustrato para generar una MNAzyme activa. El sistema de detección, por tanto, consta de dos oligonucleótidos para el centro activo denominados Partzymes que además llevan un tramo de secuencia que hibrida con un ADN diana y otro tramo que lo hace con un oligonucleótido (marcado con

51

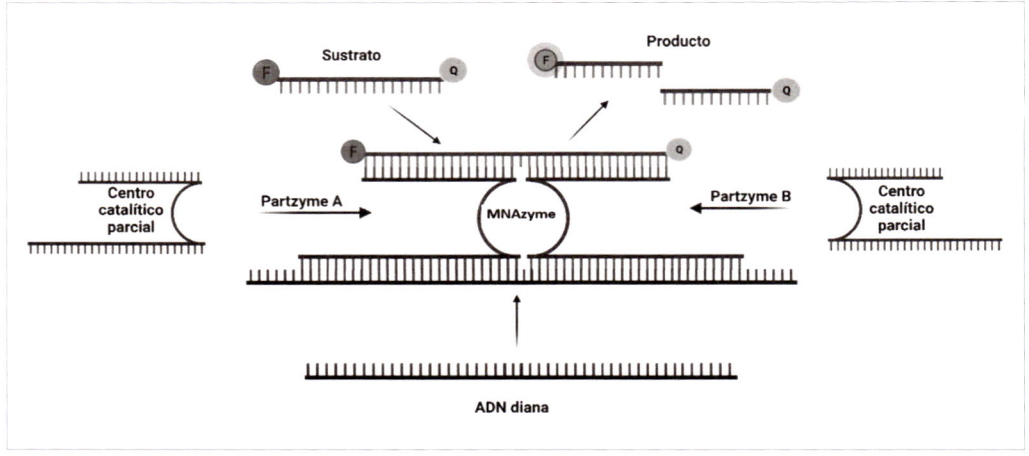

Figura 26. Funcionamiento de las sondas MNAzymes (NuPCR). Adaptación de Reed *et al.*, 2019.

fluorocromo y quencher) que funciona como sustrato universal (Figura 26). El ensamblaje de las dos Partzymes sobre el ADN diana permite reconstituir funcionalmente la MNAzyme y la hibridación de la misma con el oligonucleótido sustrato universal. A continuación, la MNAzyme corta este sustrato universal y se emite fluorescencia (Figura 26). A diferencia de otras sondas que pueden producir una señal fluorescente cuando están parcialmente unidos, los reactivos NuPCR solo producen fluorescencia cuando las tres partes de la sonda se combinan, dado que esto ocurre solo en presencia del ADN específico. Debido a que el complejo Partzyme con el ADN diana es estable y permite una constante hidrólisis de la sonda general, por ello es muy sensible comparado con las sondas convencionales de PCR en tiempo real. Estos oligonucleótidos se han desarrollado por evolución artificial in vitro de ribozimas o por ingeniería inversa (Mokany *et al.*, 2010).

Este sistema de diagnóstico ha sido aplicado para la detección del virus del Zika sin necesidad de un equipo de PCR en tiempo real y con revelado a simple vista. Es muy ingenioso ya que consta de una Partzyme tipo ADNzyma con actividad fosfodiesterasa, la cual se reconstituye activamente al unirse a un fragmento de amplicón específico del virus del Zika (Reed *et al.*, 2019). El complejo activo reconoce y libera una ADNzyma con actividad peroxidasa que está inhibida, pasando a activarla. Esta, a su vez, cataliza la oxidación mediada por peróxido de hidrógeno de un sustrato incoloro en un producto coloreado, generando así una señal visible (Figura 27). El sistema presenta una buena sensibilidad frente a este virus, sin reacción cruzada con otros flavivirus filogenéticamente relacionados como el West Nile o el Dengue. Una modificación del mismo también se ha desarrollado para el tipaje de micobacterias no tuberculosas (Wood *et al.*, 2019). Esta tecnología con detección visual es un ejemplo para el desarrollo a corto plazo de métodos sensibles, específicos y baratos para la detección de ácidos nucleicos en condiciones de campo.

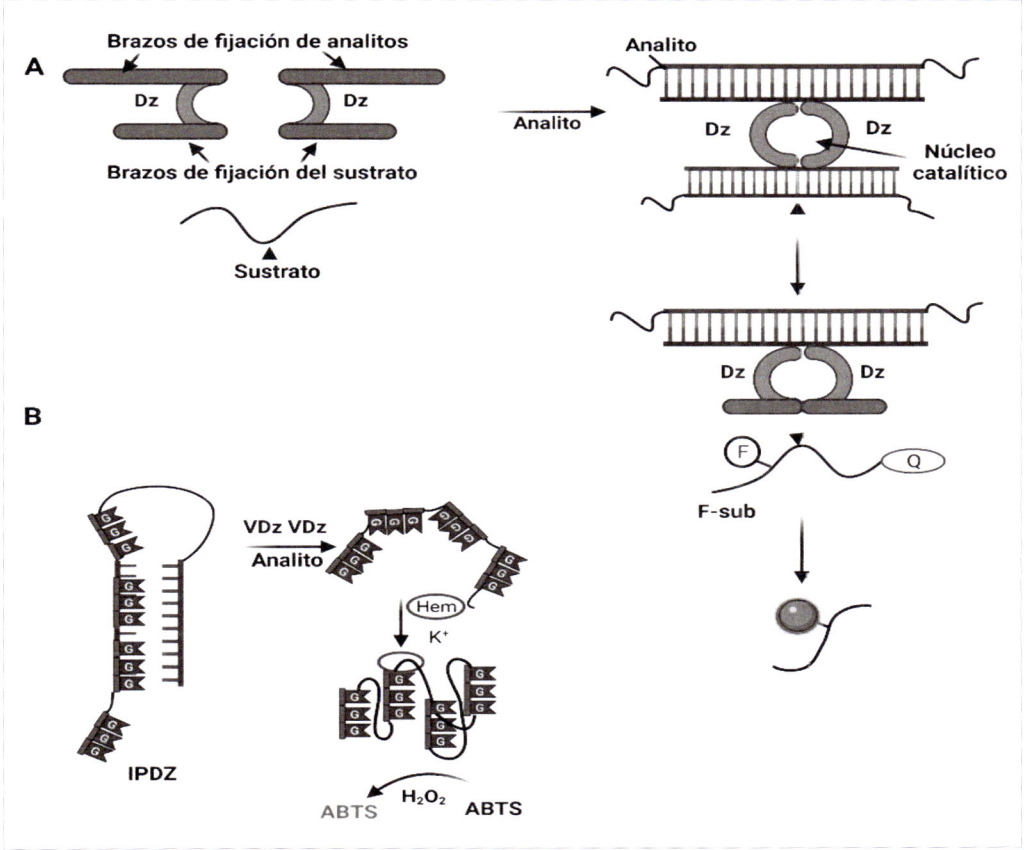

Figura 27. Modificación de MNAzymes para sistemas de diagnóstico rápido (Wood *et al.*, 2019). A) Sistema de detección mediante reconstitución de una desoxiribozima por hibridación con el ADN diana (analito) y un ADN sustrato. La detección del ADN diana se produce por rotura de una sonda con fluorocromo y quencher por la actividad endonucleasa del centro catalítico activado. B) IPDZ es una desoxiribozima con actividad peroxidasa inhibida (*inhibited peroxidase-like deoxyribozyme*) hasta que la interacción de las secuencias adaptadoras (VDz) permiten la adopción de la topología activa. Hem: Hemina, cofactor para la actividad enzimática del ADN. ABTS: es un sustrato de peroxidasa soluble en agua que produce un producto final verde cuantificable.

Sistema Invader y SISAR

El ensayo Invader® utiliza dos sondas una para cada alelo, que hibridan con el ADN diana que contiene el SNP, estas sondas contienen asimismo un tramo de ADN que queda desapareado. El sistema consta además de otro oligonucleótido (Invader) que se une a la secuencia proximal al sitio polimórfico. La sonda y el Invader compiten por unirse con el ADN monocatenario y forman un intermediario superpuesto en el sitio del SNP

53

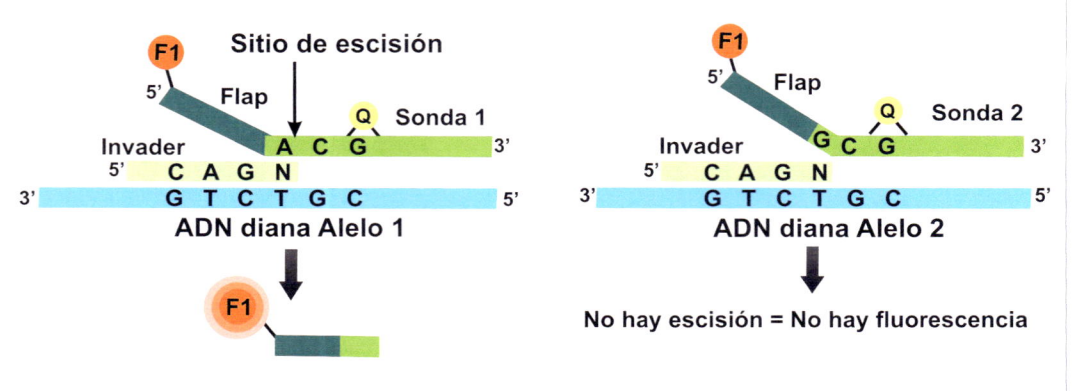

Figura 28. Sistemas Invader.

(Figura 28). En el momento en que uno de los dos oligonucleótidos se aparea con el ADN diana forman una estructura tridimensional sobre el sitio del SNP que puede ser digerido por la endonucleasa FLAP. Este enzima utiliza como sustrato un ADN bicatenario que tiene un saliente monocatenario en el extremo 5' de una de las hebras. Se utilizan las enzimas aisladas de las arqueobacterias extremófilas *Pyrococcus furiosus* o *Archaeoglobus fulgidus*. La enzima escinde la sonda en la posición 3' de la base complementaria al sitio polimórfico. Para ello la sonda debe estar perfectamente hibridada. La sonda contiene un casete tipo FRET con un fluorocromo en el extremo 5' y un quencher interno, por ello la reacción de escisión separa el fluorocromo del quencher y produce una señal fluorescente medible. Si, por el contrario, la sonda no hibrida perfectamente con el ADN diana (es decir, la sonda es complementaria al alelo alternativo del SNP), entonces no se forma una estructura intermediaria y la sonda no se degrada.

Este sistema original presentaba ciertas dificultades para su implementación como sistema de genotipado a media escala, por ello se diseñaron varias modificaciones del mismo. La más aplicada ha sido la denominada *Serial Invasive Signal Amplification Reaction* (SISAR). En este caso se producen dos reacciones sucesivas de actividad endonucleasa FLAP, la primera es idéntica al protocolo original del sistema Invader y produce un oligonucleótido por digestión de la sonda de hibridación (esta no lleva marcaje fluorescente). El oligonucleótido escindido es posteriormente utilizado como oligonucleótido invader para que la endonucleasa FLAP digiera en una segunda reacción, una sonda que tiene fluorocromo y quencher (Figura 29), produciéndose entonces la liberación de la fluorescencia.

Esta modificación del protocolo original tiene varias ventajas. Primero, el ensayo es significativamente más sensible, permitiendo detectar ADN diana diluido a niveles de zeptomol (10^{-21} mol), lo que permite la detección sin amplificación previa por PCR. En segundo lugar, el ensayo ya no requiere la síntesis de oligonucleótidos marcados específicos de cada

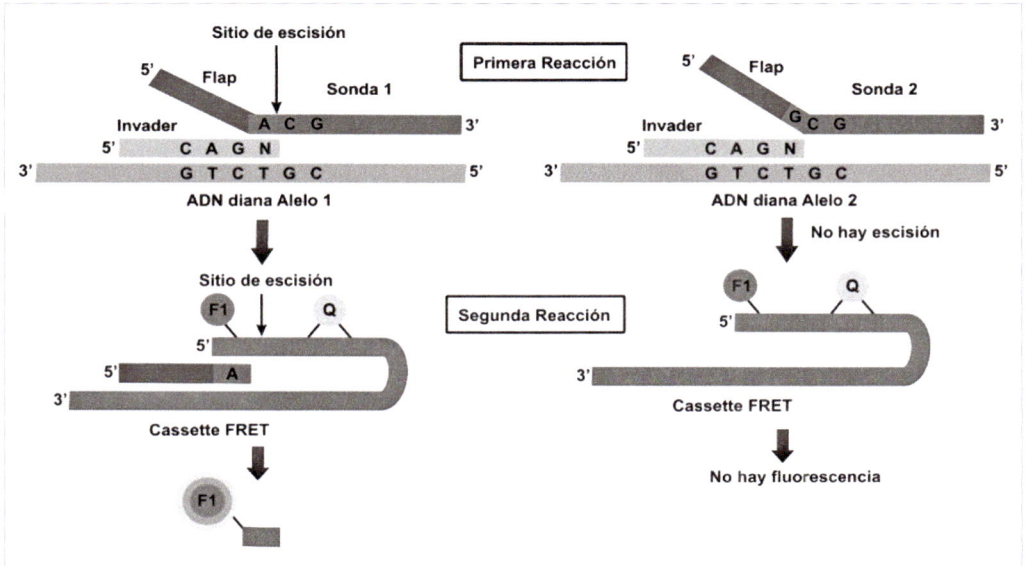

Figura 29. Sistema SISAR.

SNP. La digestión por la endonucleasa FLAP de la sonda primaria origina una sonda Invader genérica que funciona en la reacción secundaria con dos casetes FRET universales. Finalmente, esta modificación si puede utilizarse en condiciones de genotipado a media escala.

Amplificación de sondas dependiente de ligandos múltiples (*Multiple Ligation Probe Amplification* -MLPA)

Esta técnica fue desarrollada en el año 2002 con el fin de determinar alteraciones en el número de copias de los cromosomas, deleciones, duplicaciones, tanto de millones de pares de bases, como de variaciones de menor tamaño, por ejemplo pérdida de un exón. Inicialmente los ensayos realizados permitieron el análisis de individuos con trisomía del cromosoma 21 (Síndrome de Down), distrofia muscular de Duchenne y Becker, así como análisis de los genes *BRCA1*, *MLH1/MSH2* (Schouten *et al.*, 2002).

Por su capacidad para detectar variaciones en el número de copias (CNV) a nivel genómico es considerada una técnica útil en el laboratorio de diagnóstico de rutina, que además permite analizar los patrones de metilación de las islas CpG y genotipado de polimorfismos de un solo nucleótido, así como los perfiles de expresión génica en diversas afecciones genéticas (Chou *et al.*, 2008).

La metodología de MLPA consiste en combinar un ensayo de ligación múltiple de oligonucleótidos con una reacción en cadena de la polimerasa (PCR) usando un par de cebadores que originan hasta 50 productos de ligación diferentes. Para su ejecución, primero la muestra de ADN es

55

desnaturalizada (5 minutos a 98°C), luego se incuba durante toda la noche con una mezcla de sondas, es decir, en este paso ocurre la hibridación con las secuencias diana, posteriormente se realiza la amplificación por PCR de los fragmentos hibridados en el paso anterior, para finalmente cuantificar los productos mediante electroforesis capilar, lo que origina longitudes de fragmentos y áreas de picos que son exportados a un *software* de análisis o una hoja de cálculo, para su análisis respectivo (Sepers y Schouten, 2009).

Cada una de las sondas empleadas en este ensayo consta de dos oligonucleótidos separados que se hibridan con las secuencias diana adyacentes. Cada oligonucleótido contiene un cebador, uno el directo y el otro el inverso. Cuando las dos sondas se hibridan con el ADN molde son unidas mediante la enzima ligasa, lo que permite que ocurra la posterior amplificación por medio de PCR (Sepers y Schouten, 2009) (Figura 30).

Un paso crucial es la adecuada interpretación de los resultados, para lo cual se han diseñado *softwares* que facilitan este proceso, entre ellos el más utilizado es el *software* Coffalyser, un programa basado en Excel capaz de realizar todos los pasos de normalización de datos y correcciones para la pendiente de la señal (Stuppia *et al.*, 2012).

Se han descrito diversas ventajas de esta metodología, entre ellas, detecta pequeños reordenamientos, tiene alto rendimiento y bajo costo y, de igual manera, algunas desventajas como la de no permitir detectar pérdida de heterocigosidad de copia neutral y además la posibilidad de presentar dificultades en muestras con mosaicismo o con heterogeneidad tumoral (Stuppia *et al.*, 2012).

Al mismo tiempo, se han descrito dos variantes de esta técnica, la primera, considerada más robusta, denominada MS-MLPA (MLPA específico de metilación), que permite la detección simultánea de metilación CpG y variación en el número de copias de hasta 40 *loci* en una sola reacción, encaminado a la determinación de este tipo de alteraciones en muestras provenientes de tumores (Nygren *et al.*, 2005). La segunda variante, conocida como RT-MLPA (MLPA con transcriptasa reversa), cuantifica transcritos, por lo que la molécula diana es el ARN, que es muy adecuado para rastrear cambios en la expresión de los genes diana (Eldering *et al.*, 2003).

Con relación a la variante MS-MLPA, Moelans y colaboradores refieren que permite evaluar los niveles de hipermetilación del promotor o la metilación de regiones sometidas a impronta en ADN genómico extraído de diferentes fuentes, agregando una reacción de digestión con endonucleasa HhaI sensible a metilación, para lo cual se diseñan sondas que contienen un sitio de reconocimiento HhaI (GCGC), obviando el paso de conversión de bisulfito de sodio de residuos de citosina no metilados (Moelans *et al.*, 2018).

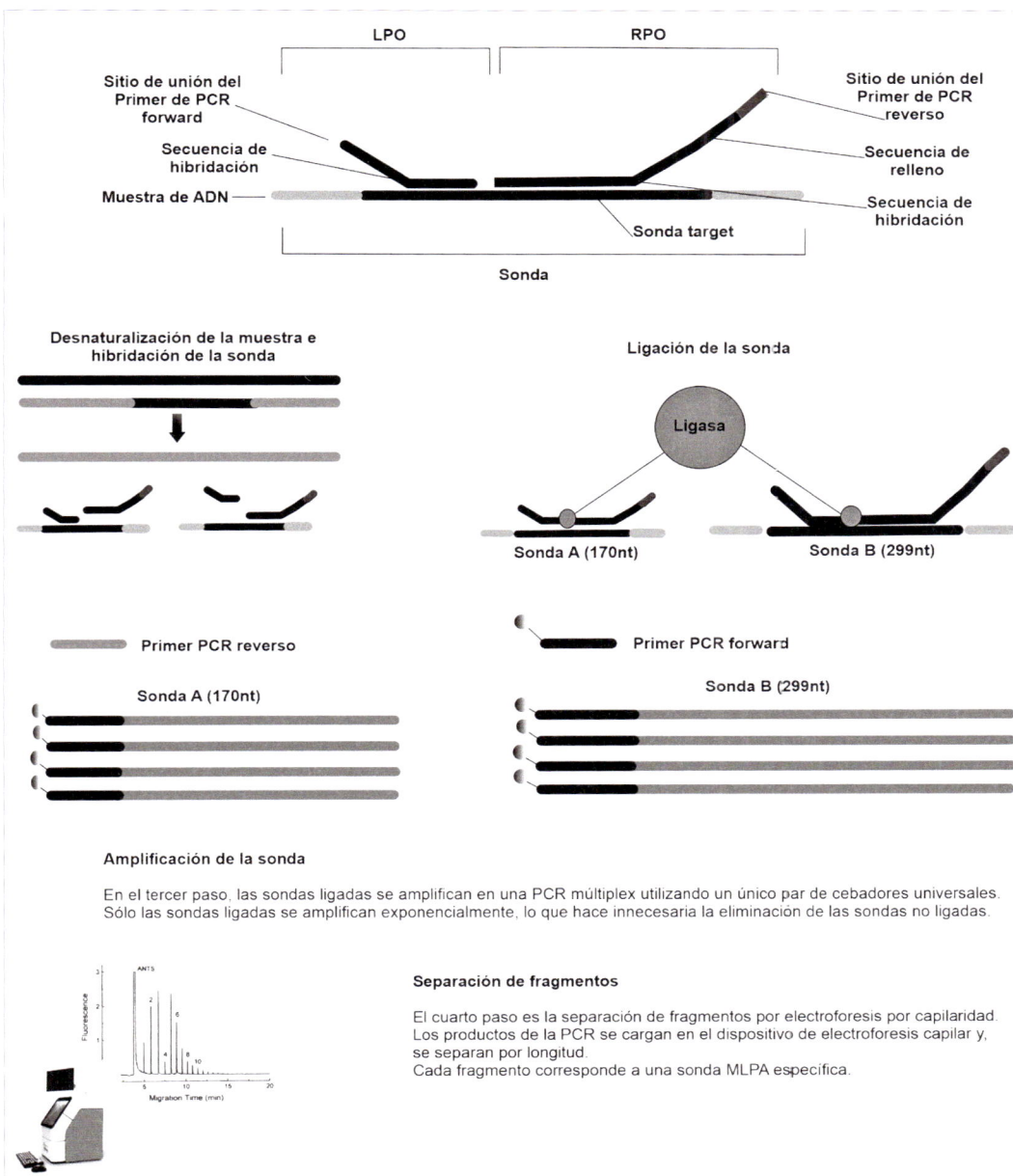

Figura 30. Amplificación de sondas dependiente de ligandos múltiples. Las mezclas de sondas MLPA tienen sondas que se dirigen a una secuencia genómica específica. Una sonda MLPA consta de dos partes: un oligonucleótido de sonda izquierdo y otro derecho (LPO y RPO). El LPO y el RPO contienen secuencias de cebadores de PCR y de hibridación de ADN. Una secuencia adicional de relleno en el RPO da a cada sonda una longitud única.

57

Sistema de genotipado de SNPs - SNPlex

Este es un sistema de genotipado de SNPs flexible y escalable, basado en la ligación de oligonucleótidos, la PCR y la electroforesis capilar. Es un sistema de media escala que permite genotipar hasta 48 SNP simultáneamente en una sola reacción de ligación. Para su ejecución se requiere de siete pasos y unos dos días de trabajo: 1) reacción de ligación específica de alelo; 2) purificación de la reacción mediante digestión enzimática utilizando exonucleasa I y exonucleasa lambda, que elimina las sondas, los ligandos y el ADN genómico; 3) amplificación por medio de PCR de los productos de ligación, con un solo par de cebadores de PCR, uno de los cuales está biotinilado; 4) captura de productos de PCR marcados con biotina en placas de microtiter revestidas con estreptavidina; 5) unión de unas sondas denominadas ZipChute a los productos de PCR monocatenarios (tienen una secuencia que permite la diferenciación por peso molecular de cada SNP testado mediante electroforesis capilar); 6) elución de sondas ZipChute hibridadas; y 7) finalmente detección por electroforesis capilar (Tobler *et al.*, 2005) (Figura 31). Se ha aplicado en el genotipado a media escala de SNPs. Aunque su desarrollo coincidió con el auge de estudios de genes candidatos, su aplicación cayó en desuso por la implementación de estudios de genoma completo, más eficientes en su relación costo-beneficio y sus ventajas inherentes. Sin embargo, el desarrollo de los denominados *polygenic risk scores*, en los que el genotipado de unos 200-300 SNPs permite un diagnóstico preciso del riesgo de desarrollo de una patología (por ejemplo cáncer de mama o colon) pueden hacer que este tipo de tecnología pueda aparecer en el diagnóstico clínico rutinario.

Sistema Golden Gate

Esta metodología fue desarrollada por Illumina para genotipado masivo a media escala (hasta 1500 SNPs simultáneamente). En la fase inicial del protocolo se combinan tres procesos: 1) una extensión de cebador específica de alelo, 2) ligación y 3) amplificación por PCR. Para cada SNP son necesarios tres oligonucleótidos. Dos oligonucleótidos son específicos de cada alelo del SNP a testar (P1 y P2); estos llevan además una secuencia de unión de un cebador universal en el extremo 5´ y un fluorocromo diferente para cada alelo. Un tercer oligonucleótido tiene complementariedad de bases entre 1 y 20 nucleótidos corriente abajo del SNP (P3). Este cebador lleva también en su extremo 5´una región específica para cada SNP (zona de captura) más una secuencia de unión para un cebador universal de PCR. Se pueden genotipar hasta 1536 SNPs simultáneamente.

Después de la hibridación de los cebadores específicos de alelo, se realiza la polimerización solo si los cebadores específicos de alelo están al 100% hibridados con la secuencia complementaria. Como la polimerasa utilizada no tiene desplazamiento de hebra ni actividad exonucleasa, la polimerasa llena el espacio entre los cebadores P1-P2 y el P3 (se une a la misma hebra que los otros cebadores) sin desplazar a este último. Una

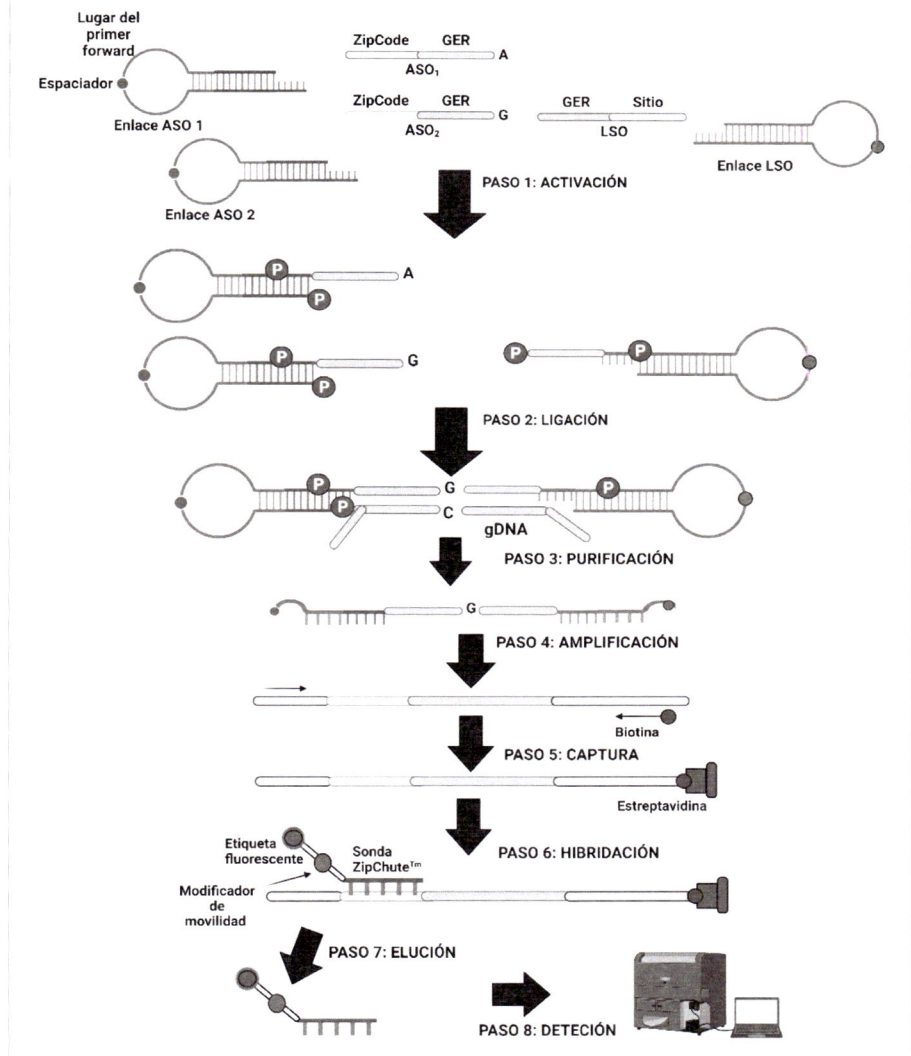

Figura 31. Sistema SNPlex.

ligasa sella el hueco entre la secuencia extendida desde los cebadores P1-P2 y el P3 para formar moldes de PCR que se pueden amplificar con cebadores de PCR universales.

Posteriormente, los productos de PCR se hibridan sobre un array en el que cada SNP es inmovilizado individualmente gracias a la secuencia de captura localizada en el extremo 5´del cebador P3. Finalmente, un escáner registra los niveles de cada tipo de fluorescencia de cada una de las posiciones del array y asigna los genotipos correspondientes (Figura 32). Este sistema, al igual que el anterior (SNPlex) puede tener relevancia clínica gracias a la implementación de los *polygenic risk scores* en cáncer.

59

Tecnologías de genotipado de genoma completo (*Genome Wide Association Studies*)

Existe una gran cantidad de plataformas comerciales completamente automatizadas disponibles para la genotipación masiva de SNPs. Las más extendidas son las de las empresas Affymetrix e Illumina. Estos sistemas difieren en el número de polimorfismos que pueden detectar (10^5-10^6), la química empleada para discriminar el genotipo en cada SNP, los sistemas de detección de la señal, el coste, así como la flexibilidad para incorporar a la carta SNPs a un panel preestablecido. La descripción de cada una de estas plataformas está fuera del alcance de este capítulo. Los lectores interesados pueden consultar todos los detalles en la bibliografía seleccionada (Ragoussis, 2009, 2006).

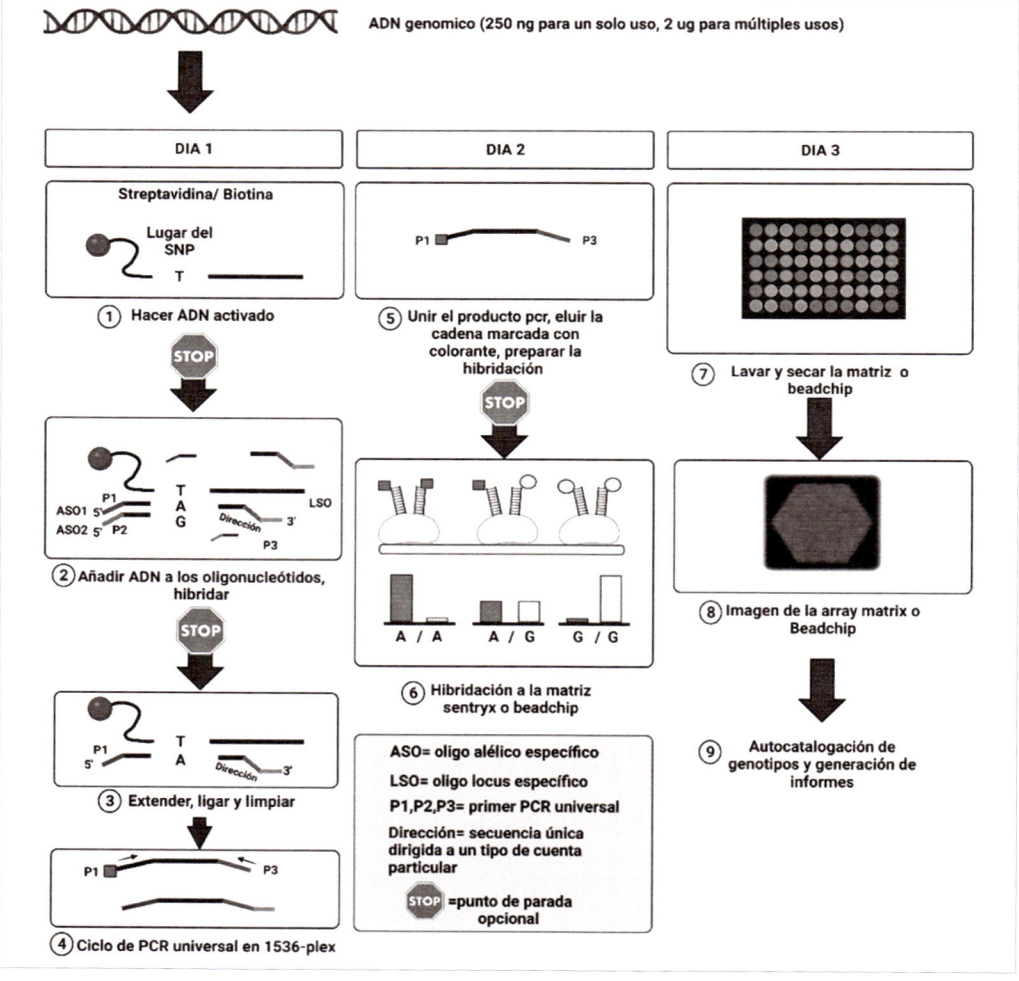

Figura 32. Sistema Golden Gate.

BIBLIOGRAFÍA

Álvarez-Fernández, A., Bernal, M. J., Fradejas, I., Martín Ramírez, A., Md Yusuf, N. A. y Lanza, M. (2021): "KASP: a genotyping method to rapid identification of resistance in *Plasmodium falciparum*". *Malar J*, 20(1):16.

Basu, A. S. (2017): "Digital Assays Part I: Partitioning Statistics and Digital PCR". *SLAS Technol*, 22, 369–86.

Bochud, P. Y., Hersberger, M., Taffé, P., Bochud, M., Stein, C. M., Rodrigues, S. D., Dufour, J. F., Calandra, T. y Telenti, A. (2007): "Polymorphisms in Toll-like receptor 9 influence the clinical course of HIV-1 infection". *AIDS*, 21, 441–6.

Boutros, R., Stokes, N., Bekaert, M. y Teeling, E. C. (2009): "UniPrime2: A web service providing easier Universal Primer design". *Nucleic Acids Res*, 37. W209-13.

Burger, F., Angioni, M., Russo, G., Schad, M. y Kallarackal, J. (2018): "PCRdrive: the largest qPCR assay archive to date and endless potential for lab workflow revitalization". *BMC Bioinformatics*, 19, 447.

Bustin, S., Bergkvist, A. y Nolan, T. (2011): "In silico tools for qPCR assay design and data analysis". *Methods Mol Biol*, 760, 283–306.

Catani, M., De Luca, C., Medeiros Garcia Alcântara, J., Manfredini, N., Perrone, D. y Marchesi, E. (2020): "Oligonucleotides: Current Trends and Innovative Applications in the Synthesis, Characterization, and Purification". *Biotechnol J*, 15.

Chamberlain, J. S., Gibbs, R. A., Rainer, J. E., Nguyen, P. N. y Thomas, C. (1988): "Deletion screening of the duchenne muscular dystrophy locus via multiplex DNA amplification". *Nucleic Acids Res*, 16, 11141–56.

Chen, S., Liu, H., Li, T., Lai, W., Liu, L., Xu, Y., Shen, C., Han, Z. y Zhang, X. (2023): "Using Microfluidic Chip and Allele-Specific PCR to Rapidly Identify Drug Resistance-Associated Mutations of *Mycobacterium tuberculosis*". *Infect Drug Resist*, Volume 16, 4311–23.

Chou, L. S., Lyon, E. y Mao, R. (2008): "Molecular diagnosis utility of multiplex ligation-dependent probe amplification". *Expert Opin Med Diagn*, 2, 373–85.

Cleary, S. y Seoighe, C. (2021): "Perspectives on Allele-Specific Expression". *Annurev Biodatasci*, 4, 101–22.

Coulther, T. A., Stern, H. R. y Beuning, P. J. (2019): "Engineering Polymerases for New Functions". *Trends Biotechnol*, 37, 1091–103.

Cusi, M. G., Valassina, M. y Valensin, P. E. (1994): "Comparison of M-MLV reverse transcriptase and Tth polymerase activity in RT-PCR of samples with low virus burden". *Biotechniques*, 17, 1034-6.

Deng, H. y Gao, Z. (2015): "Bioanalytical applications of isothermal nucleic acid amplification techniques". *Anal Chim Acta*, 853, 30–45.

Dobosy, J. R., Rose, S. D., Beltz, K. R., Rupp, S. M., Powers, K. M., Behlke, M. A. y Walder, J. A. (2011): "RNase H-dependent PCR (rhPCR): Improved specificity and single nucleotide polymorphism detection using blocked cleavable primers". *BMC Biotechnol*, 11.

Dobrovic, A. (2015): "High-resolution assessment of copy number variation". *Clin Chem*, 61, 684–5.

61

Donaldson, P., Daly, A., Ermini, L. y Bevitt, D. (2015): *Genetics of Complex Disease*. Nueva York: Garland Science.

Eldering, E., Spek, C. A., Aberson, H. L., Grummels, A., Derks, I. A. y de Vos, A. F. (2003): "Expression profiling via novel multiplex assay allows rapid assessment of gene regulation in defined signalling pathways". *Nucleic Acids Res*, 31, e153.

Feng, J., Cui, X., Du, B., Zhao, H., Feng, Y., Cui, J., Jiang, Y. y Zhang, Z. (2023): "Detection and Quantification of *Klebsiella pneumoniae* in Fecal Samples Using Digital Droplet PCR in Comparison with Real-Time PCR". *Microbiol Spectr*, 11.

Fleitas, T., Ibarrola-Villava, M., Ribas, G. y Cervantes, A. (2016): "MassARRAY determination of somatic oncogenic mutations in solid tumors: Moving forward to personalized medicine". *Cancer Treat Rev*, 49, 57–64.

Fore, J., Wiechers, I. R. y Cook-Deegan, R. (2006): "The effects of business practices, licensing, and intellectual property on development and dissemination of the polymerase chain reaction: Case study". *J Biomed Discov Collab*, 1.

Fouz, M. F. y Appella, D. H. (2020): "PNA Clamping in Nucleic Acid Amplification Protocols to Detect Single Nucleotide Mutations Related to Cancer". *Molecules*, 25.

Gabriel, S., Ziaugra, L. y Tabbaa, D. (2009): "SNP genotyping using the sequenom massARRAY iPLEX Platform". *Curr Protoc Hum Genet*, Chapter 2, 2.12.

Gibbs, K. D., Schott, B. H. y Ko, D. C. (2022): "The Awesome Power of Human Genetics of Infectious Disease". *Annurev Genet*, 56, 41-62

Haider, Z., Wästerlid, T., Spångberg, L. D., Rabbani, L., Jylhä, C., Thorvaldsdottir, B. y Holmberg, E. (2023): "Whole-genome informed circulating tumor DNA analysis by multiplex digital PCR for disease monitoring in B-cell lymphomas: a proof-of-concept study". *Front Oncol*, 13, 1176698.

He, C., Holme, J. y Anthony, J. (2014): "SNP genotyping: the KASP assay". *Methods Mol Biol*, 1145, 75–86.

Hernández, H. G., Tse, M. Y., Pang, S. C., Arboleda, H. y Forero, D. A. (2013): "Optimizing methodologies for PCR-based DNA methylation analysis". *Biotechniques*, 55, 181–97.

Herrmann, M. G., Durtschi, J. D., Bromley, L. K., Wittwer, C. T. y Voelkerding, K. V. (2006): "Amplicon DNA Melting Analysis for Mutation Scanning and Genotyping: Cross-Platform Comparison of Instruments and Dyes". *Clin Chem*, 52, 494–503.

Higuchi, R., Fockler, C., Dollinger, G. y Watson, R. (1993): "Kinetic PCR analysis: Real-time monitoring of DNA amplification reactions". *Bio/Technology*, 11, 1026–30.

Holland, S. C., Holland, L. A., Smith, M. F., Lee, M. B. y Hu, J. C. (2023): "Digital PCR Discriminates between SARS-CoV-2 Omicron Variants and Immune Escape Mutations". *Microbiol Spectr*, 11.

Howell, W. M., Jobs, M., Gyllensten, U. y Brookes, A. J. (1999): "Dynamic allele-specific hybridization". *Nat Biotechnol*, 17, 87–8.

Huang, H. S., Tsai, C. L., Chang, J., Hsu, T. C., Lin, S. y Lee, C. C. (2018): "Multiplex PCR system for the rapid diagnosis of respiratory virus infection: systematic review and meta-analysis". *Clin Microbiol Infect*, 24, 1055–63.

Jaimes-Bernal, C. P., Trujillo, M., Márquez, F. J. y Caruz, A. (2020): "Complement c4 gene copy number variation genotyping by high resolution melting PCR". *Int J Mol Sci*, 21, 1–11.

Jobs, M., Howell, W. M., Strömqvist, L., Mayr, T. y Brookes, A. J. (2003): "DASH-2: Flexible, low-cost, and high-throughput SNP genotyping by dynamic allele-specific hybridization on membrane arrays". *Genome Res*, 13, 916–24.

Sninsky, J. J., Kwok, S. Y., Mack, D. H., Ehrlich, H. A. y Mullis, K. B. (1985): *US5176995A - Detection of viruses by amplification and hybridization*. Google Patents.

Kalendar, R., Lee, D. y Schulman, A. H. (2014): "FastPCR software for PCR, in silico PCR, and oligonucleotide assembly and analysis". *Methods Mol Biol*, 1116, 271–302.

Kalendar, R., Lee, D. y Schulman, A. H. (2011): "Java web tools for PCR, in silico PCR, and oligonucleotide assembly and analysis". *Genomics*, 98, 137–44.

Kao, P. C., Li, K. C., Ding, S. T., Lin, E. C., Wang, L. y Lu, Y. W. (2012): "Single nucleotide polymorphism (SNP) genotyping methods using bead-based microfluidics with DASH technology". *Proc. IEEE Sensors*, 2012, 1-4.

Mullis, K. B., Erlich, H. A., Arnheim, N., Horn, G. T., Saiki, R. K. y Scharf, S. J. (1986): *US4683195A - Process for amplifying, detecting, and/or-cloning nucleic acid sequences*. Google Patents.

Kim, S. y Misra, A. (2007): "SNP genotyping: Technologies and biomedical applications". *Annu Rev Biomed Eng*, 9, 289–320.

Kleppe, K., Ohtsuka, E., Kleppe, R., Molineux, I. y Khorana, H. G. (1971): "Studies on polynucleotides. XCVI. Repair replications of short synthetic DNA's as catalyzed by DNA polymerases". *J Mol Biol*, 56, 341–61.

Kojabad, A. A., Farzanehpour, M., Galeh, H. E. G., Dorostkar, R., Jafarpour, A., Bolandian, M. y Nodooshan, M. M. (2021): "Droplet digital PCR of viral DNA/RNA, current progress, challenges, and future perspectives". *Journal of Medical Virology*, 93(7), 4182–4197.

Kutyavin, I. V. (2009): "New approach to real-time nucleic acids detection: Folding polymerase chain reaction amplicons into a secondary structure to improve cleavage of Förster resonance energy transfer probes in 5'-nuclease assays". *Nucleic Acids Res*, 38, e29.

Kwok, S., Mack, D. H., Mullis, K. B., Poiesz, B., Ehrlich, G., Blair, D., Friedman-Kien, A. y Sninsky, J. J. (1987): "Identification of human immunodeficiency virus sequences by using in vitro enzymatic amplification and oligomer cleavage detection". *Journal of Virology*, 61(5), 1690–1694.

Lay, M. J. y Wittwer, C. T. (1997): "Real-time fluorescence genotyping of factor V Leiden during rapid-cycle PCR". *Clin Chem*, 43, 2262–7.

Li, B.-S., Wang, X.-Y., Ma, F.-L., Jiang, B., Song, X.-X. y Xu, A.-G. (2011): "Is High Resolution Melting Analysis (HRMA) Accurate for Detection of Human Disease-Associated Mutations? A Meta Analysis". *PLoS One*, 6, e28078.

Lindström, S., Wiklund, F., Jonsson, B. A., Adami, H. O., Bälter, K., Brookes, A. J., Xu, J., Zheng, S. L., Isaacs, W. B., Adolfsson, J. y Grönberg, H. (2005): "Comprehensive genetic evaluation of common E-cadherin sequence variants and prostate cancer risk: strong confirmation of functional promoter SNP". *Human Genetics*, 118(3-4), 339–347.

64   Liu, W., Wang, C., Pan, F., Shao, J., Cui, Y., Han, D. y Zhang, H. (2023): "Clinical Application of a Multiplex Droplet Digital PCR in the Rapid Diagnosis of Children with Suspected Bloodstream Infections". Pathogens, 12(5), 719.

Lundberg, K. S., Shoemaker, D. D., Adams, M. W. W., Short, J. M., Sorge, J. A. y Mathur, E. J. (1991): "High-fidelity amplification using a thermostable DNA polymerase isolated from *Pyrococcus furiosus*". *Gene*, 108, 1–6.

Madic, J., Zocevic, A., Senlis, V., Fradet, E., Andre, B., Muller, S., Dangla, R. y Droniou, M. E. (2016): "Three-color crystal digital PCR". *Biomolecular Detection and Quantification*, 10, 34–46.

Marshall, O. (2007): "Graphical design of primers with PerlPrimer". *Methods Mol Biol*, 402, 403–14.

McFadden, J. R., Syku, M., Barney, R. E., Stevanovic, M., Chaudhari, A. S., O'Hern, K. J. y Robinson, S. E. (2023): "A Novel Method to Detect Copy Number Variation in Melanoma: Droplet Digital PCR for Quantitation of the CDKN2A Gene, a Proof-of-Concept Study". *Am J Dermatopathol*, 45, 454–62.

Mens, P. F., van Amerongen, A., Sawa, P., Kager, P. A. y Schallig, H. D. F. H. (2008): "Molecular diagnosis of malaria in the field: development of a novel 1-step nucleic acid lateral flow immunoassay for the detection of all 4 human *Plasmodium* spp. and its evaluation in Mbita, Kenya". *Diagn Microbiol Infect Dis*, 61, 421–7.

Moelans, C. B., Atanesyan, L., Savola, S. P. y van Diest, P. J. (2018): "Methylation-specific multiplex ligation-dependent probe amplification (MS-MLPA)". En: *Methods Mol Biol*, vol. 1708, Humana Press Inc., pp. 537–49.

Mokany, E., Bone, S. M., Young, P. E., Doan, T. B. y Todd, A. V. (2010): "MNAzymes, a versatile new class of nucleic acid enzymes that can function as biosensors and molecular switches". *J Am Chem Soc*, 132, 1051–9.

Mullis, K., Faloona, F., Scharf, S., Saiki, R., Horn, G. y Erlich, H. (1986): "Specific enzymatic amplification of DNA in vitro: The polymerase chain reaction". *Cold Spring Harb Symp Quant Biol*, 51, 263–73.

Mullis, K. B. (2000): *Dancing Naked in the Mind Field*. 10ª ed. Nueva York: Vintage.

Mullis, K. B. (1994): "PCR and Scientific Invention: The Trial of DuPont vs. Cetus". En: Mullis, K. B., Ferré, F. y Gibbs, R. A. (eds.), *Polym. Chain React.*, Boston: Birkhäuser.

Mullis, K. B. (1990): "The unusual origin of the polymerase chain reaction". *Sci Am*, 262, 56–65.

Mullis, K. B. (1985): *Process for amplifying nucleic acid sequences*. 06/791,308.

Mullis, K. B. y Faloona, F. A. (1987): "Specific Synthesis of DNA in Vitro via a Polymerase-Catalyzed Chain Reaction". *Methods Enzymol*, 155, 335–50.

Nair, L. y Gonzalez-Angulo, A. M. (2015): *Personalized Therapies for Cancer Treatment*. En: *Nov. Approaches Strateg. Biol. Vaccines Cancer Ther.*, Elsevier Inc., pp. 317–46.

Nair, S., Bhadricha, H., Patil, A., Surve, S., Joshi, B., Balasinor, N. y Balasinor, O. (2022): "Association of OPG and RANKL gene polymorphisms with bone mineral density in Indian women". *Gene*, 840.

News, G. (2005): "Roche and Promega Settle 13-Year-Old PCR Litigation; Promega to Continue Selling PCR and Taq Products". *Genomeweb*.

Noguera, P., Posthuma-Trumpie, G. A., Van Tuil, M., Van Der Wal, F. J., De Boer, A. y Moers, A. P. H. A. (2011): "Carbon nanoparticles in lateral flow methods to detect genes encoding virulence factors of Shiga toxin-producing *Escherichia coli*". *Anal Bioanal Chem*, 399, 831–8.

Nygren, A. O. H., Ameziane, N., Duarte, H. M. B., Vijzelaar, R. N. C. P., Waisfisz, Q. y Hess, C. J. (2005): "Methylation-Specific MLPA (MS-MLPA): Simultaneous detection of CpG methylation and copy number changes of up to 40 sequences". *Nucleic Acids Res*, 33, 1–9.

Pecchia, S. y Da Lio, D. (2018): "Development of a rapid PCR-Nucleic Acid Lateral Flow Immunoassay (PCR-NALFIA) based on rDNA IGS sequence analysis for the detection of *Macrophomina phaseolina* in soil". *J Microbiol Methods*, 151, 118–28.

Peng, S., Zhang, X. y Wu, Y. (2023): "Potential applications of DNA methylation testing technology in female tumors and screening methods". *Biochim Biophys Acta - Rev Cancer*, 1878, 188941

Pitarque, M., Von Richter, O., Oke, B., Berkkan, H., Oscarson, M. y Ingelman-Sundberg, M. (2001): "Identification of a single nucleotide polymorphism in the TATA box of the *CYP2A6* gene: Impairment of its promoter activity". *Biochem Biophys Res Commun*, 284, 455–60.

Ragoussis, J. (2009): "Genotyping technologies for genetic research". *Annu Rev Genomics Hum Genet*, 10, 117–33.

Ragoussis, J. (2006): "Genotyping technologies for all". *Drug Discov Today Technol*, 3, 115–22.

Reed, A. J., Connelly, R. P., Williams, A., Tran, M., Shim, B.-S., Choe, H. y Koh, C. Y. (2019): "Label-Free Pathogen Detection by a Deoxyribozyme Cascade with Visual Signal Readout". *Sens Actuators B Chem*, 282, 945–51.

Reed, G. H., Kent, J. O. y Wittwer, C. T. (2007): "High-resolution DNA melting analysis for simple and efficient molecular diagnostics". *Pharmacogenomics*, 8, 597–608.

Ririe, K. M., Rasmussen, R. P. y Wittwer, C. T. (1997): "Product differentiation by analysis of DNA melting curves during the polymerase chain reaction". *Anal Biochem*, 245, 154–60.

Ross, J. S., Hatzis, C., Symmans, W. F., Pusztai, L. y Hortobágyi, G. N. (2008): "Commercialized Multigene Predictors of Clinical Outcome for Breast Cancer". *Oncologist*, 13, 477–93.

Roth, J. M., de Bes, L., Sawa, P., Omweri, G., Osoti, V., Oberheitmann, B., Schallig, H. D. F. H. y Mens, P. F. (2018): "Plasmodium Detection and Differentiation by Direct-on-Blood PCR Nucleic Acid Lateral Flow Immunoassay: Development, Validation, and Evaluation". *Journal of Molecular Diagnostics*, 20, 78–86.

Roth, J. M., Sawa, P., Omweri, G., Makio, N., Osoti, V., de Jong, M. D., Schallig, H. D. F. H. y Mens, P. F. (2018): "Molecular Detection of Residual Parasitemia after Pyronaridine-Artesunate or Artemether-Lumefantrine Treatment of Uncomplicated Plasmodium falciparum Malaria in Kenyan Children". *American Journal of Tropical Medicine and Hygiene*, 99(4), 970–977.

Rubab, M., Jannat, S., Freeg, H., Abbas, H., Attia, K. A., Fiaz, S., Zahra, N., Uzair, M., Inam, S., Shah, A. H., Kimiko, I., Naeem, M. K. y Khan, M. R. (2024): "Evaluation of functional kompetitive allele-specific PCR (KASP) markers for selection of drought-tolerant wheat (*Triticum aestivum*) genotypes". *Functional Plant Biology*, 51(1). FP23032

Saiki, R. K., Gelfand, D. H., Stoffel, S., Scharf, S. J., Higuchi, R., Horn, G. T., Mullis, K. B. y Erlich, H. A. (1988): "Primer-directed enzymatic amplification of DNA with a thermostable DNA polymerase". *Science*, 239, 487–491.

Saiki, R. K., Scharf, S., Faloona, F., Mullis, K. B., Horn, G. T., Erlich, H. A. y Arnheim, N. (1985): "Enzymatic amplification of beta-globin genomic sequences and restriction site analysis for diagnosis of sickle cell anemia". *Science*, 230(4732), 1350–1354.

Schouten, J. P., McElgunn, C. J., Waaijer, R., Zwijnenburg, D., Diepvens, F. y Pals, G. (2002): "Relative quantification of 40 nucleic acid sequences by multiplex ligation-dependent probe amplification". *Nucleic Acids Res*, 30, e57–e57.

Seidel, C., Peters, S., Eschbach, E., Feßler, A. T., Oberheitmann, B. y Schwarz, S. (2017): "Development of a nucleic acid lateral flow immunoassay (NALFIA) for reliable, simple and rapid detection of the methicillin resistance genes *mecA* and *mecC*". *Vet Microbiol*, 200, 101–6.

Sepers, E. M. y Schouten, J. P. (2009): "Multiplex Ligation-Dependent Probe Amplification (MLPA) and Methylation-Specific (MS)-MLPA: Multiplex Detection of DNA/mRNA Copy Number and Methylation Changes". En: *Mol. Diagnostics*, 2ª ed., Elsevier Ltd., pp. 183–98.

Śpibida, M., Krawczyk, B., Olszewski, M. y Kur, J. (2017): "Modified DNA polymerases for PCR troubleshooting". *J Appl Genet*, 58, 133–42.

Stahlberg, A., Krzyzanowski, P. M., Jackson, J. B., Egyud, M., Stein, L. y Godfrey, T. E. (2016): "Simple, multiplexed, PCR-based barcoding of DNA enables sensitive mutation detection in liquid biopsies using sequencing". *Nucleic Acids Res*, 44.

Stuppia, L., Antonucci, I., Palka, G. y Gatta, V. (2012): "Use of the MLPA assay in the molecular diagnosis of gene copy number alterations in human genetic diseases". *Int J Mol Sci*, 13, 3245–76.

Tobler, A. R., Short, S., Andersen, M. R., Paner, T. M., Briggs, J. C. y Lambert, S. M. (2005): "The SNPlex genotyping system: A flexible and scalable platform for SNP genotyping". *J Biomol Tech*, 16, 398–406.

Torrezan, G. T., da Silva, F. C. C., Krepischi, A. C. V., dos Santos, É. M. M., Rossi, B. M. y Carraro, D. M. (2012): "A novel SYBR-based duplex qPCR for the detection of gene dosage: detection of an *APC* large deletion in a familial adenomatous polyposis patient with an unusual phenotype". *BMC Med Genet*, 13, 55.

Turner, A., Sasse, J. y Varadi, A. (2015): "Development and validation of a high throughput, closed tube method for the determination of haemoglobin alpha gene (*HBA1* and *HBA2*) numbers by gene ratio assay copy enumeration-PCR (GRACE-PCR)". *BMC Med Genet*, 16, 115.

Untergasser, A., Cutcutache, I., Koressaar, T., Ye, J., Faircloth, B. C., Remm, M. y Rozen, S. G. (2012): "Primer3-new capabilities and interfaces". *Nucleic Acids Res*, 40.

Vossen, R. H. A. M., Aten, E., Roos, A. y den Dunnen, J. T. (2009): "High-Resolution Melting Analysis (HRMA)-More than just sequence variant screening". *Hum Mutat*, 30, 860–6.

Walker, R., Clendenning, M., Joo, J. E., Xue, J., Mahmood, K. y Georgeson, P. (2023): "A mosaic pathogenic variant in *MSH6* causes *MSH6*-deficient colorectal and endometrial cancer in a patient classified as suspected Lynch syndrome: a case report". *Fam Cancer*.

Wang, X., Xing, D., Liu, Z., Zhang, Y., Cheng, B., Sun, S., Wang, Q. y Dong, L. (2023): "Establishment and evaluation of digital PCR methods for HER2 copy number variation in breast cancer". *Analytical and Bioanalytical Chemistry*, 415(4), 725–733.

Wang, Y., Prosen, D. E., Mei, L., Sullivan, J. C., Finney, M. y Vander Horn, P. B. (2004): "A novel strategy to engineer DNA polymerases for enhanced processivity and improved performance in vitro". *Nucleic Acids Res*, 32, 1197–207.

Wood, H. N., Sidders, A. E., Brumsey, L. E., Morozkin, E. S., Gerasimova, Y. V. y Rohde, K. H. (2019): "Species typing of nontuberculous mycobacteria by use of deoxyribozyme sensors". *Clin Chem*, 65, 333–41.

Xu, C., Qu, H., Wang, G., Xie, B., Shi, Y., Yang, Y., Zhao, Z., Hu, L., Fang, X., Yan, J. y Feng, L. (2015): "A novel strategy for forensic age prediction by DNA methylation and support vector regression model". *Scientific Reports*, 5, 17788.

Ye, J., Coulouris, G., Zaretskaya, I., Cutcutache, I., Rozen, S. y Madden, T. L. (2012): "Primer-BLAST: a tool to design target-specific primers for polymerase chain reaction". *BMC Bioinformatics*, 13, 134.

Zhang, K., Kang, D. K., Ali, M. M., Liu, L., Labanieh, L., Lu, M., Riazifar, H., Nguyen, T. N., Zell, J. A., Digman, M. A., Gratton, E., Li, J. y Zhao, W. (2015): "Digital quantification of miRNA directly in plasma using integrated comprehensive droplet digital detection". *Lab on a Chip*, 15(21), 4217–4226.

Zhang, Z., Trypsteen, W., Blaauw, M., Chu, X., Rutsaert, S. y Vandekerckhove, L. (2021): "IRF7 and RNH1 are modifying factors of HIV-1 reservoirs: a genome-wide association analysis". *BMC Med*, 19.

Zhou, Z. D., Jankovic, J., Ashizawa, T. y Tan, E. K. (2022): "Neurodegenerative diseases associated with non-coding CGG tandem repeat expansions". *Nat Rev Neurol*, 18, 145–57.

Zhu, K., Hill, C., Muirhead, A., Basu, M., Brown, J., Brinton, M. A., Hayat, M. J., Venegas-Vargas, C., Reis, M. G., Casanovas-Massana, A., Meschke, J. S., Ko, A. I., Costa, F. y Stauber, C. E. (2023): "Zika virus RNA persistence and recovery in water and wastewater: An approach for Zika virus surveillance in resource-constrained settings". *Water Research*, 241, 120116.

Zhu, P., Fu, W., Wang, C., Du, Z., Huang, K., Zhu, S. y Xu, W. (2016): "Development and application of absolute quantitative detection by duplex chamber-based digital PCR of genetically modified maize events without pretreatment steps". *Analytica Chimica Acta*, 916, 60–66.

Zuker, M. (2003): "Mfold web server for nucleic acid folding and hybridization prediction". *Nucleic Acids Res*, 31, 3406–15.

ABREVIATURAS

bDNA: ADN ramificado (Branched DNA) .

CPA: Amplificación mediante cebadores cruzados (Cross-Priming Amplification).

CSA: Amplificación de señal por escisión (Cleavage-based Signal Amplification).

EXPAR: Reacción isotérmica de amplificación exponencial (Exponential Amplification Reaction).

HDA: Amplificación Dependiente de Helicasa (Helicase Dependent Amplification).

LAMP: Amplificación isotérmica mediada por bucle (Loop-mediated isothermal amplification).

NASBA: Amplificación basada en la secuencia de ácidos nucleicos (Nucleic Acid Sequence Dependent Amplification).

NEAR: Reacción de amplificación de la enzima de mella (Nicking Enzyme Assisted Amplification).

POC: Pruebas de diagnóstico rápido o en el punto de atención (Point Of Care).

RCA: Amplificación en círculo rodante (Rolling Circle Amplification).

RPA: Amplificación Recombinasa-Polimerasa (Recombinase Polymerase Amplification).

SDA: Amplificación por desplazamiento de cadena (Strand Displacement Amplification).

SIBA: Amplificación por invasión de cadena (Strand Invasion Based Amplification).

TMA: Amplificación mediada por transcriptasa (Transcriptase Mediated Amplification).

02
SISTEMAS DE DIAGNÓSTICO MOLECULAR RÁPIDO DEL COVID-19

Carmen Serrano-Rísquez[1]
Claudia P. Jaimes-Bernal[1y2]
Almudena Montero-Gómez[3]
Julio David Soto López[4y5]
Francisco J. Márquez[1]
Antonio Caruz[1*]

1. Grupo de Investigación Inmunogenética. Área de Genética, Departamento de Biología Experimental, Universidad de Jaén, España.
2. Facultad de Ciencias de la Salud, Universidad de Boyacá, 150003 Tunja, Colombia.
3. Facultad de Farmacia, Universidad de Granada. Granada, España.
4. Instituto de Investigaciones Biomédicas de Salamanca-Centro de Investigación de Enfermedades Tropicales de la Universidad de Salamanca (IBSAL-CIETUS), Facultad de Farmacia, Universidad de Salamanca, Salamanca, España.
5. Centro Universitario de Zacapa, Universidad de San Carlos, Ciudad de Guatemala, Guatemala.
* Autor de correspondencia: Antonio Caruz, caruz@ujaen.es

RESUMEN

Los sistemas de autodiagnóstico rápido basados en antígenos han constituido una herramienta esencial para la monitorización de la infección por SARS-CoV-2 ya que la PCR tiene una serie de problemas de carácter logístico que han impedido su uso masivo por parte de la población y el sistema de salud. Los sistemas de detección de antígenos también presentan algunos problemas como su falta de sensibilidad para detectar una baja carga o variantes virales con mutaciones que afectan a la interacción con los anticuerpos que se utilizan en diagnóstico. Sin embargo, la investigación y desarrollo biotecnológico ha dado lugar a toda una plétora de nuevos ensayos de diagnóstico basados en la detección de ácidos nucleicos que solucionan los problemas de implementación masiva de la PCR y permiten una monitorización extraordinariamente sensible y rápida de la infección por COVID-19 o cualquier otro agente infeccioso en entornos alejados de un laboratorio de biología molecular, como son las farmacias o centros de salud rurales. Estos sistemas combinan la sensibilidad de la PCR con la rapidez de los test de antígenos. Esta revisión describe los principales sistemas de diagnóstico rápido isotérmicos comercializados, así como otros actualmente en desarrollo, que sin duda son una herramienta esencial para la salud pública.

PALABRAS CLAVE: *POC, autodiagnóstico, LAMP, HDA, SDA, NEAR, NASBA, TMA, CPA, SmartAmp, CRISPR/CAS (SHERLOCK), EXPAR, RCA, RPA, SIBA, Branched DNA Assay, CSA, inmuno-PCR, Inmuno-LAMP, Aptámeros.*

ABSTRACT

Rapid self-diagnosis systems based on antigens have become an essential tool for monitoring SARS-CoV-2 infection, as PCR faces logistical challenges that hinder its widespread use by both the general population and the healthcare system. While antigen detection systems offer advantages, such as rapid results, they also have limitations, including reduced sensitivity to detect low viral loads or variants with mutations that affect antibody interaction.

However, advancements in biotechnological research and development have led to the creation of a myriad of new diagnostic assays based on nucleic acid detection. These assays address the challenges associated with mass implementation of PCR and enable extraordinarily sensitive and rapid monitoring of COVID-19 infection or any other infectious agent in remote settings beyond molecular biology laboratories, such as pharmacies or rural health centers. These systems combine the sensitivity of PCR with the rapidity of antigen tests.

This review outlines the primary fast isothermal diagnostic systems available on the market, as well as those currently under development, which undoubtedly represent an indispensable tool for public health.

KEYWORDS: *LAMP, HDA, SDA, NEAR, NASBA, TMA, CPA, SmartAmp, CRISPR/CAS (SHERLOCK), EXPAR, RCA, RPA, SIBA, Branched DNA Assay, CSA, immuno-PCR, Immuno-LAMP, Aptamers.*

TABLA DE CONTENIDO

INTRODUCCIÓN

Existen tres tipos de test para detectar la infección por SARS-CoV-2: antígenos, anticuerpos y amplificación de ácidos nucleicos o diagnóstico molecular. Los antígenos permiten detectar proteínas específicas del virus y los test de anticuerpos determinan si el individuo ha desarrollado una respuesta inmunitaria frente a la infección natural o la vacunación, mientras que el diagnóstico molecular indica la presencia del ARN viral. La información clínica que aportan la detección de los antígenos o ARN es similar: infección activa. La que aportan los datos de anticuerpos es complementaria a la anterior: infección pasada o respuesta a la vacunación. En el diagnóstico molecular las dianas de amplificación pueden ser cualquiera de los genes virales (ORF1B, ORF8, N, S, RdRp o los genes de la envuelta). Los test de antígenos pueden detectar las proteínas estructurales del virus como la proteína de superficie (Spike), Envuelta pequeña, Matrix o la Nucleocápsida. El diagnóstico molecular es en general más sensible que un diagnóstico de antígenos, aunque tiene la desventaja de la necesidad de extracción del ARN, equipamiento, técnicos con experiencia y mayor tiempo entre la toma de la muestra y el resultado.

La implementación de nuevas técnicas de diagnóstico molecular ha experimentado un crecimiento exponencial en los dos últimos años debido fundamentalmente a la pandemia de SARS-CoV-2 (*Coronavirus Test Tracker: Commercially Available COVID-19 Diagnostic Tests | 360Dx*, n.d.; Joint Research Centre, 2022). Estas herramientas han reemplazado otras pruebas convencionales no solo en microbiología, parasitología u oncología (Kristensen y Hansen, 2009), también en ecología (Pearson *et al.*, 2021), acuicultura (Biswas y Sakai, 2014), fitopatología (Hariharan y Prasannath, 2021) o calidad alimentaria (Fernandes *et al.*, 2021). Esto se puede deber a su mayor sensibilidad, especificidad, límite de detección, precisión, velocidad, controles de calidad y la sencillez para detectar múltiples patógenos en ensayos diferentes. También tienen una importancia excepcional en la detección de mutaciones de relevancia clínica, por ejemplo las vinculadas a cáncer o a resistencia a rifampicina en tuberculosis (Shin *et al.*, 2019; Brown y Elenitoba-Johnson, 2020; Nimmo *et al.*, 2022).

Los países desarrollados disponen de una amplia variedad de técnicas de diagnóstico molecular para la mayoría de las enfermedades de interés. Sin embargo, en los países en vías de desarrollo esas herramientas son demasiado caras y no asequibles para su implementación masiva (Mabey *et al.*, 2004). Para cubrir las necesidades y restricciones de los países en desventaja, la Organización Mundial de la Salud (OMS) cuenta con el Programa Especial de Investigación y Capacitación en Enfermedades Tropicales que desarrolla una amplia política de estímulo para el desarrollo de tecnologías baratas de diagnóstico rápido en ausencia de laboratorios especializados. Además, la OMS acredita externamente a los sistemas desarrollados por empresas de biotecnología y recomienda la sustitución de las herramientas clásicas de diagnóstico por otras de tipo rápido o *Point of Care* (POC), como ejemplo podemos citar la recomendación de sustitución de la baciloscopia al microscopio por la detección de ácidos nucleicos mediante la técnica isotérmica LAMP (que se describirá más adelante). Los criterios requeridos por la OMS para certificar y avalar estas herramientas de diagnóstico molecular POC se conocen por las siglas ASSURED (Affordable, Sensitive, Specific, User-friendly, Rapid and Robust, Equipment-free, Deliverable) (Kettler *et al.*, 2004). El término se ha revisado a REASSURED (Land *et al.*, 2019), que incluye "Conectividad en tiempo real, facilidad de recolección de muestras y amable con el medio ambiente".

Los sistemas de diagnóstico rápido en el punto de atención permiten un autodiagnóstico por parte del usuario final ya sea el propio paciente, el médico en la consulta, el farmacéutico o un técnico especialista. El diagnóstico se realiza siempre en un entorno externo a un laboratorio de referencia. Sus principales características son una mínima intervención en la toma de muestra, facilidad en el manejo y en la interpretación de los resultados. Los sistemas clásicos de POC son bien conocidos por el público en general e incluyen, por ejemplo, las determinaciones en sangre de glucosa, hemoglobina glicosilada o lípidos. También se utilizan de forma rutinaria en el diagnóstico de infecciones de orina mediante la detección de niveles de nitritos o catalasa. Otros sistemas como la determinación de contaminación bacteriana de superficies son utilizados en el control de contaminación y seguridad alimentaria.

Estos sistemas están basados en determinaciones bioquímicas cuantitativas con métodos de lectura basados en las actividades enzimáticas y señales electroquímicas o cuantificación de luz emitida. Los métodos de diagnóstico rápido de enfermedades infecciosas han sido utilizados masivamente por la población durante la epidemia de COVID-19 y han permitido monitorizar el curso de la infección mediante la detección tanto de anticuerpos como de antígenos virales o cualitativas. La tecnología para realizarlos estaba totalmente madura y solo fue necesaria la producción de antígenos virales o anticuerpos monoclonales específicos de este patógeno para su inmediata comercialización. A pesar de que la técnica de la reacción en cadena de la polimerasa (PCR) está considerada como el mejor método de detección de infección activa —por su capacidad de cuantificación de la carga viral en tiempo real—, presenta sin duda una serie de problemas como son la necesidad de un laboratorio de biología molecular con equipamiento caro, personal especializado y el tiempo entre la toma de muestra y el resultado que hacen inviable su uso en ciertos contextos —por ejemplo, aeropuertos—.

En este capítulo evaluaremos las tecnologías de diagnóstico rápido basadas en la detección de ácidos nucleicos, sus aplicaciones actuales y su proyección de futuro como tecnologías de primera elección que permitirán una rápida toma de decisiones y una monitorización de la evolución clínica de los pacientes.

En el caso del COVID-19 hemos visto *en directo* la importancia de la monitorización rápida de los casos de infección, permitiendo diferenciar entre los casos de gripe u otras infecciones respiratorias de los pacientes con sospecha de infección por SARS-CoV-2, evitando cuarentenas innecesarias,

73

así como el daño económico y personal colateral debido al aislamiento. Sin embargo, es difícil detectar a todas las personas infectadas con SARS-CoV-2 y el virus puede ser transmitido a otras personas por individuos asintomáticos. En consecuencia, un diagnóstico rápido, en cualquier sitio, barato y preciso de COVID-19 ha sido fundamental para frenar su propagación. Pero el COVID es solo uno de los virus circulantes que tienen un impacto sobre la salud de la población, la detección de otras enfermedades infecciosas también se ve beneficiada gracias a tecnologías POC. Aquí podríamos citar las ya prevalentes en nuestro entorno como *Treponema*, *Chlamydia*, Virus del Papiloma Humano (VPH), VIH, VHC, Gripe A y B, Virus respiratorio Sincitial o *Helicobacter pilori,* etc. Así como otras con potencial pandémico como los virus de la Gripe aviar H5N1 y H7N9, Ébola, Marburg, Zika, Chikunguña, West Nile, viruela del mono, fiebre del Valle del Rift y Crimea-Congo, Nipah o el coronavirus MERS.

Las técnicas estándar para el diagnóstico molecular son las pruebas de amplificación de ácidos nucleicos (NAAT). La primera fue la reacción en cadena de la polimerasa, enfocada en el ácido desoxirribonucleico (ADN) y su variante con transcripción inversa (RT-PCR) y su evolución hacia sistemas cuantitativos (qPCR) para la detección de ARN. Se considera la herramienta de detección más extendida para el diagnóstico molecular en general (NCD Risk Factor Collaboration (NCD-RisC), 2016; Yuan *et al.*, 2020), y también la tecnología más sensible para detectar casos positivos en la pandemia de SARS-CoV-2 (Corman *et al.*, 2021). Además, la Organización Mundial de la Salud ha declarado a la RT-qPCR como el sistema de referencia para la detección del SARS-CoV-2 (WHO, 2020).

Sin embargo, teniendo en cuenta las limitaciones que presenta la PCR, y con el objetivo de sortear estos problemas, empresas de biotecnología e investigadores han desarrollado diferentes tecnologías de diagnóstico rápido (POC) que incluyen sistemas automatizados de extracción de ácidos nucleicos y qPCR, o bien tecnologías de amplificación isotérmica (procesos más simples que acumulan rápida y eficientemente secuencias de ácidos nucleicos a temperatura constante) que incluyen, entre muchas otras, *Recombinase Polymerase Isothermal Amplification* (RPA) (Lobato y O'Sullivan, 2018), *Strand Displacement Amplification* (SDA) (Toley *et al.*, 2015), *Helicase Dependent Amplification* (HDA) (Vincent *et al.*, 2004) y *Loop-Amplification Mediated Polymerization* (LAMP) (Notomi *et al.,* 2000).

Sistemas de diagnóstico rápido: oportunidad para el sector biotecnológico

El mercado global de diagnóstico rápido está segmentado en varias categorías (Tabla 1) entre las cuales los sistemas de diagnóstico de ácidos nucleicos suponen una fracción relativamente minoritaria (https://kaloramainformation.com/the-point-of-care-testing-market/). Sin embargo, la pandemia de COVID-19 los ha puesto en la primera fila del desarrollo tecnológico con multitud de empresas de biotecnología con productos de esta línea en el mercado. Este subsector tiene importantes perspectivas de crecimiento en los próximos años debido al uso masivo por el público, su facilidad de uso y su distribución a través de farmacias.

Categoría	Productos
Enfermedades metabólicas (diabetes)	Tiras reactivas Aparatos de medida Lancetas y dispositivos de punción Hemoglobina glicosilada
Enfermedades cardiovasculares	Marcadores cardíacos Electrolitos y gases en sangre Control de la coagulacion Tromboelastografía y tromboelastometría
Enfermedades infecciosas	SARS-CoV-2 Gripe VIH-1 Hepatitis C Enfermedades de transmisión sexual Malaria Infecciones de orina
Fertilidad	Pruebas de embarazo Control ciclo menstrual
Cáncer	Marcadores tumorales Sangre en heces
Consumo de drogas	Cannabis, Cocaína, Opioides, Anfetaminas

Tabla 1. Tipos de diagnóstico rápido o *Point of Care* (POC).

Según datos de la Comisión Europea (Joint Research Centre, 2022), actualmente hay comercializados unos 660 test de detección del material genético del SARS-CoV-2 mediante PCR en tiempo real frente a unos 33 sistemas isotérmicos. De PCR en tiempo real unos 65 son de tipo rápido, automatizados o independientes de un laboratorio. De tecnología isotérmica, la mayoría se corresponde a la tecnología LAMP (17), seguidos de CRISPR-CAS (7). Otros sistemas solo tienen actualmente un producto en el mercado, incluyendo: *Strand Displacement Amplification* (SDA), *SmartAmp*, *Cross Priming Amplification* (CPA) y *Helicase Dependent Amplification* (HDA). El resto incluye sistemas de secuenciación dirigida a la caracterización de cepas virales circulantes. Los países con mayor número de empresas de biotecnología productoras de estos test comercializados en la Unión Europea son: China (n=117), Estados Unidos (n=95), Corea del Sur (n=32), Alemania (n=25), Turquía (n=24), Reino Unido (n=20), Italia (n=13), Singapur (n=12), India (n=11) y España (n=11). En nuestro país no existe

75

ningún fabricante de test isotérmicos. Sin embargo, la empresa española Grifols se hizo mediante compra —por 1.850 millones de dólares— con los derechos de comercialización y explotación de los productos de amplificación isotérmica, patentados y fabricados por la estadounidense Hologic (Grifols S.A., 2017). Esta línea de diagnóstico estaba enfocada a la detección de patógenos en bancos de sangre y posteriormente se aplicó para la detección de COVID-19 (Amplificación mediada por transcripción, TMA) (*Procleix SARS-CoV-2 Assay*) (Grifols S.A., 2020). En España, contamos con capacidades industriales y tecnológicas para desarrollar productos comerciales que apliquen estas tecnologías. Varias empresas tienen experiencia en el sector y productos en el mercado de amplificación convencional de ácidos nucleicos, como Canvax Biotech (Córdoba), CerTest Biotec (Zaragoza), Genetic PCR Solutions (Alicante), Genomica S.A.U. (Madrid), Imegen (Valencia), Molgentix S.L. (Barcelona), Operon S.A. (Zaragoza), Progenie Molecular S.L.U. (Valencia), Vircell S.L. (Granada), Vitassay healthcare S.L. (Huesca) y Vitro S.A. (Granada).

DIAGNÓSTICO RÁPIDO POR RT-PCR

La alta especificidad de la PCR unida a su capacidad de producir millones de copias de un fragmento específico de ARN o ADN hacen que sea la "técnica estrella" para la detección del SARS-CoV-2. Sin embargo, la dependencia de un termociclador hace difícil aplicar esta tecnología a equipos portátiles ya que es necesario un control fino de la temperatura necesaria para la amplificación específica. Además, los protocolos convencionales de PCR son dependientes de una buena calidad y limpieza del material genético de partida, siendo, por ello, necesaria la purificación previa a la amplificación. Para solventar estos inconvenientes e implementar sistemas de PCR rápido tipo POC, varias empresas han desarrollado equipamiento específico que requiere un mínimo de manipulación por parte de los técnicos de laboratorio. Ejemplos de test comerciales aprobados en Europa vienen reflejados en la Tabla 2. Existen diferentes opciones de detección a tiempo real o final del producto de la amplificación (Jaimes-Bernal *et al.*, 2023). La mayoría utiliza sondas de hidrólisis tipo *Taqman*. Podemos destacar de este tipo de tecnología los sistemas de Cepheid (Xpert Xpress) o Visby Medical, que utilizan un sistema de cartuchos cerrados en los cuales se realiza automáticamente la extracción de ARN y la amplificación, con resultados en 45 minutos sin apenas manipulación (añadir la muestra, introducirla en el equipo y pulsar un botón). Estos test son de un solo uso, y permiten a los pacientes tomarse la muestra de forma autónoma antes de enviarlos a una farmacia, laboratorio o centro de atención primaria. Otros formatos muy interesantes son los que permiten realizar una PCR múltiple y detectar varios patógenos simultáneamente, lo cual tiene indudable importancia clínica, ya que permite dirigir el tratamiento de forma temprana, en lugar de prescribir un tratamiento empírico. Por ejemplo, el sistema de Roche Molecular Systems (Cobas®) permite diagnosticar SARS-CoV-2 y gripe A/B.

Entre todos destaca el Sistema Biofire® de bioMerieux que es capaz en 45 minutos de detectar simultáneamente hasta 18 virus y 4 bacterias que producen infecciones respiratorias, incluyendo SARS-CoV-2 (Adenovirus, 4 especies de coronavirus, Metaneumovirus, Rinovirus, Gripe, Parainfluenza, Virus Respiratorio Sincitial, *Bordetella*, *Chlamydia*, *Mycoplasma*).

Fabricante	Nombre comercial	Formato
Addbio Meditek Co.	AddMedi SARS-CoV-2 RT-qPCR Kit	Automatizado
Biomerieux	BioFire® Respiratory 2.1plus Panel	Automatizado
ACON Laboratories Inc.	Promotor SARS-CoV-2 RT-PCR Test Kit	Automatizado
Maccura Biotechnology Co.	SARS-CoV-2 Fluorescent PCR Kit	Automatizado
SENTINEL CH. SpA	STAT-NAT® SARS-CoV-2 SN200 - 1N045S	Automatizado
ELITechGroup	SARS-CoV-2 ELITe MGB® Kit	Automatizado
MultiplexDX s.r.o.	rTEST COVID-19 qPCR Rapid Kit	Semiautomático
AB Analitica	REALQUALITY ABFlu-CoV-2	Automatizado
Immunospark	Genespark SARS-CoV-2	Automatizado
Bioneer	AccuPower COVID-19 Real-Time RT-PCR kit	Automatizado
Cepheid	Xpert SARS-CoV-2 Plus	Automatizado
AITbiotech Pte. Ltd	abTES COVID-19 Variant qPCR I Kit	Semiautomático
PentaBase	CoviDetect™ COVID-19 Multiplex RT-qPCR Assay	Semiautomático
Anlong Gene	2019-nCov nucleic acid (Fluorescence PCR)	Automatizado
Seegene Inc.	Allplex SARS-CoV-2 Assay	Automatizado
Biosynex S.A.	BIOSYNEX AMPLIQUICK Respiratory Triplex	Automatizado
Genómica S.A.U.	CLART COVID-19	Automatizado
AssayGenie	COVID-19 CE IVD qPCR assay	Automatizado
Pishtaz Teb Diagnostics	COVID-19 One-Step COVID-19 RT-PCR Kit	Automatizado
Meslo	COVID-19 qPCR kit	Automatizado
Diagnostic Automation/ Cortez Diagnostics Inc.	Diagnostic Automation, Inc. SARS-CoV-2 RT-PCR Kit	Automatizado

Redcell Biyoteknoloji	Direct RT-qPCR SARS-CoV-2	Automatizado
Genetic Analysis AS	GA-map COVID-19 Fecal Test	Automatizado
Genmark Saglik Urunleri	geneMAP 2019-nCoV (SARS-CoV-2) Detection Kit	Automatizado
Meril Diagnostics Pvt	Meril COVID-19 One-step RT-PCR Kit	Automatizado
Biotecon Diagnostics	microproof SARS-CoV-2 Screening/ Identification Kits	Automatizado
Snibe Co. Ltd.	Molecision SARS-CoV-2 & Flu A/B RT-PCR Assay	Automatizado
Getein Biotech Inc.	Novel Coronavirus Real Time PCR Kit	Automatizado
TBG Biotechnology Xiamen Inc.	Novel Coronavirus (SARS-CoV-2) Nucleic Acid Diagnostic Kit	Automatizado
Singuway Biotech Inc.	Nucleic Acid Detection Kit For COVID-19 (PCR Fluorescence Probe)	Automatizado
Zymo Research Corp	Quick SARS-CoV-2 Multiplex Kit	Automatizado
MP Biomedicals	RapidScript SARS-CoV-2 Assay	Automatizado
Chronomics Limited	SaliVIR COVID 19 Rapid Multiplex qRT-PCR Kit	Automatizado
Acro Biotech Inc.	SARS-CoV-2 RT-qPCR Assay	Automatizado
Eset Ltd.	vDetect COVID-19 RT-qPCR diagnostic kit c	Automatizado
Roche Diagnostics	cobas SARS-CoV-2 & Influenza A/B Nucleic acid test	POC
Molbio Diagnostics Private Limited	Truenat® COVID-19	POC
Bosch Healthcare Solutions GmbH	Vivalytic SARS-CoV-2	POC
Diacarta Inc.	Quantivirus SARS-CoV-2 Variants Detection Kit	Automatizado
Biocartis	Idylla™ SARS-CoV-2 Test	Automatizado
Quidel Corporation	Savanna RVP-4 panel assay	POC
Industrial Technology Research Institute Medical	iPMx Nucleic Acid Analyzer	POC
Guangdong Hecin Scientific Inc.	HC800	POC
Iontek	Fluorion nCoV-19 QLP 2.1 Real-Time PCR Kit	Semiautomático

NovaTec Immundiagnostica GmbH	GSD NovaPrime® Plus SARS-CoV-2	Semiautomático
R-Biopharm AG	RIDA®GENE Flu & SARS-CoV-2	Semiautomático
Fago Medikal San. Tic. Ltd.	FAMEX Coronavirus (2019-nCoV) Antigentest	POC
Procomcure Biotech GmbH	PhoenixDx SARS-CoV-2 IVD	POC
Amazing Biotech (Shanghai) Co.	Ultrafast Twinblock 8 Wells Real Time PCR Instrument	POC

Tabla 2. Test de diagnóstico de COVID-19 por RT-PCR comercializados en Europa (Joint Research Centre, 2022).

DIAGNÓSTICO RÁPIDO POR AMPLIFICACIÓN ISOTÉRMICA

Los principales test de diagnóstico de COVID-19 comercializados en Europa y Estados Unidos mediante la amplificación de ácidos nucleicos por métodos isotérmicos están representados en la Tabla 3. Como podemos comprobar la competencia es muy intensa en el sector y ha generado multitud de formatos, la mayoría de ellos de autodiagnóstico.

Este desarrollo de la tecnología, impulsado por la pandemia de COVID-19 contribuirá indudablemente a la implantación del autodiagnóstico para otras enfermedades (como las de transmisión sexual) por parte de la población general a través de canales de distribución masivos como son las farmacias comunitarias. También se van a abrir nuevos nichos de mercado para estos test fuera del canal de salud humana, por ejemplo, en salud animal, fitopatología, control de productos alimentarios, contaminación del agua y del aire (hongos), alérgenos y estupefacientes. La PCR o variantes como la LCR (reacción en cadena de la ligasa), son las técnicas de referencia para la detección de ácidos nucleicos. Sin embargo, presentan algunas desventajas; en este sentido, los sistemas de amplificación isotérmica son muy útiles en contextos donde sea necesario realizar el diagnóstico en la propia consulta médica o en condiciones de campo, alejados de un laboratorio convencional, tal como ha sido previamente comentado. Por ello, desde la década de 1990 se han desarrollado varias plataformas para la detección de ácidos nucleicos con sistemas de amplificación y detección isotérmicas, es decir, a temperatura constante, sin necesidad de recurrir a ciclos de desnaturalización, hibridación y polimerización propios de la PCR.

Los métodos para la detección isotérmica de ácidos nucleicos se pueden clasificar en dos grupos: 1) Técnicas convencionales que aumentan la concentración del ácido nucleico diana (fundamentalmente PCR y amplificación isotérmica) y 2) Técnicas alternativas, que aumentan la señal analítica sin cambiar la concentración de los ácidos nucleicos (*Branched DNA* de Siemens, *Hybrid Capture System Assay* de Qiagen, *Tyramide Signal Amplification* y *Cleavage-Based Signal Amplification*). El objetivo de esta

79

sección es revisar las metodologías más comunes de amplificación a temperatura constante, así como discutir sobre sus perspectivas de desarrollo comercial.

Empresa	Test	Tipo	Entorno de diagnóstico	Autorización
Abbott Diagnostics	ID NOW COVID-19 2.0	NEAR	Hogar y farmacias	USA
Aptitude Medical Systems	Metrix COVID-19 Test 10/18/2022	LAMP	Hogar y farmacias	USA
Atila BioSystems	iAMP COVID-19 Detection Kit	LAMP-OMEGA	Hogar y farmacias	USA y Europa
Canary Global	DigiGENE™ COVID-19 Integrated Molecular	LAMP	Hogar y farmacias	USA y Europa
CapitalBio Technology	SARS-CoV-2 Nucleic Acid Detection Kit	LAMP	Hogar y farmacias	USA y Europa
Color Health Inc.	Color SARS-CoV-2 RT-LAMP Diagnostic Assay	LAMP	Hogar y farmacias	USA
Cue Health	Cue COVID-19 Test for Home	N/D	Hogar y farmacias	USA
Detect Inc.	Detect Covid-19 Test	LAMP	Hogar y farmacias	USA
DNA Research Center Ltd		LAMP	Hogar y farmacias	USA y Europa
Dotz Nano Ltd	Dotz SARS-CoV-2 Rapid Diagnostic Kit	LAMP	Laboratorios	USA y Europa
DxLab	DxLab COVID-19 Test	LAMP	Hogar y farmacias	USA
Enbiotech	SARS-CoV-2 POC	LAMP	Hogar y farmacias	USA y Europa
Fosun Diagnostics (Shanghai)	Fosun SARs-CoV-2 CRISPR	CRISPR	Hogar y farmacias	USA y Europa
Genomtec SA	GenomtecSARS-CoV-2 EvaGreen® RT-LAMP	LAMP	Laboratorios	USA y Europa
Green Cross Medical Science Corporation	GENEDIA W COVID-19 Colorimetric LAMP	LAMP	Hogar y farmacias	USA y Europa

Grifols Diagnostic Solutions	Procleix SARS-CoV-2 Assay	TMA	Hogar y farmacias	USA y Europa
Hayat Genetics	Hayat Rapid LAMP SARS-CoV-2 Test	LAMP	Laboratorios	USA y Europa
Hibergene	HG COVID-19	LAMP	Laboratorios	USA y Europa
Hologic	Aptima SARS-CoV-2/Flu assay	TMA	Hogar y farmacias	USA y Europa
Langfang Xinruikang Biotechnology	COVID-19 Nucleic Acid Detection Kit	LAMP	Hogar y farmacias	USA y Europa
LetsGet Checked	LetsGet Checked Coronavirus (COVID-19) Test	TMA	Hogar y farmacias	USA
Evotech-Mirai Genomics	SmartAmp SARS-CoV-2 RNA detection test kit	SmartAmp	Farmacias	Europa
Lucira Health	Lucira COVID-19 & Flu Test 11/22/2022	LAMP	Hogar y farmacias	Europa
MD-Bio	MD-Bio BCC19 Test Kit	LAMP	Laboratorios	Europa
MultiplexDX	Vivid COVID-19 LAMP Direct-G	LAMP	Hogar y farmacias	Europa
Poplar Healthcare	Poplar SARS-CoV-2 TMA Pooling assay	TMA	Hogar y farmacias	Europa
Pro-Lab Diagnostics	Pro-AmpRT SARS-CoV-2 Test	LAMP	Hogar y farmacias	Europa
Quest Diagnostics Nichols Institute	Quest Diagnostics HA SARS-CoV-2 Assay	TMA	Hogar y farmacias	Europa
Quidel Corporation	Solana SARS-CoV-2 Assay	HDA	Laboratorios	Europa
ResearchDx, / DBA Pacific Diagnostics	PacificDx Covid-19	TMA	Hogar y farmacias	Europa
Seasun Biomaterials	AQ-TOP COVID-19 Rapid Detection Kit	LAMP	Hogar y farmacias	Europa
Selfdiagnostics Deutschland GmbH	Multitest COVID-19	LAMP	Laboratorios	Europa
Sense Biodetection Limited	Veros™ COVID-19	SDA	Hogar y farmacias	Europa

Shen Zhen Zi Jian Biotechnology	Isothermal Amplification	N/D	Hogar y farmacias	Europa
Sherlock BioSciences	Sherlock CRISPR SARS-CoV-2 Kit	CRISPR	Hogar y farmacias	Europa
STAB VIDA	Dr Vida pocket for COVID-19	LAMP	Hogar y farmacias	Europa
UCSF Health Clinical Laboratories	SARS-CoV-2 RNA DETECTR Assay	LAMP	Hogar y farmacias	Europa
Uh-Oh Labs	UOL COVID-19 Test	LAMP	Hogar y farmacias	Europa
Ustar Biotechnologies (Hangzhou)	EasyNAT COVID-19 RNA Test	CPA	Hogar y farmacias	Europa
Vicare Solutions	Vicare Rapid FL	LAMP	Laboratorios	Europa
Xiamen Jiqing Biomedical Technology	SARS-CoV-2 Isothermal Colorimetric Assay	LAMP	Hogar y farmacias	Europa

Tabla 3. Sistemas de diagnóstico molecular rápido isotérmico de COVID-19 comercializados en Europa y Estados Unidos (USA) a enero de 2023.

Abreviaturas:

LAMP: Loop Mediated Isothermal Amplification.
TMA: Transcription Mediated Amplification.
CPA: Cross Priming Amplification.
SDA: Strand Displacement Amplification.
HDA: Helicase Dependent Amplification.
NEAR: Nicking Enzyme Assisted Amplification.
N/D: Detalles técnicos no disponibles.

ENSAYOS ISOTÉRMICOS COMERCIALIZADOS

A continuación, se analizarán los diferentes ensayos isotérmicos actualmente en el mercado europeo y estadounidense. La evaluación de los sistemas de diagnóstico tanto a nivel de investigación como clínico incluye la determinación de varios parámetros y su comparación con el mejor sistema de diagnóstico consensuado en un momento determinado. En el caso de los ensayos moleculares isotérmicos, estos han sido comparados con la qPCR en tiempo real. Por ello, para hacer una comparativa de su eficiencia se deben estudiar las siguientes cuestiones (Bustin *et al.*, 2009):

1. La sensibilidad diagnóstica/clínica, definida como la cantidad de muestras positivas determinadas por el método convencional, que el nuevo ensayo también clasifique como positiva.
2. La especificidad diagnóstica/clínica, que es la cantidad de muestras negativas determinadas por el método convencional, que el nuevo ensayo también clasifique como negativa.
3. El límite de detección (LOD), que corresponde al menor número de copias que el ensayo sea capaz de detectar por reacción. Suele reportarse como sensibilidad analítica.
4. La exactitud, entendida como el porcentaje de secuencias diana detectadas en comparación con otras secuencias similares no específicas también presentes en una muestra. Suele reportarse como especificidad analítica.

Amplificación isotérmica mediada por bucle
(*Loop-mediated isothermal amplification* - LAMP)

Este método fue descrito por primera vez en el año 2000 por Notomi y colaboradores. LAMP es la prueba isotérmica de amplificación de ácidos nucleicos (iNAAT) más utilizada debido a varias razones. En comparación con otros sistemas isotérmicos, LAMP puede lograr una eficiencia de amplificación de 10^9 en menos de 1 hora usando una sola polimerasa (Notomi *et al.*, 2000). Presenta una alta sensibilidad y buena especificidad de amplificación de la diana, gracias al uso de cuatro a seis cebadores. Además, tiene una alta tolerancia a las sustancias inhibidoras de la PCR. Utiliza una temperatura única, no necesita equipo costoso, ni personal capacitado y la detección de resultados se puede lograr mediante numerosos enfoques, que incluyen medida de turbidez a simple vista, detección a tiempo final o a tiempo real mediante agentes intercalantes fluorescentes (Becherer *et al.*, 2020a).

El principio de la técnica LAMP, representada en la Figura 1, se basa en la síntesis de ADN en condiciones isotérmicas (60-65°C durante 45-60 min) en presencia de la ADN polimerasa Bst y cuatro cebadores específicos (dos cebadores internos y dos cebadores externos; normalmente de 23-24 nucleótidos de longitud) (Notomi *et al.*, 2000). Al agregar cebadores de bucle LAMP adicionales (LF, LB; cebadores de bucle hacia adelante y hacia atrás), la reacción se puede acortar hasta 30 minutos (Nagamine *et al.*, 2002). El cebador interno directo (PFI), que contiene en su extremo 5' una secuencia autocomplementaria, hibrida con su región complementaria del ADN diana y comienza la síntesis de la hebra complementaria. A continuación, cuando el cebador externo (F3) se une a su región complementaria y posteriormente se extiende, se produce el desplazamiento de la hebra generada por el cebador PFI, dando lugar a una cadena de ADN monocatenario. Esta actúa como molde para los cebadores inversos internos y externos (PRI y B3, respectivamente). El ADN monocatenario resultante generado por desplazamiento tiene segmentos autocomplementarios en sus extremos 5' y 3', lo que provoca la formación de una estructura en bucle de tallo. Esta estructura en bucle conlleva la generación de un autocebado en el extremo 3' y la extensión del bucle en el extremo 5'. El proceso se repite en múltiples pasos de despliegue, síntesis y replegado, produciendo amplicones largos concatémeros. LAMP también se puede usar para la amplificación de ARN usando previamente una retrotranscriptasa (Zhao *et al.*, 2015).

LAMP presenta diversas desventajas como son: la alta probabilidad de formación de dímeros debido a la concentración de cebadores largos (Wang *et al.*, 2015); el hecho de que no se puede aplicar para la clonación del ADN amplificado; la complejidad del diseño del conjunto de cebadores; y la imposibilidad de diseñar PCRs múltiples para varias dianas. Además, existe un alto riesgo de contaminación (Becherer *et al.*, 2020b). Por otro lado, los productos de ADN son muy largos (>20 kb) y se forman a partir de numerosas repeticiones de la secuencia diana corta (80-250 pb) conectadas con regiones de bucle monocatenario en concatémeros largos.

El producto de la amplificación puede ser detectado mediante cualquiera de las químicas convencionales, especialmente usando agentes intercalantes. También se puede revelar mediante dispositivos de flujo lateral u otros muy sencillos con interpretación a simple vista como el pirofosfato de magnesio producido durante la reacción que aparece como un precipitado blanco, cromógenos como calceína o azul de hidroxinaftol, o colorantes dependientes de cambios de pH (fuerte acidificación al final de una reacción positiva) (Khan *et al.*, 2020).

En general, esta técnica se ha empleado en la identificación rápida de diversos patógenos: ARN de coronavirus (Huang *et al.*, 2020); filariasis en humanos e insectos (Poole *et al.*, 2017); aplicaciones en el campo de la calidad del agua y los alimentos (Martzy *et al.*, 2019); y detección del virus Zika en muestras humanas (Da Silva *et al.*, 2019), entre otros. La base de datos de la Comisión Europea sobre sistemas de diagnóstico de COVID-19 (JRC COVID-19 In Vitro Diagnostic Devices and Test Methods Database, https://covid-19-diagnostics.jrc.ec.europa.eu/) recoge un total de 17 kits comercializados con esta tecnología para el diagnóstico de SARS-CoV-2. A nivel de Estados Unidos, la Food and Drug Administration (FDA), agencia encargada de autorizar la comercialización de este tipo de productos, ha licenciado un total de 15 test diagnósticos basados en LAMP para la detección del COVID-19 (Tabla 3), constituyendo la principal técnica isotérmica del mercado, tal como ha sido comentado previamente.

La empresa Atila Biosystems (https://atilabiosystems.com/) ha desarrollado y comercializado una variante de LAMP denominada amplificación OMEGA que permite la monitorización en tiempo real de la amplificación y la detección de múltiples dianas simultáneamente (Wang *et al.*, 2017; Tang *et al.*, 2020). Se ha reportado que esta variante tiene una sensibilidad diagnóstica de entre 85-98%, especificidad diagnóstica entre 80-100%, un LOD de 10-500 copias por reacción y una exactitud de 100% (Becherer *et al.*, 2020a).

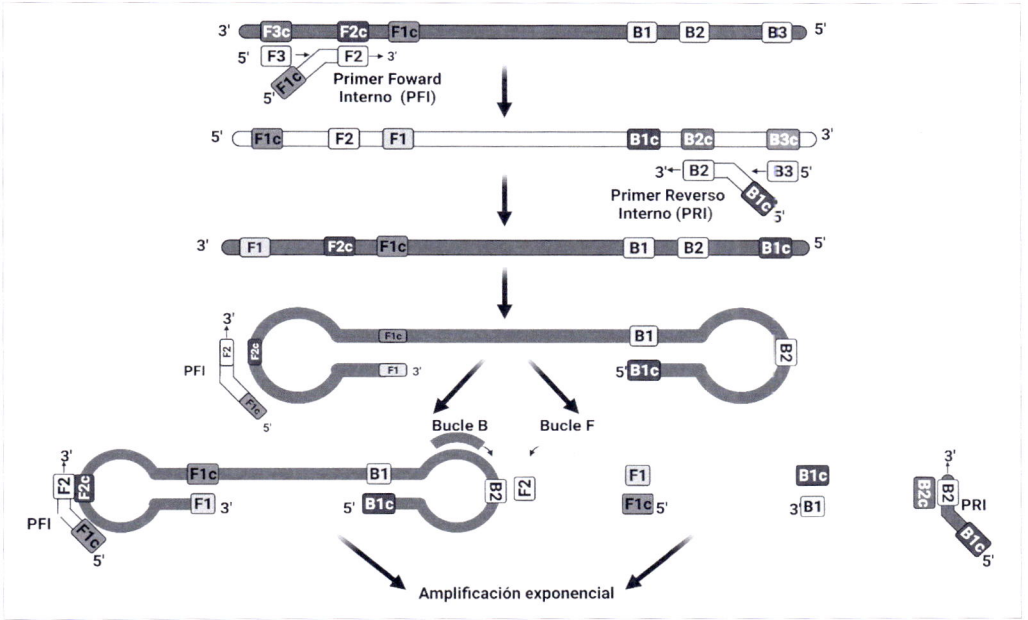

Figura 1. Amplificación mediada por bucles (LAMP). Los cebadores internos PFI y PBI y los cebadores externos F3 y B3 hibridan con sus secuencias complementarias del ADN. La técnica LAMP utiliza una única cadena de ADN con bucles en ambos extremos como molde inicial para la amplificación exponencial. La adición de cebadores de bucle (representados como Bucle B y F) puede acelerar el proceso. Adaptación de *New England Biolabs*.

Amplificación dependiente de helicasa
(*Helicase Dependent Amplification* - HDA)

La amplificación dependiente de helicasa (HDA) es una de las técnicas más simples de amplificación isotérmica que simula el proceso de replicación y reparación del ADN celular (An *et al.*, 2005). La actividad helicasa separa las hebras del ADN de doble cadena, lo que permite el apareamiento y la extensión de los cebadores mediante una ADN polimerasa (Figura 2) (Vincent *et al.*, 2004). En el protocolo original se empleaba el enzima UvrD de *E. coli* y las proteínas accesorias MutL y SSB, estas proteínas están implicadas en la reparación del ADN por escisión de nucleótidos.

85

El aislamiento posterior de variantes enzimáticas termo-rresistentes de la bacteria *Thermoanaerobacter tengcongensis* permitió el desarrollo de kits comerciales isotérmicos más eficientes (An *et al.*, 2005); el uso conjunto de la ADN polimerasa Bst de *Bacillus stearothermophilus* aumenta también el rendimiento de este protocolo. Este método se desarrolló originalmente por la empresa New England Biolabs y ahora se utiliza en varios ensayos de diagnóstico aprobados por la FDA o que tienen marca CE para su comercialización en Europa. Al igual que la PCR, este sistema requiere solo dos cebadores y produce productos de ADN discretos y cortos. Como desventaja destacar que la técnica convencional no puede amplificar fragmentos mayores de 70-100 pb, aunque recientemente se ha conseguido una helicasa modificada por diseño *in silico* que permite amplificar fragmentos de hasta 6 kb (Gavrilov *et al.*, 2022).

Esta técnica está comercializada para el diagnóstico de infecciones bacterianas y virales, entre las que se encuentran SARS-CoV-2, Gripe, Virus Respiratorio Sincitial, Estreptococo, *Bordetella*, etc. (www.quidel.com/). Los productos de la reacción se analizan mediante dispositivos de flujo lateral, biochips y biosensores electroquímicos (Bodulev y Sakharov, 2020). Tiene una sensibilidad del 98%, una especificidad del 97% y el número mínimo de copias detectadas está en el rango de 10^4 (www.quidel.com).

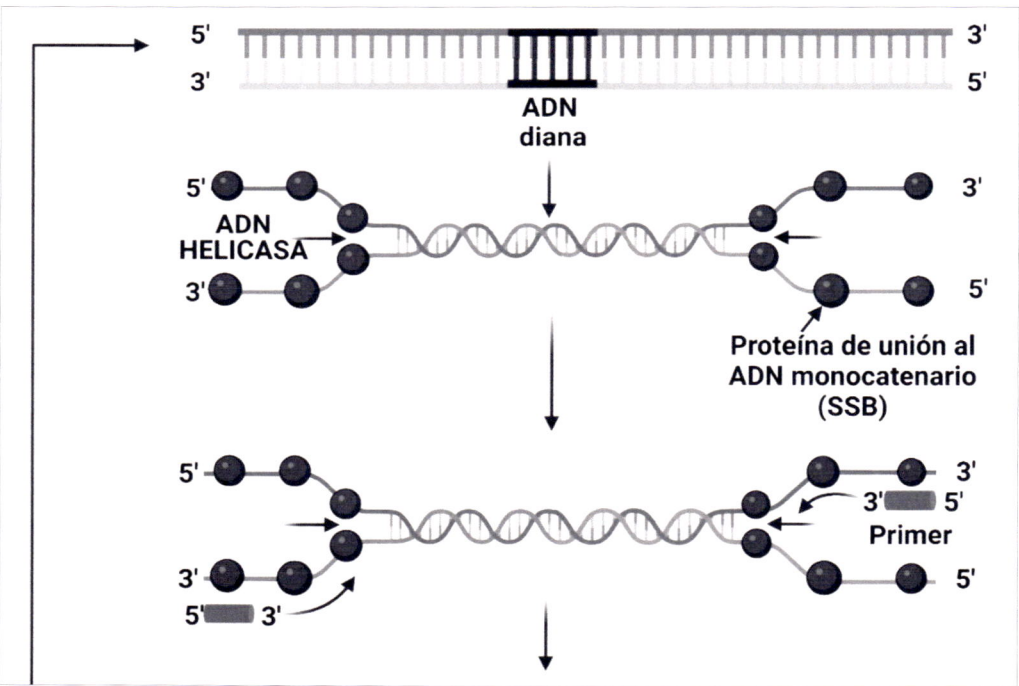

Figura 2. Amplificación dependiente de helicasas (HDA). La helicasa permite la apertura de la doble hélice en ausencia de desnaturalización por calor y mediante el uso de una proteína auxiliar (SSB) se estabiliza el ADN monocatenario. A continuación, los cebadores pueden unirse a la secuencia complementaria y la ADN polimerasa sintetiza la hebra complementaria. Adaptado de Bodulev y Sakharov (2020).

Amplificación por desplazamiento de cadena
(*Strand Displacement Amplification* - SDA)

La amplificación por desplazamiento de cadena (SDA) combina el uso de una endonucleasa, que genera cortes monocatenarios, y el uso de una polimerasa sin actividad exonucleasa y con actividad de desplazamiento de cadena, que permite iniciar la síntesis de ADN a partir del extremo 3' de la mella y desplazar la hebra de ADN. La primera versión de SDA fue desarrollada por la empresa Becton Dickinson y usaban una polimerasa sin actividad exonucleasa derivada del fragmento Klenow de la ADN polimerasa de *E. coli* y un análogo de nucleótido como un α-tiol dCTP para prevenir la escisión por la endonucleasa (HincI) de la hebra amplificada, generando así una muesca monocatenaria (Walker *et al.*, 1992). El desarrollo de enzimas de corte como Nt.BstNBI ha permitido generar versiones más simples de este método. Además, cuando se combina con la polimerasa Bst, se puede lograr una amplificación extremadamente rápida (Deng y Gao, 2015).

La reacción de SDA necesita 4 cebadores (Figura 3): dos cebadores externos denominados "Bumper" para proporcionar el desplazamiento inicial de la secuencia diana (generalmente una región corta de <100 pb) y dos cebadores internos "SDA primers" que incluyen un sitio de reconocimiento de la endonucleasa en una sola cadena, por ejemplo, Nt.BstNBI. La técnica tiene dos fases, en la primera se generan las secuencias diana por amplificación a partir de los cebadores externos, a su vez estos productos sirven como moldes para la hibridación de los cebadores internos que contienen los sitios de corte para la endonucleasa. La reacción de amplificación lleva sustituidos el dCTP por dCTP-tiol que los hace resistentes a la rotura por la endonucleasa. Con esta estrategia se consigue que solo los cebadores SDA originales añadidos a la reacción puedan ser sustratos de la nucleasa de corte sencillo. Una vez producido el corte en una cadena, la ADN polimerasa comienza a sintetizar nuevo ADN a partir del extremo 3' libre desplazando la hebra anterior. La hebra monocatenaria que se libera hibrida nuevamente con los cebadores SDA y la polimerasa genera nuevamente una doble hebra completa que es sustrato para un nuevo corte por la endonucleasa.

La naturaleza de la reacción SDA produce fragmentos de ADN que se pueden detectar fácilmente mediante fluorescencia en tiempo real usando fluorocromos o agentes intercalantes.

Algunos de los inconvenientes de esta técnica son que tiene bajas temperaturas de reacción (30-50°C), lo que puede provocar amplificaciones inespecíficas y, por otro lado, que tiene tiempos de espera largos hasta obtener los resultados (<120 minutos). A pesar de ello, la técnica de SDA ha sido aprobada por la FDA para la detección clínica de *Chlamydia trachomatis, Neisseria gonorrhoeae* y herpes simplex (Chagas *et al.*, 2019; Oliveira *et al.*, 2021). Se ha reportado que tiene una sensibilidad diagnóstica de entre 90-99%, especificidad diagnóstica de entre 97-100% y LOD de 10 copias por reacción (Hellyer y Nadeau, 2004). Una variante de esta técnica está patentada y comercializada por la empresa británica Sense-Bio (www. sensebio.com), para la detección rápida de SARS-CoV-2 (Lamble y Lloyd, 2020; Veros COVID-19 | Sense, n.d.).

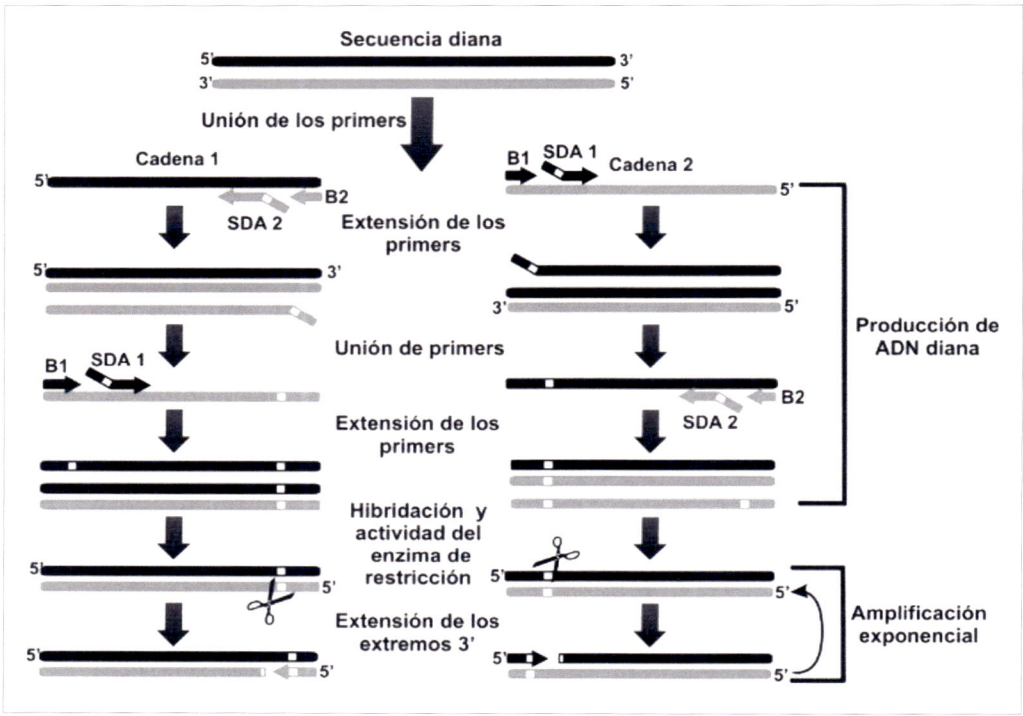

Figura 3. Amplificación por desplazamiento de hebra (SDA). La reacción tiene 2 fases: producción de ADN diana y amplificación exponencial del ADN diana. Fase 1, unión de los primers internos (SDA 1 y 2) y los externos (B1 y 2) a sus secuencias complementarias y, posterior, extensión. Esto da lugar al desplazamiento de la hebra con el sitio de reconocimiento de una endonucleasa. A continuación, se repite el proceso de unión y extensión de los primers, generando ADN doble con el sitio de reconocimiento de la endonucleasa. Fase 2, la endonucleasa corta una de las cadenas y, a partir del extremo 3' generado, la polimerasa lo extiende. Este proceso se repite un numero elevado de veces para amplificar la secuencia diana. Adaptado de Walker *et al.* (1992) y, Bodulev y Sakharov (2020).

Reacción de amplificación de la enzima de mella
(*Nicking Enzyme Assisted Amplification* - NEAR)

Un enfoque de amplificación similar al anteriormente mencionado es la *Nicking Enzyme Amplification Reaction* (NEAR), también conocida como amplificación asistida o mediada por enzimas de corte (NEAA o NEMA). Esta técnica fue descrita originalmente por Van Ness y colaboradores (2003) y recientemente revisada por Qian y colaboradores (2019). Esta técnica se basa en la detección de secuencias cortas de ADN mediante el uso de una ADN polimerasa, una endonucleasa de cadena simple y 2 cebadores que contienen una secuencia de reconocimiento específica para la enzima de restricción de cadena simple. La endonucleasa genera un extremo 3' libre que será sustrato para la extensión por parte de una ADN polimerasa como en la técnica anterior.

Este método permite amplificar el ADN diana de manera exponencial en un tiempo muy corto. Esta tecnología ha demostrado su utilidad en diagnóstico molecular convencional y en detección de proteínas mediante aptámeros (ver siguientes secciones). Se ha reportado especificidad diagnóstica del 100% además de presentar un LOD de >10 copias por reacción (Qian *et al.,* 2019).

La reacción ocurre como se muestra en la Figura 4, que en resumen corresponde a cinco pasos que se detallan a continuación (Qian *et al.,* 2019):

1. Los cebadores hibridan con el ADN molde a una temperatura adecuada. El cebador lleva una región de reconocimiento específica para la enzima de corte.
2. La ADN polimerasa comienza su extensión en el extremo 3' del cebador y se sintetiza el ADN de doble cadena.
3. Las endonucleasas reconocen la región específica presente en los cebadores y realizan una mella, quedando expuesto el extremo 3'.
4. En ese punto la ADN polimerasa, utilizando la hebra no escindida como molde, sintetiza una nueva cadena de ADN, desplazando la hebra antigua, que servirá de plantilla para la siguiente ronda de síntesis de ácidos nucleicos. Al mismo tiempo, la región de reconocimiento de la endonucleasa se recupera en el ácido nucleico bicatenario recién sintetizado.
5. Se repiten los pasos de escisión, extensión y reemplazo mencionados previamente y de esta manera el ácido nucleico diana se amplifica continuamente.

Esta tecnología está comercializada por la multinacional Abbott a través del kit de diagnóstico ID NOW COVID-19.

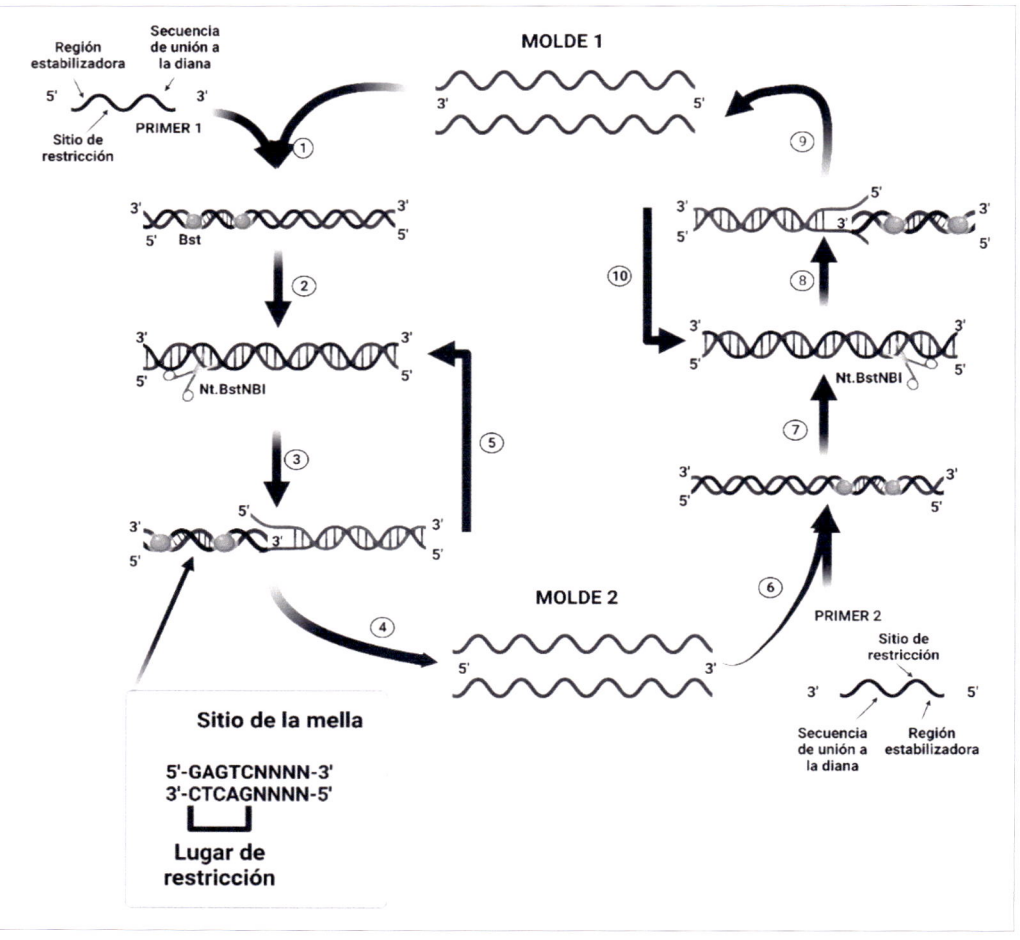

Figura 4. Reacción de amplificación de la enzima de mella (NEAR). 1) El primer 1 hibrida con su región complementaria en el ADN diana y es extendido por la polimerasa; 2) La endonucleasa corta una de las hebras; 3 y 4) A partir del extremo 3' de la mella la polimerasa sintetiza una nueva hebra desplazando la anterior. 6) La hebra desplazada (Molde 2) se une al primer 2 y, por acción de la polimerasa, se extiende. 7, 8 y 9) La endonucleasa vuelve a cortar en el sitio de reconocimiento, la polimerasa extiende el extremo 3' y obtiene la hebra inicial (Molde 1). Este proceso se repite amplificando el ADN diana. Adaptado de Qian *et al.* (2019).

Amplificación basada en la secuencia de ácidos nucleicos (*Nucleic Acid Sequence Dependent Amplification* - NASBA) y amplificación mediada por transcriptasa (*Transcriptase Mediated Amplification* - TMA)

La amplificación basada en la secuencia de ácidos nucleicos (NASBA) es un método isotérmico, inicialmente diseñado para detectar ARN, aunque también puede ser utilizado para ADN (Figura 5). La reacción requiere de una retrotranscriptasa, la ARN polimerasa del bacteriófago T7, una RNasa H y 2 cebadores, uno directo (C1-T7) y otro reverso (C2). El cebador directo (C1-T7) hibrida con la secuencia diana del ARN diana, pero tiene una particularidad y es que en su extremo 5´ lleva la secuencia promotora de la ARN polimerasa del bacteriófago T7.

Cuando el primer C1-T7 se une al ARN diana, la retrotranscriptasa extiende el cebador generando un ADN complementario del ARN, que forma un híbrido ADN-ARN. A continuación, la actividad RNasa H elimina la cadena de ARN del híbrido. Entonces, el cebador reverso C2 se une al ADN y la retrotranscriptasa genera un ADN bicatenario que contiene en su extremo 5´ el promotor de la ARN polimerasa de T7. A continuación, esta enzima va a producir miles de copias de ARN del fragmento de ADN recién sintetizado. Este ARN será sustrato de una nueva ronda de hibridación de los cebadores C2 y C1-T7, retrotranscripción, digestión híbrido ARN-ADN, síntesis de la cadena complementaria del ADN y vuelta a empezar (Figura 5). De esta forma se genera una gran cantidad de moléculas de ARN. La detección de los amplicones se puede llevar a cabo mediante molecular beacons, marcadores moleculares fluorescentes o aptámeros.

NASBA tiene un rendimiento muy alto, con una amplificación de 10^7 copias en unas 2 horas. Además, dado que esta técnica utiliza el ARN como molécula diana, elimina la necesidad de generar ADNc previamente, por lo que se disminuye el tiempo de trabajo y el riesgo de contaminación. Se ha reportado un 100% de especificidad analítica y un LOD de 1 copia por

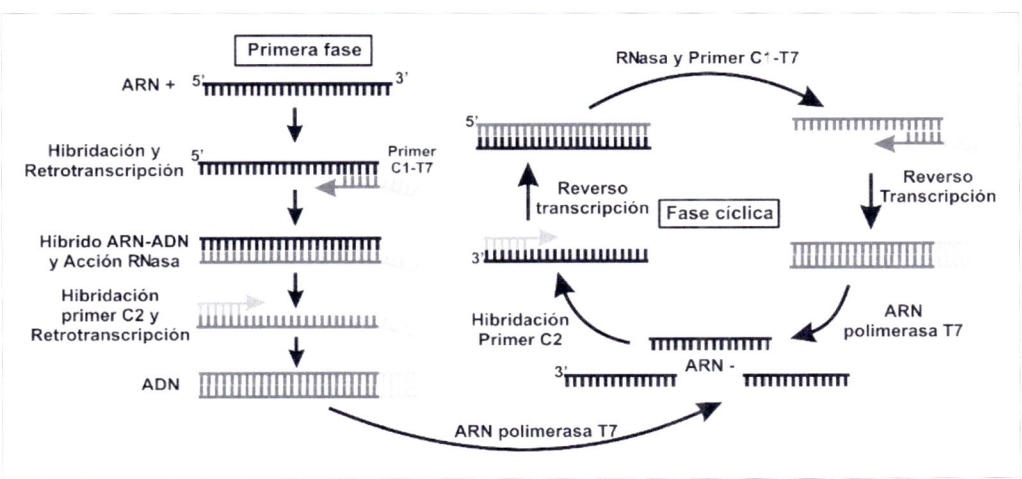

Figura 5. Amplificación basada en la secuencia de ácidos nucleicos (NASBA). El primer C1 con el promotor de la ARN polimerasa de T7 (C1-T7) se une a la secuencia diana. La RT extiende el primer y genera un híbrido ARN-ADN. A continuación, la RNasa degrada el ARN, lo que permite que el primer C2 se una a su secuencia complementaria y sea extendido. Posteriormente, por acción de la ARN polimerasa de T7 se generan moléculas de ARN antisentido a la secuencia diana. Este ARN- entra en una fase cíclica que permite la amplificación del ARN. Adaptación de Khan *et al.*, 2020.

reacción (Deiman *et al.*, 2002). Es un sistema que ha pasado a fase comercial y se ha aplicado para la detección de virus como VIH y VPH. Biomeriéux comercializa una modificación automatizada y con lectura a tiempo real basada en sondas Molecular Beacons denominada NucliSENSEasyQ (*NUCLISENS® EASYQ® | BioMérieux España*, n.d.).

La amplificación mediada por transcriptasa (TMA) es una técnica de amplificación isotérmica con un mecanismo similar al NASBA (Mcdonough y Brentano, 2000). Sin embargo, la reacción de TMA solo requiere de una retrotranscriptasa, una ARN polimerasa T7 y dos cebadores (C1-T7 y C2). No se necesita añadir una RNasa H ya que la retrotranscriptasa tiene también esta actividad enzimática. Actualmente, las empresas Grifols y Horlogic están comercializando una prueba basada en esta técnica TMA para la detección del COVID-19 (Gorzalski *et al.*, 2020).

Amplificación mediante cebadores cruzados (*Cross-Priming Amplification* - CPA)

La amplificación mediante cebadores cruzados (CPA) es una técnica desarrollada por Ustar Biotechnologies (Hangzhou, China) que permite el marcaje del ADN diana durante la reacción de amplificación, lo que permitirá la detección rápida de la secuencia (You, 2010). Este método está basado en la formación de una estructura en bucle que servirá como forma replicativa, y para ello, se requiere la utilización de una ADN polimerasa con actividad de desplazamiento de la hebra (polimerasa Bst) y 3-8 cebadores. Uno de los cebadores se denomina primer cruzado interno (PF) y el resto se conocen como primers externos de desplazamiento (PD) (Figura 6). El primer cruzado interno tiene en su extremo 3' una secuencia complementaria al ADN diana y, en el extremo 5' una secuencia no complementaria (Xu *et al.*, 2012). A una temperatura de 60-65°C, el cebador interno cruzado y uno de los cebadores externos de desplazamiento (4s) se unen a sus secuencias complementarias del ADN diana. Dado que el cebador externo de desplazamiento (4s) hibrida aguas arriba del cebador interno cruzado, cuando la polimerasa lo extiende se produce el desplazamiento de la hebra extendida por el primer interno cruzado. A continuación, el resto de primers externos de desplazamiento (3a, 2a y 5a) hibrida en tándem con la cadena desplazada resultante, cuya extensión da lugar a dos productos de ADN monocatenario (Paso 1). Uno de ellos es utilizado para crear ADN de doble cadena y el otro producto forma una estructura similar a una horquilla. A esta estructura en bucle se le une otra vez el cebador cruzado interno para crear una estructura de ADN de cadena doble que al separarse genera dos estructuras en horquilla (Paso 2). Estas secuencias pueden servir como molde para más amplificaciones por acción de los cebadores (Paso 3). Altas concentraciones de cebadores y polimerasa facilitan el proceso de unión, extensión y desplazamiento, lo cual favorece la amplificación exponencial del ADN. La detección de los resultados se puede hacer mediante fluorescencia, dado que el producto de la reacción es ADN de cadena doble, o mediante tiras de flujo lateral (Islam y Koirala, 2022). Se ha reportado una sensibilidad diagnóstica entre 84-93% y

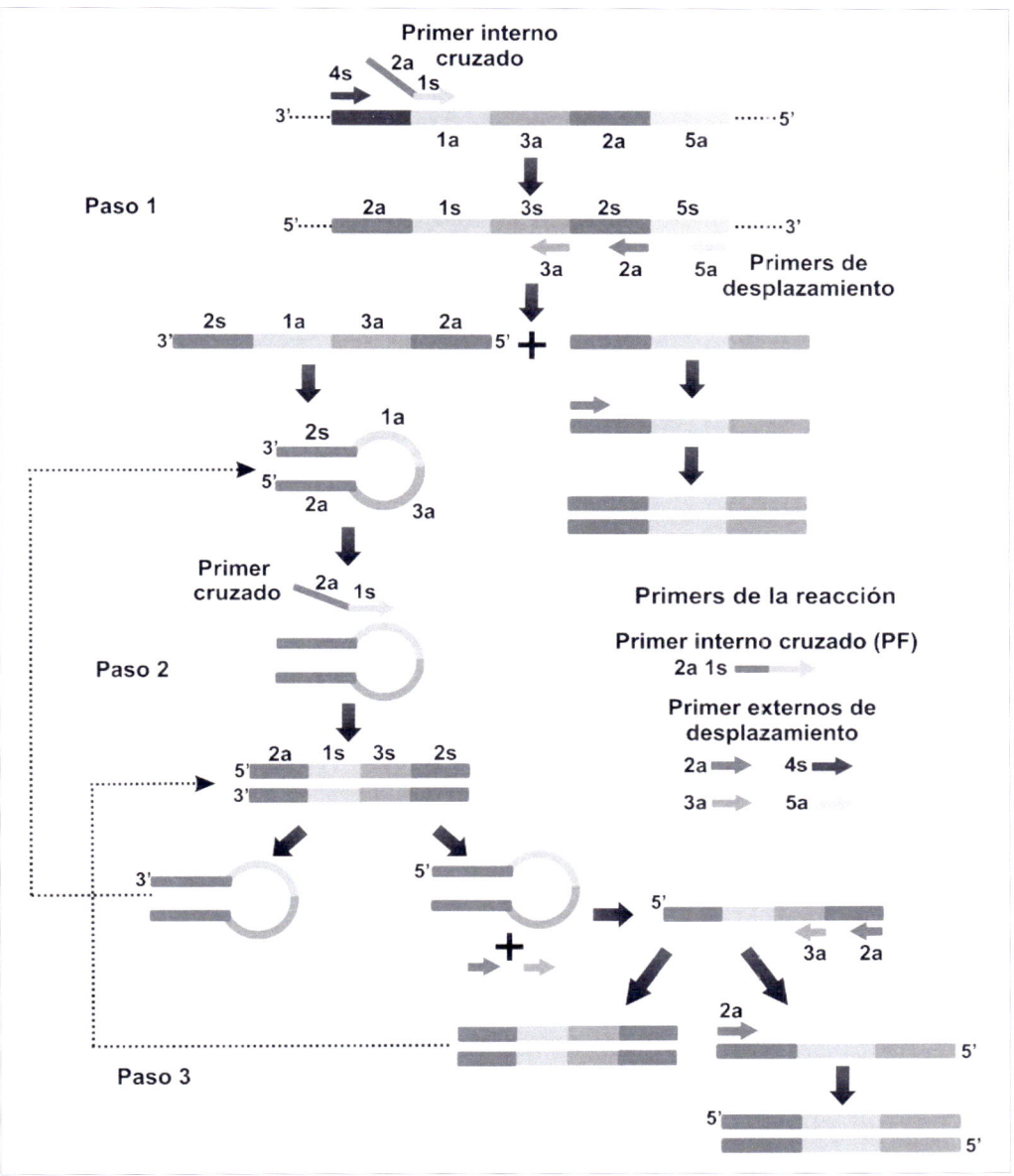

Figura 6. Amplificación mediante cebadores cruzados (CPA). 1) La unión del primer interno cruzado (PF) y el primer externo 4s al ADN diana, y posteriormente el resto de primers externos (3a, 2a y 5a) al ADN resultante, da lugar a dos productos de ADN simple; 2) El producto de 3a se usa para crear ADN de doble cadena y el producto de 2a forma una estructura en bucle, que a su vez dará lugar a otras dos estructuras en horquilla; 3) Ambas estructuras en bucle pueden servir como molde para más amplificaciones por acción de los cebadores. Adaptación Islam y Koirala, 2022.

una especificidad analítica de entre 87-99% (Deng *et al.*, 2019).

Amplificación SmartAmp

El método SmartAmp es similar al sistema LAMP que permite la obtención de secuencias de ADN diana largas y concatenadas (Figura 7). La reacción requiere del uso de una enzima con actividad de desplazamiento de la hebra y de 5 tipos de cebadores: un primer de retroceso (TP, en el extremo 5' tiene una secuencia que es complementaria al ADN que se forma, lo que

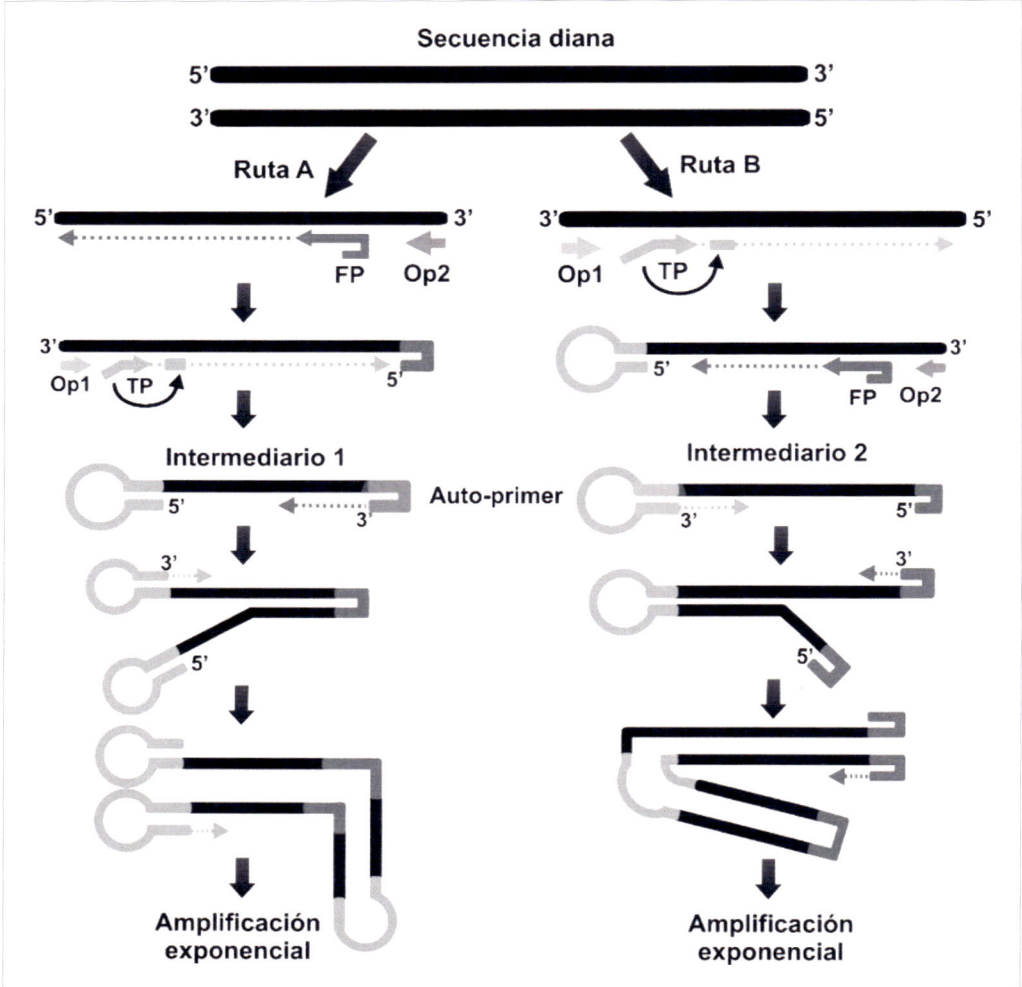

Figura 7. Amplificación SmartAmp. La unión de los cebadores FP, TP, OP1 y OP2 conlleva la formación de los productos intermediarios (IM1 e IM2). Estos productos intermediarios al llevar autocebadores en sus extremos 3' serán sustrato de una amplificación exponencial a través de la ruta A o ruta B para dar lugar a los productos de ADN diana concatenados. Adaptación de Ishikawa y Hayashizaki, 2012.

permite que se forme un bucle), un cebador de refuerzo (BP), un cebador plegado (FP) y 2 cebadores externos (OP1 y OP2). Los cebadores TP y FP son imprescindibles para el proceso de amplificación y entre ellos quedará la secuencia diana, que será amplificada durante la reacción. El resto de cebadores, BP, OP1 y OP2 se emplean para aumentar la velocidad y mejorar la especificidad de la reacción (Mitani *et al.*, 2004; Mitani *et al.*, 2007).

El mecanismo de SmartAmp se encuentra representado en la Figura 7. En primer lugar, los primers OP1 y OP2 hibridan aguas arriba de los primers TP y FP, respectivamente, por lo que cuando la ADN polimerasa extiende OP1 y OP2, las secuencias generadas por los primers TP y FP se separan del ADN. Los productos de ADN obtenidos se denominan productos intermedios (IM1 e IM2) y tienen un papel importante en el proceso de amplificación. En segundo lugar, los productos intermedios son sometidos a un proceso de amplificación donde se forman los productos de ADN concatenados. Por un lado, en la ruta A, IM1 tiene la secuencia TP en forma de bucle en el extremo 5' y la secuencia FP plegada en el extremo 3', la cual actúa como un autoprimer. Esta elongación dará lugar a productos concatenados cuya principal característica es que los extremos libres 5' y 3' llevan una secuencia TP en forma de bucle. Por otro lado, en la ruta B, IM2 tiene la secuencia FP plegada en el extremo 5' y la secuencia TP en forma de bucle en el extremo 3', la cual actuará como un autoprimer. Los productos de ADN concatenados de esta ruta tienen como principal característica que los extremos 5' y 3' llevan la secuencia FP plegada (Ishikawa y Hayashizaki, 2012). Actualmente, la empresa ruso-japonesa Evotech-Mirai Genomics ha aplicado la tecnología SmartAmp para el diagnóstico de COVID-19. En el diagnóstico de COVID-19 se ha comunicado una sensibilidad diagnóstica de 84% y una especificidad diagnóstica de 95% (Asai *et al.*, 2022).

CRISPR/CAS (SHERLOCK)

Esta tecnología ha sido una de las últimas en incorporarse al arsenal de técnicas isotérmicas de detección de ácidos nucleicos. Está basada en la conjunción de tres sistemas: RPA, transcripción *in vitro* con ARN polimerasa del bacteriófago T7; y el sistema CRISP/CAS13 (Figura 8). Tiene una alta probabilidad de alcanzar éxito comercial en el mercado de diagnóstico molecular.

El enzima Cas13a de *Leptotrichia wadeii* tiene actividad RNasa dependiente de una guía de ARN. Produce cortes en varias posiciones de una diana de ARN con una preferencia por secuencias consenso específicas. Sin embargo, lo más interesante es que además funciona como una ARNasa general e inespecífica. Para ello necesita la conjunción de la guía de ARN y el ARN diana. Y es precisamente esta actividad denominada colateral lo que permite su uso en diagnóstico ya que puede cortar moléculas de ARN marcadas en presencia de un ARN específico. El protocolo de SHERLOCK pasa primeramente por una amplificación de la señal mediante RPA (ver más adelante) con cebadores modificados que portan el promotor de la T7 polimerasa. Esto genera sustratos para la ARN polimerasa de

95

T7 que, mediante transcripción *in vitro*, producen múltiples copias de ARN monocatenario del producto diana. Este ARN es reconocido por el complejo Cas13a y la guía de ARN. A continuación, la actividad colateral de Cas13a produce una digestión de una sonda de ARN marcada con fluorocromos-*quenchers* o fluorocromo-biotina, que permite su detección mediante fluorimetría o sistemas de flujo lateral colorimétricos similares a un test de embarazo (Kellner *et al.*, 2019). Está comercializada por la empresa Sherlock BioSciences y se ha determinado que esta metodología con ambos pasos tiene un LOD de 1 copia por reacción y una exactitud de reconocimiento de hasta un nucleótido por reacción (Kellner *et al.*, 2019).

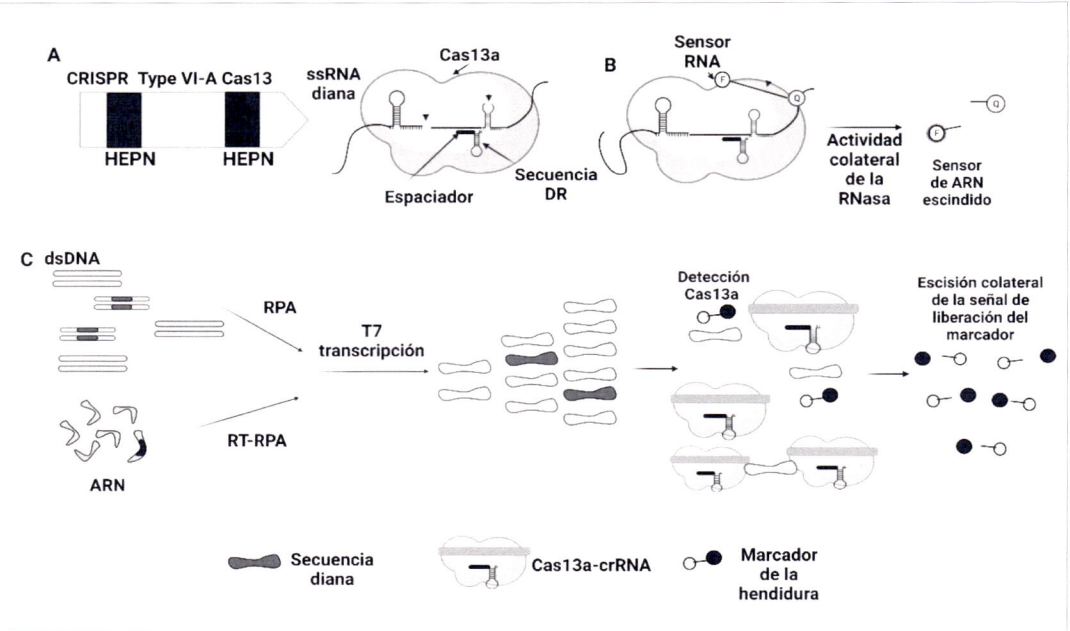

Figura 8. SHERLOCK. A) Componentes del complejo CRISP-Cas13; B) Actividad RNasa de CRISPR-Cas13. Al unirse el complejo a un ARN diana complementario se activa y desecandena la escisión de una sonda de ARN marcada; C) Detección mediante SHERLOCK. Primero se produce la amplificación del ARN o ADN diana y los productos se convierten en ARN mediante una transcripción medianda por una ARN polimerasa de T7. A continuación, las secuencias son detectadas por complejos Cas13 que activan y escinden sensores de ARN fluorescentes. Adaptado de Kellner *et al.*, 2019.

ENSAYOS ISOTÉRMICOS EN DESARROLLO

Reacción isotérmica de amplificación exponencial
(*Exponential Amplification Reaction* - EXPAR)

La reacción isotérmica de amplificación exponencial (EXPAR) emplea una sonda EXPAR que consta de dos secuencias idénticas complementarias al ácido nucleico diana conectadas por el sitio de reconocimiento de una enzima de restricción . Esta es una endonucleasa capaz de reconocer una secuencia consenso y cortar en un punto inespecífico a cuatro nucleótidos de distancia de la secuencia de reconocimiento. El corte se produce en una sola hebra y el enzima más comúnmente utilizado es Nt. BstNBI, aislada de una especie de Bacillus. Otras enzimas de restricción utilizadas en EXPAR son Nt.BbvCI, Nb.BbvCI, Nt.AlwI y Nb.BssSI. En cuanto a Nt y Nb, ambas hacen referencia a la cadena de ADN que se corta, siendo el significado de "t" *top* y el de "b" *bottom*. Por otro lado, las ADN polimerasas más usadas son phi29, Vent o Bst, las cuales carecen de actividad exonucleasa 3'-5'.

La reacción de EXPAR convencional comienza cuando el ADN diana, que actuará como cebador y conocido como *trigger*, se une a una sonda EXPAR. A continuación, se produce la extensión del *trigger* por la polimerasa, formando un ADN bicatenario que contiene el sitio de reconocimiento de la endonucleasa. Una vez actúa la enzima de restricción, se van generando nuevos fragmentos cortos (8-16 pb) que desencadenan la reacción de amplificación y que, posteriormente, son detectados mediante espectrometría de masas, y en caso de que se añada un agente intercalante, como Evagreen, se puede monitorizar a tiempo real (Mok *et al.*, 2016). Recientemente, se ha descrito una modificación muy simple y elegante para la detección del ARN del SARS-CoV-2 (Figura 9) (Carter *et al.*, 2021). En esta se utilizan dos sondas independientes y parcialmente complementarias. Una de las sondas denominada *binder* hibrida con su secuencia complementaria en el ARN viral, formando un dúplex ARN/ADN que es sustrato de una endonucleasa. La enzima de restricción corta solo la cadena de ADN, dejando libre el extremo 3´. El producto formado, *trigger*, actuará como cebador ya que se unirá a la sonda EXPAR y será extendido por una ADN polimerasa. Posteriormente, una enzima de restricción volverá a actuar generando un nuevo *trigger* que se unirá de nuevo a una sonda EXPAR.

Esta técnica es especialmente útil en la detección de virus de ARN, ya que, a diferencia del resto, no es necesaria la retrotranscripción previa a la amplificación (Carter *et al.*, 2021). Una desventaja es que se utiliza exclusivamente para la amplificación de fragmentos de pocas bases. Sin embargo, este método tiene como ventajas que se obtienen los resultados en un tiempo de espera corto (10 minutos) y que tiene un método de amplificación simple que se produce a 60°C. Esta tecnología es capaz de detectar 7.25 copias/µL de SARS-CoV-2 en 10 minutos y 1.450 copias/µL en 3 minutos, una mejora muy significativa comparada tanto con la qPCR como

97

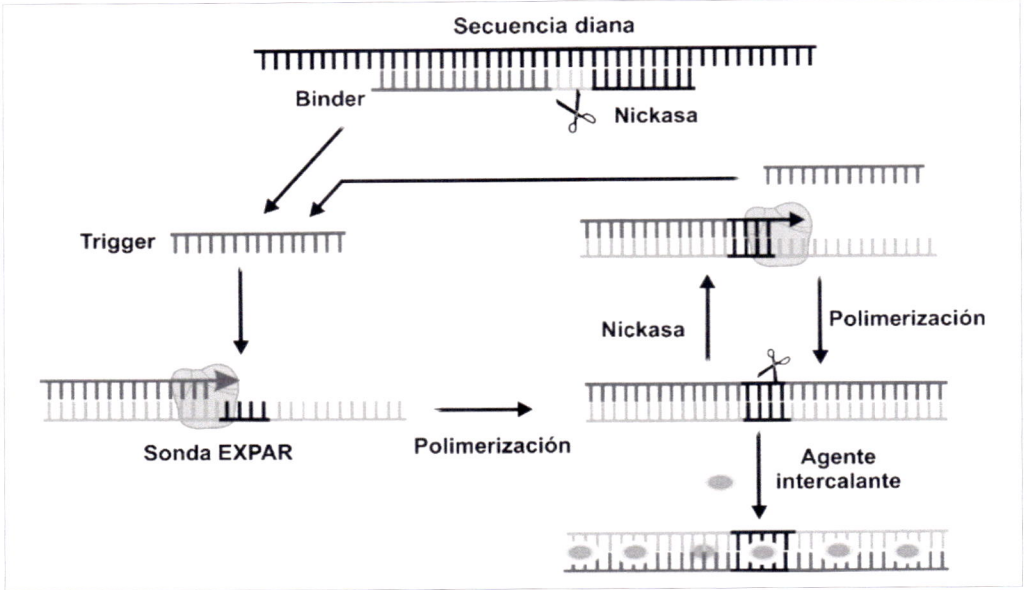

Figura 9. Reacción isotérmica de amplificación exponencial para la detección de SARS-CoV-2 (EXPAR). EXPAR tiene tres elementos, el segundo deriva del primero por digestión. El tercero es el que produce la amplificación de la señal. 1) El *binder* se une al ARN diana y una enzima de restricción corta la cadena de ADN del híbrido ARN/ADN. Generando el segundo elemento, denominado *trigger*. Este hibrida con un tercer elemento denominado Sonda EXPAR. El híbrido *Trigger*+EXPAR es sustrato de la polimerasa que lo extiende y de la enzima de restricción que lo corta. Produciendo nuevo *trigger* que se une de nuevo a la sonda EXPAR. Se puede monitorizar mediante agentes fluorescentes intercalantes. Adaptación de Carter *et al.*, 2021.

con la técnica isotérmica más utilizada (LAMP) (Carter *et al.*, 2021).

Amplificación en círculo rodante (*Rolling Circle Amplification* - RCA)

La amplificación en círculo rodante (RCA), desarrollada en el año 1995 (Fire y Xu, 1995), es un método que imita el proceso de replicación en círculo rodante del ADN microbiano. La temperatura de reacción oscila entre 30-37°C y es capaz de producir entre 10^5 y 10^9 copias de ADN diana (Dunbar y Das, 2019). Los componentes necesarios para la reacción son: una ADN o ARN polimerasa, una ligasa, una sonda *padlock* y un primer. La sonda *padlock* es una secuencia de ADN o ARN monocatenario en cuyos extremos 5' y 3' tiene secuencias complementarias a la secuencia diana (Figura 10) (Garafutdinov *et al.*, 2021). Entre los principales tipos de ADN polimerasas están phi29, Bst, Vent (exo) y entre las ARN polimerasas destaca T7 (Feng *et al.*, 2016). Se han descrito protocolos para la detección de ADN/ARN bacterianos y virales, así como microARN utilizados como biomarcadores. Además, debido a la especificidad de la ADN ligasa necesaria en la reacción, es útil para la detección de polimorfismos de un solo nucleótido (Bodulev y Sakharov, 2020).

El ADN/ARN circular que se usa como molde para la amplificación puede estar preformado, o bien formarse por la interacción de la secuencia diana con una sonda *padlock*. En el último caso, cuando la sonda *padlock* se une a la secuencia de interés, los extremos 5' y 3' de la sonda que se encuentran próximos son sustratos de una ligasa que permitirá la recirculación de la molécula. A continuación, este ADN/ARN circular hibrida con un cebador y se amplifica linealmente mediante la acción de una polimerasa, lo que genera una secuencia larga con numerosas copias de la secuencia diana (Figura 10). Para incrementar la cantidad de producto final se han desarrollado algunas variantes como *Hyperbranched RCA* (HRCA), *Netlike RCA* (NRCA) y *Multiprimed RCA* (MRCA). En el caso de HRCA se añade un cebador reverso que se une a la secuencia de ADN/ARN que ha sido creada y es extendido por la polimerasa. A su vez, esta molécula generada

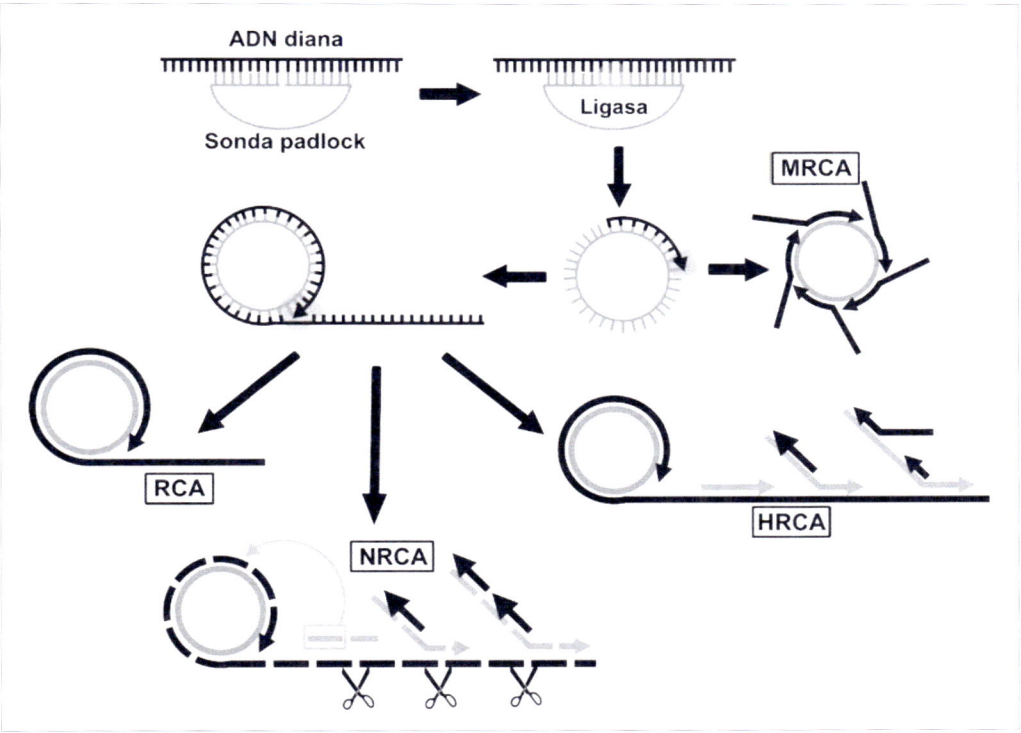

Figura 10. Reacción de amplificación en círculo rodante (RCA). La sonda *padlock* hibrida con la secuencia diana y, posteriormente, una ligasa une los extremos 5' y 3' de la sonda, lo que provoca la recircularización de la molécula. El ADN circular hibrida con un cebador y mediante una polimerasa se amplifica linealmente la cantidad de ADN diana, es lo que se conoce como RCA. Para amplificar exponecialmente la cantidad de ADN final, se pueden añadir múltiples primers que hibriden con el ADN recirculante (MRCA), añadir un cebador reverso que se una a la secuencia de ADN nueva (HRCA) o añadir cebadores reversos junto con una enzima de restricción (NRCA). Adaptación de Ali *et al.*, 2014. **99**

es sustrato del cebador que se ha utilizado al inicio (Pumford *et al.*, 2020). Por otro lado, NRCA es similar a HRCA, pero incorpora en la reacción una enzima de restricción que permite que las nuevas secuencias amplificadas sean cortadas y se conviertan en moldes para más amplificaciones (Zhu *et al.*, 2015). En MRCA, al ADN/ARN recirculado se unen una gran variedad de cebadores aleatorios para generar muchas copias de la secuencia diana. En cuanto a HRCA se han descrito límites de detección desde 0.3 fM hasta 8.9 aM con una sensibilidad del 82% y una especificidad del 100% (Ali *et al.*, 2014; Kumari *et al.*, 2022).

Amplificación Recombinasa-Polimerasa (*Recombinase Polymerase Amplification* - RPA) y amplificación por invasión de cadena (*Strand Invasion Based Amplification* - SIBA)

Son sistemas de amplificación isotérmica dependientes de la actividad de desplazamiento de la cadena de ADN de unas enzimas denominadas recombinasas y de las proteínas estabilizadoras del ADN monocatenario (SSB). En la reacción se utilizan la enzima recombinasa UvsX, en combinación con la proteína accesoria UvsY; la proteína de unión al ADN monocatenario, gp32, todas del bacteriófago T4 y la ADN polimerasa Bsu (*Bacillus subtilis*) con actividad de desplazamiento de cadena es la encargada de extender los cebadores directos e inversos como una PCR isotérmica (Piepenburg *et al.*, 2006). En el caso de la técnica RPA, las recombinasas separan la doble hélice diana en sitios que tienen homología de secuencia con los cebadores, y estos a su vez se intercalan en la doble hélice para ser sustratos de una ADN polimerasa (Figura 11A). Por otro lado, SIBA es una evolución de RPA para reducir la amplificación inespecífica. Los cebadores son más pequeños que en el caso de RPA y no son sustratos de la recombinasa. Estos solo pueden ser extendidos por la polimerasa cuando son "ayudados" a hibridar con su secuencia complementaria por un oligonucleótido adicional más largo, capaz de producir la invasión de la doble hélice (Figura 11B). Este oligonucleótido (OI), desestabiliza la doble hélice en los límites de su secuencia de unión permitiendo la invasión de los cebadores. Además el oligonucleótido de invasión tiene en sus extremos 2'-O-metil ARN, impidiendo que pueda ser extendido por la ADN polimerasa (Hoser *et al.*, 2014). La detección de los productos se puede hacer mediante fluorescencia, flujo lateral o colorimétrica, lo cual facilitaría su uso como POC (Schoeman y Fielding, 2019; Ye *et al.*, 2022).

A diferencia de otros sistemas isotérmicos, RPA y SIBA pueden generar amplicones de hasta 1 kb de longitud en un corto periodo de tiempo, 20-40 minutos. Como ventaja adicional cabe destacar que se realiza a 37°C y como inconveniente que puede producir amplificaciones inespecíficas. En esta técnica se ha reportado especificidad diagnóstica de 93%, sensibilidad diagnóstica de 95.3% y exactitud de 94.2% (Peters y Stevenson, 2019).

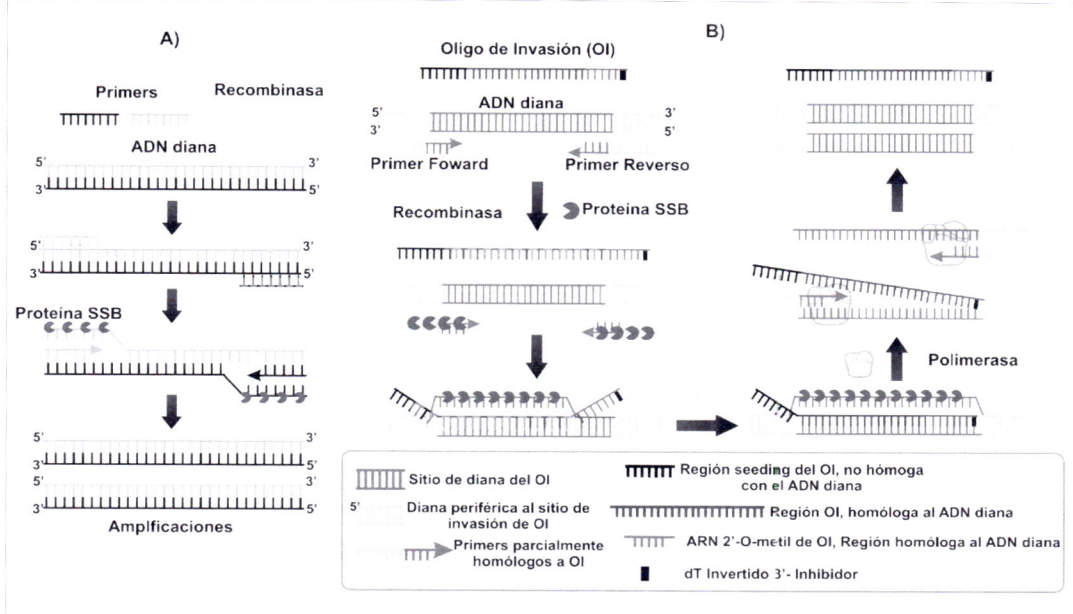

Figura 11. Amplificación recombinasa-polimerasa (RPA) en la izquierda y amplificación por invasión de cadena (SIBA) en la derecha. Adaptación de Biolabs (n.d.) y Hoser et al., 2014, respectivamente. A) La reacción de RPA comienza con la separación del ADN diana en la región de unión de los primers por acción de las recombinanasas y, posterior estabilización de esta apertura por las proteínas SSB. A continuación, los primers se unen para ser extendidos por la polimerasa Bsu. B) La reacción de SIBA se inicia con la unión del oligo invasor (OI) al ADN diana gracias a la acción de las recombinasas que separan el ADN diana y a la proteína SSB que estabiliza la apertura. La presencia de este OI desestabiliza los extremos de la cadena de ADN diana permitiendo la unión de los cebadores, que serán extendidos por la polimerasa Bsu.

ENSAYOS ISOTÉRMICOS SIN AMPLIACIÓN DE ÁCIDOS NUCLEICOS EN DESARROLLO

Los sistemas de PCR o isotérmicos están basados en la amplificación de los ácidos nucleicos y tienen como inconveniente la posibilidad de contaminación cruzada y falsos positivos. La amplificación de una señal generada por la presencia de un ARN específico es una opción para limitar este problema. La base molecular de estas *tecnologías isotérmicas y sin amplificación* son muy desconocidas incluso para especialistas en diagnóstico clínico.

Son ensayos que aumentan la señal analítica sin cambiar la concentración inicial de ácido nucleico, serían equivalentes a una inmunohistoquímica (amplificación de señal con tiramida o hibridación de captura) específica para ARN/ADN (Trang *et al.*, 2015; S. Zhang *et al.*,

101

2019). A pesar de estar prácticamente relegadas en las revisiones generales sobre los sistemas de isotérmicos, algunas de ellas están comercializadas para detectar el Virus de la Hepatitis C (Bresters *et al.*, 1994) o las cepas oncogénicas de Papilomavirus Humano (*Hybrid Capture Assay*) (Luu *et al.*, 2013; Mou *et al.*, 2021). En diagnóstico de COVID-19 no se han utilizado de forma clínica; sin embargo, dos de estas técnicas se han incluido en esta revisión por su interés teórico y su potencial de aplicabilidad en el futuro.

ADN ramificado (*Branched DNA Assay* - bDNA)

En un principio esta metodología se emplea para la cuantificación de la carga viral en individuos infectados por VIH, VHB y VHC. También es ampliamente utilizada en la cuantificación de la expresión génica (ARNm) en protocolos de alto rendimiento que permiten la detección simultánea de hasta 80 ARNm independientes (QuantiGene Plex assays de Thermo Fisher Scientific). bDNA mide directamente las moléculas de ácido nucleico presentes mediante la potenciación de una señal generada por la hibridación con la secuencia diana, en lugar de amplificar los ácidos nucleicos. Tampoco es necesaria la extracción del ADN o ARN, y el protocolo se realiza en placas de microtitulación. Conceptualmente es una técnica de hibridación en fase sólida en la cual se emplean sondas extensoras de captura (sondas específicas y complementarias al ADN/ARN diana) unidas a un soporte sólido (placa) y sondas específicas extensoras de marcaje que hibridan con el ADN diana.

La técnica requiere la lisis y desnaturalización de las partículas virales, células, suero, etc. para la liberación de los ácidos nucleicos y, posteriormente, realizar la hibridación y detección (Figura 12). Dicha técnica consta de las siguientes etapas:

1. Hibridación de las sondas extensoras de captura a la fase sólida y posterior captura del ADN/ARN diana por estas.
2. Unión consecutiva de la sonda extensora del marcador y el preamplificador al ácido nucleico. Este último se unirá con moléculas amplificadoras de ADN ramificado (15 ramificaciones en forma de árbol), cada una de las cuales puede unirse a tres sondas unidas a un enzima.
3. Detección, para lo cual se emplea un sustrato enzimático quimioluminiscente como la fosfatasa alcalina.
4. Revelado, midiendo la emisión de luz.

Para determinar la cantidad del ADN o ARN diana presente en la muestra se elabora una curva estándar con concentraciones conocidas del ácido nucleico diana (Bresters *et al.*, 1994).

Algunas modificaciones relativamente simples han permitido mejorar la sensibilidad y especificidad, en concreto la incorporación de bases no naturales como la 5′-metil-2′-desoxiisoguanosina (isoG) y 5′-metil-2′-isodesoxicitidina (isoC), en todas las sondas en el sistema de bDNA, con la excepción de los extensores de captura que median la hibridación del ácido

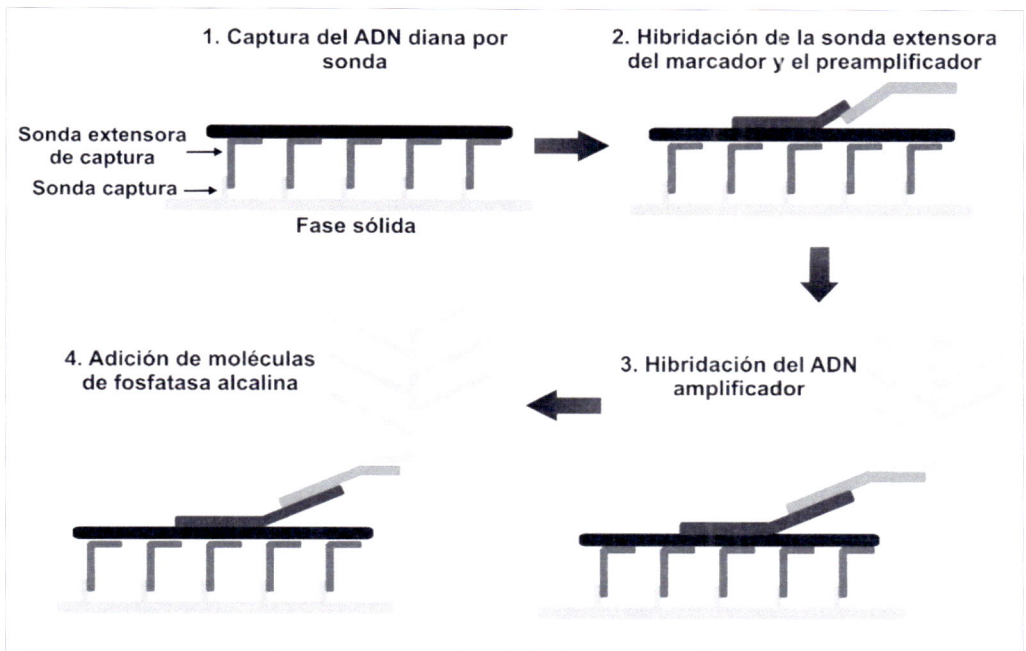

Figura 12. Ensayo de ADN ramificado. 1) Captura del ADN diana por las sondas de captura; 2) Hibridación de la sonda extensora del marcador y el preamplificador al ADN diana; 3) Unión de ADN amplificador al preamplificador; 4) Adición de moléculas de fosfatasa alcalina para la medición de quimioluminiscencia. Adaptación de www.biosyn.com/branch-oligonucleotide-synthesis.aspx

nucleico diana en la superficie de la placa. Las bases isoG e isoC no están presentes en la naturaleza y se reduce significativamente la hibridación inespecífica con la sonda de captura en ausencia del ácido nucleico diana. Se ha reportado que la técnica posee una sensibilidad diagnóstica de 67% - 97% y una especificidad diagnóstica de hasta 50 copias por mililitro como límite de detección (Tsongalis, 2006).

Amplificación de señal por escisión
(*Cleavage-based Signal Amplification* - CSA)

Tecnología fundamentada en las actividades enzimáticas de los ácidos nucleicos, las denominadas dexoxiribozimas (DNAzymes) (Breaker, 1997; D. Y. Wang *et al.*, 2002). Las dexoxiribozimas catalizan reacciones enzimáticas similares a las que realizan las enzimas proteicas convencionales y pueden ser seleccionadas *in vitro* por evolución artificial (J. Liu *et al.*, 2009). En los sistemas de diagnóstico se utilizan fundamentalmente dos tipos de dexoxiribozimas, una con actividad ribonucleasa y otra con actividad peroxidasa. Esta última es muy interesante ya que está constituida por una secuencia de ADN rica en guanina que adopta una estructura tridimensional

103

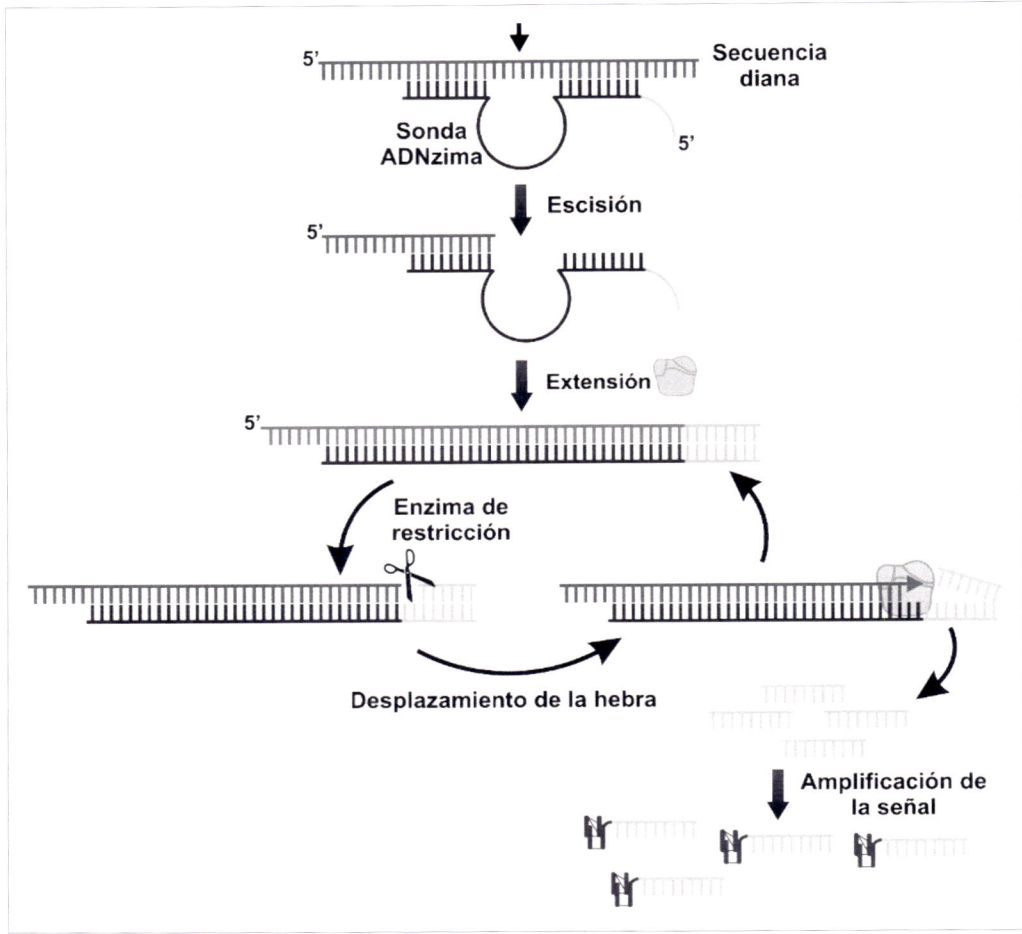

Figura 13. Amplificación de señal por escisión (CSA). Primero, la ADNzima produce una escisión en la secuencia de ARN diana. En el siguiente paso, el cebador de ARN generado se extiende para producir ADN de doble cadena que contiene el sitio de reconocimiento de la enzima de restricción. Tras la acción de la enzima de restricción, se produce una amplificación que desplaza la cadena y libera un producto monocatenario de ADN que desencadena la cascada de amplificación de la señal. La amplificación de la señal genera una gran cantidad de G-cuádruplex con actividad peroxidasa, que permite la detección del ARN. Adaptación de Zhao *et al.*, 2013.

denominada G-cuádruplex en la que las guaninas se emparejan en grupos de cuatro formando láminas, y estas a su vez forman pisos superpuestos de dos o tres capas en una estructura columnar. Estas peculiares estructuras del ADN tienen actividad peroxidasa—en presencia de hemina— (Ruttkay-Nedecky *et al.*, 2013). Son ácidos nucleicos muy útiles como monitores en sensores colorimétricos. El mecanismo de detección basado en la CSA está representado en la figura 13 (Zhao *et al.*, 2013). La sonda consiste en un oligonucleótido con dos secuencias complementarias a la región diana de un ARN (mensajero, mirRNA o ARN viral), una secuencia propia de la ADNzima con actividad ribonucleasa (situada en medio) y la ADNzima con actividad peroxidasa situada en el extremo 5' final. Una vez que la sonda se une a un ARN complementario, la actividad ribonucleasa degrada este ARN, generando un cebador que puede ser extendido por una polimerasa. El ADN bicatenario generado es cortado por una endonucleasa de cadena simple y la polimerasa utiliza esta rotura como sustrato para la polimerización y desplazamiento de la hebra. Esta hebra desplazada es la que adopta la conformación G-cuadruplex con actividad peroxidasa.

La polimerasa, al extender la hebra, genera nuevamente un ADN bicatenario que volverá a ser cortado por la enzima de restricción. Esto vuelve a producir un sustrato para la polimerasa que da lugar a un nuevo desplazamiento de hebra y a la generación de un ADN monocatenario que se pliega generando una nueva peroxidasa (Zhao *et al.*, 2013).

Como vemos, en esta tecnología se produce una rotura y degradación del ARN original diana, en lugar de una amplificación del mismo, lo cual reduce cualquier problema de contaminación cruzada. Además, el ADN bicatenario no es sustrato de la desoxiribozima, lo cual es muy útil para detectar ARNm ya que el ADN genómico no es sustrato del enzima. Son ensayos muy específicos y tan sensibles que consiguen amplificar la señal de forma isotérmica en torno a 10^6 veces. Por el contrario, los protocolos publicados están en torno a las dos horas de duración, lo cual los hace actualmente poco operativos para sistemas de diagnóstico rápido. Se ha descrito un límite de detección de 60 copias de ARN viral y una especificidad clínica de 100% (Zhao *et al.*, 2013).

DETECCIÓN DE PROTEÍNAS MEDIANTE AMPLIFICACIÓN DE ÁCIDOS NUCLEICOS

Inmuno-PCR e Inmuno-LAMP

Este sistema fue desarrollado inicialmente en el año 1992 (Sano *et al.*, 1992) y ha ido evolucionando hasta la actualidad, siendo comercializado por algunas empresas de diagnóstico biotecnológico como Raybiotech o Thermofisher. La herramienta principal es una molécula de ADN unida a un anticuerpo por su región constante. Este a su vez va a interaccionar con un antígeno diana previamente inmovilizado sobre una superficie sólida. Después de una incubación y lavado se realiza una amplificación del ADN unido al anticuerpo mediante PCR en tiempo real (Figura 14). La fijación de los antígenos se realiza en una placa de microtitulación mediante absorción pasiva o por inmovilización orientada utilizando un anticuerpo de captura específico.

Para el marcaje del anticuerpo de detección con ADN se utiliza la estrategia de unir estreptavidina al anticuerpo y marcar con biotina el ADN que servirá de molde para la PCR cuantitativa (He *et al.*, 2010). La amplificación de la señal por PCR se puede realizar directamente en la misma placa donde se ha realizado el ensamblaje de los inmunocomplejos. La cantidad de proteína diana en cada muestra se puede determinar basándose en una recta patrón que se calcula mediante la amplificación de muestras de concentración conocida de la proteína diana. Este sistema es potencialmente muy sensible para la detección del SARS-CoV-2 debido fundamentalmente a que el virión tiene empaquetado solo una copia del ARN genómico y, por el contrario, consta de unas 700-2.000 copias de algunas de las proteínas estructurales como la nucleocápsida. Lo anterior implica que la cantidad de material potencialmente detectable sea 3 órdenes de magnitud superior para las proteínas comparado con el ARN.

La Inmuno-PCR presenta varias ventajas sobre los métodos convencionales de detección de proteínas como el ELISA. En primer lugar, el umbral mínimo de detección es significativamente menor en comparación con los inmunoensayos convencionales. Se requiere un pequeño volumen de material, incluso menos de 1 µl. Este factor es interesante en los casos donde se dispone de muy poca cantidad de muestra, por ejemplo el uso de proteínas de las lágrimas como biomarcadores (Sahay *et al.*, 2021). En tercer lugar, el ensayo es compatible con la mayoría de las matrices biológicas complejas (saliva, sangre, orina, heces, pelo o uñas) (Spengler *et al.*, 2009). Debido a la alta sensibilidad de la Inmuno-PCR, las muestras se pueden diluir, lo que reduce significativamente el efecto inhibidor potencial del tipo de muestra de partida. Finalmente, el uso de PCR en tiempo real, en lugar de PCR de punto

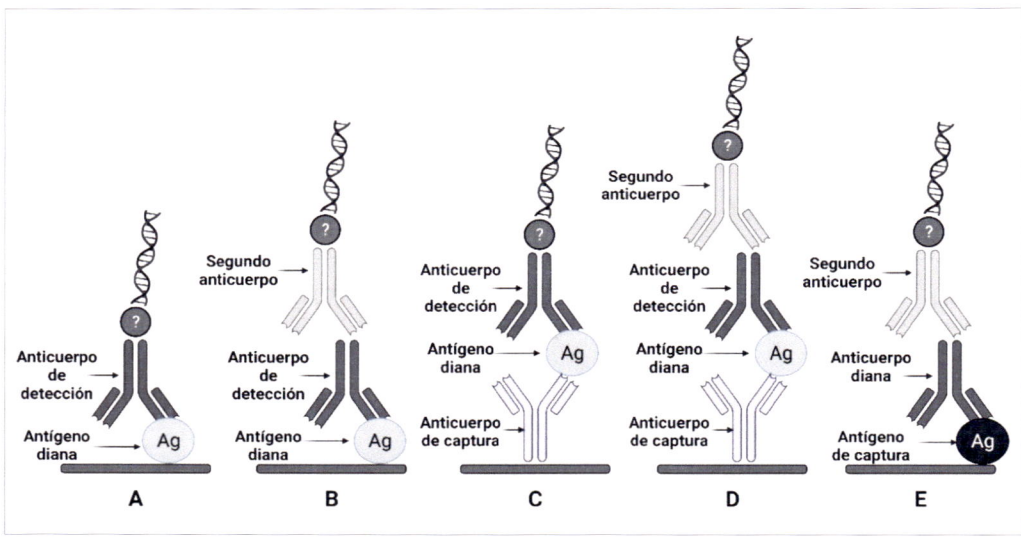

Figura 14. Inmuno-PCR. Diferentes tipos de ELISA adaptados a la técnica de inmuno-PCR: A) ELISA directo; B) ELISA directo con un anticuerpo secundario; C) ELISA tipo sándwich directo; D) ELISA tipo sándwich indirecto; E) ELISA indirecto para detectar un anticuerpo. Los diferentes métodos de unión del ADN al anticuerpo están representados con el símbolo "?". Adaptación de Chang *et al.*, 2016.

final, mejora la sensibilidad del ensayo, que puede alcanzar valores 10.000 veces superiores a las técnicas de ELISA (Tabatabaei *et al.*, 2021). Esta técnica ha sido empleada también para la detección de anticuerpos específicos frente al SARS-CoV-2 utilizando un anticuerpo secundario marcado con ADN que puede ser amplificado (P. Zhang *et al.*, 2022).

Una modificación muy interesante de este concepto es la Inmuno-LAMP, en la que se detecta de forma cuantitativa la presencia de proteínas específicas mediante un sistema en el que se sustituyen la PCR por una técnica isotérmica como LAMP (*Loop-mediated isothermal Amplification*). Aunque fue propuesto en 2013 (Pourhassan-Moghaddam *et al.*, 2013), hasta el momento existen pocas referencias de esta técnica en la bibliografía (Cao *et al.*, 2017; P. Liu *et al.*, 2018) a pesar de que es un sistema cómodo, sensible, cuantitativo, escalable y potencialmente aplicable a autodiagnóstico (Pourhassan-Moghaddam *et al.*, 2013).

Aptámeros

Los aptámeros, también denominados anticuerpos químicos, son oligonucleótidos de ADN o ARN de cadena sencilla, con tamaños entre 50 y 100 nucleótidos capaces de reconocer de forma específica a varios tipos de moléculas diana mediante un plegamiento tridimensional de su cadena (Figura 15).

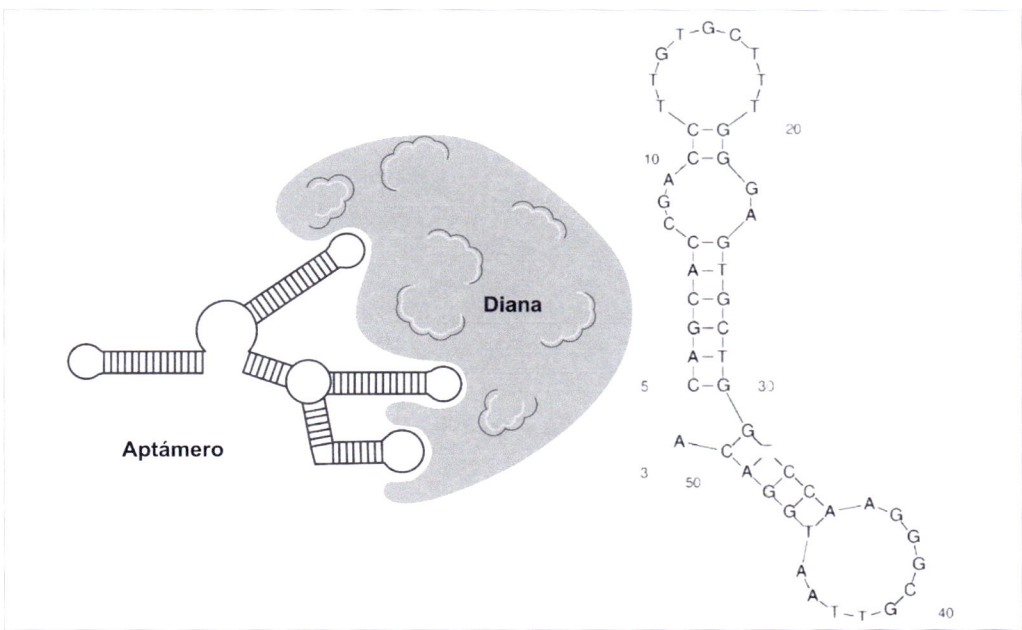

Figura 15. Oligonucleótido con afinidad específica por una estructura molecular con la que forma puentes de hidrógeno: aptámero, en la izquierda. En la parte derecha, aptámero que reconoce la proteína Spike del SARS-CoV-2. Imagen obtenida en el servidor http://www.unafold.org a partir de datos publicados por Shola y Kanayeva, 2022. **107**

Los aptámeros tienen una alta afinidad por las moléculas diana con una constante de disociación del orden de picomolar. El proceso de selección de aptámeros es bastante más sencillo que el de anticuerpos monoclonales. Esto se debe a que es independiente del uso de animales de experimentación y requiere solo técnicas *in vitro* mucho más baratas. El proceso de selección comienza con una librería aleatoria inmensa de 10^{15} oligonucleótidos independientes. A continuación, se realiza una serie de pasos sucesivos de unión de los oligonucleótidos a la diana, lavado de oligonucleótidos no unidos, amplificación de aquellos que interaccionan y purificación final de los mismos. Todos los oligonucleótidos llevan una secuencia específica en los extremos 5' y 3' que sirven para la amplificación por PCR. Finalmente, el "coctel" de aptámeros seleccionados es amplificado y secuenciado para identificar las secuencias presentes más comunes, que serán posteriormente evaluadas en experimentos de afinidad *in vitro*. Este protocolo se denomina SELEX (*Systematic Evolution of Ligand by Exponential Enrichment*, Figura 16) (Lauridsen *et al.*, 2018; Lam *et al.*, 2022). A diferencia de los anticuerpos convencionales, es relativamente sencillo aislar y seleccionar aptámeros con afinidad por moléculas muy pequeñas como iones, toxinas, aminoácidos, etc. Aunque también los hay

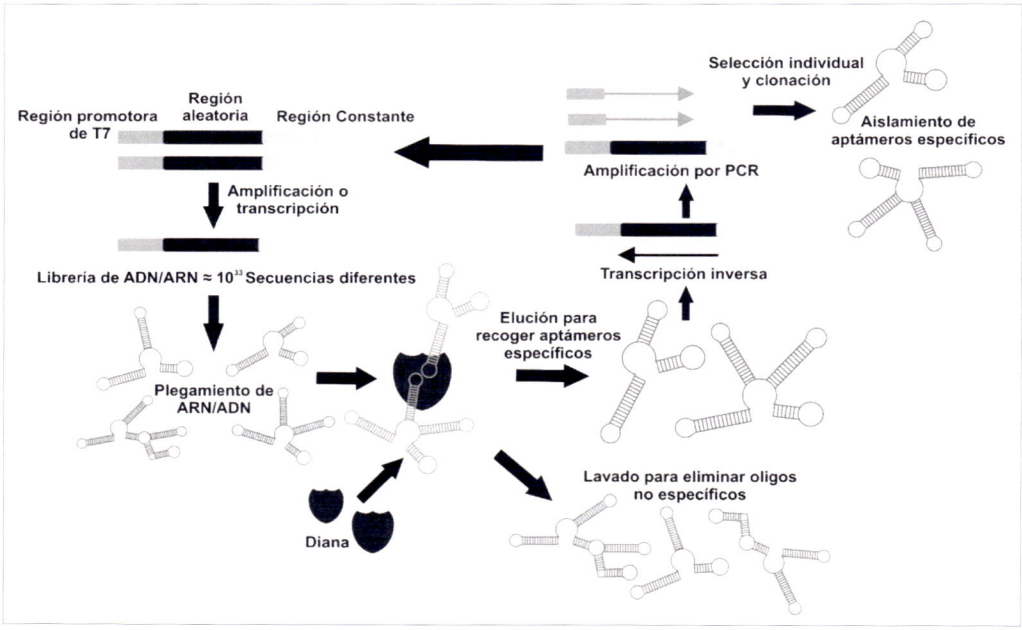

Figura 16. Protocolo SELEX para selección de aptámeros. El proceso de selección comienza con la obtención de una librería aleatoria inmensa de oligonucleótidos de ADN o ARN. Posteriormente, tras el plegamiento de las secuencias, se incuban con la proteína diana. Los aptámeros que no se unen a ella, son eliminados en un proceso de lavado, y los que están unidos a las proteínas diana son eluidos para hacer una mezcla enriquecida con aptámeros específicos.

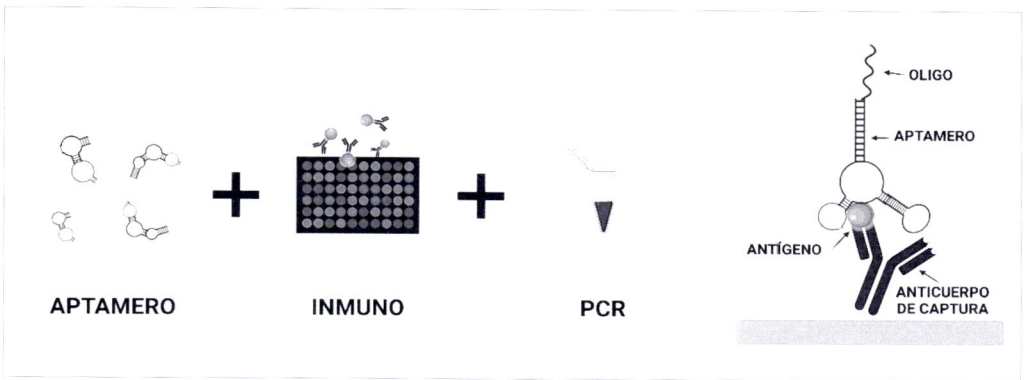

Figura 17. Aptamer-PCR. Los aptámeros específicos frente a los antígenos diana se añaden a la reacción de captura. A continuación, se realiza una PCR frente al ADN del oligonucleótido acoplado al aptámero para cuantificar la concentración del antígeno. Adaptación de Song *et al.*, 2012.

descritos para moléculas mayores como proteínas o células completas. Los aptámeros presentan propiedades análogas a los anticuerpos, por ello han sido utilizados en sistemas similares a los inmunoensayos convencionales como el ELISA (Lou *et al.*, 2022; Shola y Kanayeva, 2022; Moreno *et al.*, 2023) con diferentes sistemas de transducción de señal (ópticos, electroquímicos, etc.). También se han incorporado a biosensores de última generación basados en soportes de grafeno (Ban *et al.*, 2022), espectrometría RAMAN (Gu *et al.*, 2023), espectroscopía de impedancia electroquímica (Kurmangali *et al.*, 2022), etc. Una aplicación con un potencial extraordinario de desarrollo tecnológico y comercial es la denominada Aptamer-PCR (Cavallo *et al.*, 2022). En esta técnica, se combina la capacidad de interacción altamente específica de los aptámeros con la detección por PCR en tiempo real, permitiendo detectar por PCR desde pequeñas moléculas hasta virus completos (Rizvi *et al.*, 2023). Los aptámeros constan en sus extremos 5' y 3' de dos secuencias consenso que se utilizan a lo largo de todo el proceso de selección, así como en la amplificación por Aptamer-PCR (Figura 17). Conceptualmente es idéntica a la Inmuno-PCR, pero presenta algunas ventajas prácticas como son la estabilidad en un amplio rango de condiciones, su facilidad de síntesis y modificación, así como el reducido coste de los mismos.

PERSPECTIVAS: DIAGNÓSTICO DE AUTOTEST O AUTOCONSUMO (POINT OF CARE DIAGNOSTICS)

El futuro tecnológico de los sistemas de detección de ácidos nucleicos pasa por la miniaturización, automatización, detección de dianas múltiples y finalmente por la implementación de sistemas isotérmicos. Todo ello llevará en un futuro próximo al desarrollo de nuevos biosensores portátiles o kits de detección rápida en tiras de papel. Estos estarán disponibles en las consultas médicas de urgencias, explotaciones agrícolas, entornos naturales, instalaciones deportivas, empresas alimentarias u otros entornos alejados de laboratorios convencionales, en los cuales un muestreo y diagnóstico rápido y barato tengan interés en la toma de decisiones, control de calidad y seguridad. Desde el punto de vista comercial, la detección de ácidos nucleicos tiene un potencial de desarrollo importante en aplicaciones hasta ahora ignoradas por la industria biotecnológica. Por ejemplo, su uso por personal no especializado en entornos domésticos (detección en el hogar de contaminación biológica por hongos o bacterias) o empresariales (seguridad en el trabajo, hoteles, etc.). Con toda probabilidad, el desarrollo de técnicas híbridas que combinen, por ejemplo, la capacidad de interacción altamente específica propia de los aptámeros con la potencia de detección de los sistemas isotérmicos de amplificación, generará en los próximos años nuevos productos de diagnóstico; no solo para detectar ácidos nucleicos sino también proteínas o pequeñas moléculas (drogas, toxinas) mediante aptámeros acoplados con amplificación de ácidos nucleicos.

Las técnicas de amplificación isotérmica presentan importantes ventajas frente a la PCR. Sirva como ejemplo la reducción en la cantidad de muestra utilizada, la detección de una mayor variedad de dianas y el menor tiempo de reacción; además de aumentar la facilidad en su uso o la no necesidad de una maquinaria costosa. Sin embargo, a pesar del avance importante en las NAATs isotérmicas, estas todavía no han desplazado el uso de la PCR como el *gold standard*. Esto se puede deber en parte a la solidez y el uso generalizado de la PCR o la inmadurez percibida para este tipo de tecnologías por el mercado. No obstante, la aprobación por las instituciones de numerosas NAAT isotérmicas para la detección del COVID-19, no solo indica que estas nuevas tecnologías se están empezando a abrir camino, sino que algunas de estas técnicas, como LAMP, ya están lo suficientemente desarrolladas para su aplicación como POC. A pesar de ello, como se ha podido ir viendo a lo largo del capítulo, otras técnicas necesitan un mayor desarrollo en aspectos técnicos, como el tiempo de reacción o especificidad y en su comercialización en formato de kit, para que puedan surgir como competidores de métodos de diagnóstico rápido más consolidados como pueden ser LAMP, RCA o NASBA.

BIBLIOGRAFÍA

Ali, Z., Aman, R., Mahas, A., Rao, G. S., Tehseen, M., Marsic, T., Salunke, R., Subudhi, A. K., Hala, S. M., Hamdan, S. M., Pain, A., Alofi, F. S., Alsomali, A., Hashem, A. M., Khogeer, A., Almontashiri, N. A. M., Abedalthagafi, M., Hassan, N. y Mahfouz, M. M. (2020): "iSCAN: An RT-LAMP-coupled CRISPR-Cas12 module for rapid, sensitive detection of SARS-CoV-2". *Virus Research*, 288, 198129.

Ali, M. M., Li, F., Zhang, Z., Zhang, K., Kang, D. K., Ankrum, J. A., Le, X. C. y Zhao, W. (2014): "Rolling circle amplification: a versatile tool for chemical biology, materials science and medicine". *Chemical Society Reviews*, 43(10), 3324–3341.

An, L., Tang, W., Ranalli, T. A., Kim, H. J., Wytiaz, J. y Kong, H. (2005): "Characterization of a thermostable UvrD helicase and its participation in helicase-dependent amplification". *The Journal of Biological Chemistry*, 280(32), 28952–28958.

Asai, N., Nakamura, A., Sakanashi, D., Koita, I., Ohashi, W., Kawamoto, Y., Miyazaki, N., Ohno, T., Yamada, A., Chida, S., Shibata, Y., Shiota, A., Kato, H., Hagihara, M., Yamagishi, Y., Ohta, H. y Mikamo, H. (2022): "Comparative study of SmartAmp assay and reverse transcription-polymerase chain reaction by saliva specimen for the diagnosing COVID-19". *Journal of Infection and Chemotherapy*, 28(1), 120–123.

Ban, D. K., Bodily, T., Karkisaval, A. G., Dong, Y., Natani, S., Ramanathan, A., Ramil, A., Srivastava, S., Bandaru, P., Glinsky, G. y Lal, R. (2022): "Rapid self-test of unprocessed viruses of SARS-CoV-2 and its variants in saliva by portable wireless graphene biosensor". *Proceedings of the National Academy of Sciences of the United States of America*, 119(28), e2206521119.

Barrangou, R. y Marraffini, L. A. (2014): "CRISPR-Cas systems: Prokaryotes upgrade to adaptive immunity". *Molecular Cell*, 54(2), 234–244.

Becherer, L., Borst, N., Bakheit, M., Frischmann, S., Zengerle, R. y von Stetten, F. (2020a): "Loop-mediated isothermal amplification (LAMP) - review and classification of methods for sequence-specific detection". *Analytical Methods*, 12(6), 717–746.

Becherer, L., Knauf, S., Marks, M., Lueert, S., Frischmann, S., Borst, N., von Stetten, F., Bieb, S., Adu-Sarkodie, Y., Asiedu, K., Mitjà, O. y Bakheit, M. (2020b): "Multiplex Mediator Displacement Loop-Mediated Isothermal Amplification for Detection of *Treponema pallidum* and *Haemophilus ducreyi*". *Emerging Infectious Diseases*, 26(2), 282–288.

Biswas, G. y Sakai, M. (2014): "Loop-mediated isothermal amplification (LAMP) assays for detection and identification of aquaculture pathogens: current state and perspectives". *Applied Microbiology and Biotechnology*, 98(7), 2881–2895.

Bodulev, O. L. y Sakharov, I. Y. (2020): "Isothermal Nucleic Acid Amplification Techniques and Their Use in Bioanalysis". *Biochemistry*, 85(2), 147–166.

Breaker, R. R. (1997): "DNA enzymes". *Nature Biotechnology*, 15(5), 427–431.

111

Bresters, D., Cuypers, H. T., Reesink, H. W., Mauser-Bunschoten, E. P., van den Berg, H. M., Schaasberg, W. P., Wilber, J. C., Urdea, M. S., Neuwald, P. y Lelie, P. N. (1994): "Comparison of quantitative cDNA-PCR with the branched DNA hybridization assay for monitoring plasma hepatitis C virus RNA levels in haemophilia patients participating in a controlled interferon trial". *Journal of Medical Virology*, 43(3), 262–268.

Brown, N. A. y Elenitoba-Johnson, K. S. J. (2020): "Enabling Precision Oncology Through Precision Diagnostics". *Annual Review of Pathology*, 15, 97–121.

Bustin, S. A., Benes, V., Garson, J. A., Hellemans, J., Huggett, J., Kubista, M., Mueller, R., Nolan, T., Pfaffl, M. W., Shipley, G. L., Vandesompele, J. y Wittwer, C. T. (2009): "The MIQE guidelines: minimum information for publication of quantitative real-time PCR experiments". *Clinical Chemistry*, 55(4), 611–622.

Cao, H., Fang, X., Li, H., Li, H. y Kong, J. (2017): "Ultrasensitive detection of mucin 1 biomarker by immuno-loop-mediated isothermal amplification". *Talanta*, 164, 588–592.

Carter, J. G., Orueta Iturbe, L., Duprey, J. H. A., Carter, I. R., Southern, C. D., Rana, M., Whalley, C. M., Bosworth, A., Beggs, A. D., Hicks, M. R., Tucker, J. H. R. y Dafforn, T. R. (2021): "Ultrarapid detection of SARS-CoV-2 RNA using a reverse transcription-free exponential amplification reaction, RTF-EXPAR". *Proceedings of the National Academy of Sciences of the United States of America*, 118(35), e2100347118.

Cavallo, F. R., Mirza, K. B., de Mateo, S., Miglietta, L., Rodriguez-Manzano, J., Nikolic, K. y Toumazou, C. (2022): "A Point-of-Care Device for Fully Automated, Fast and Sensitive Protein Quantification via qPCR". *Biosensors*, 12(7), 537.

Chagas, B. S., Lima, R. C. P., Paiva Júnior, S. S. L., Silva, R. C. O., Cordeiro, M. N., Silva Neto, J. D. C., Batista, M. V. A., Silva, A. J. D., Gurgel, A. P. A. D. y Freitas, A. C. (2019): "Significant association between IL10-1082/-819 and TNF-308 haplotypes and the susceptibility to cervical carcinogenesis in women infected by Human papillomavirus". *Cytokine*, 113, 99–104.

Chang, L., Li, J. y Wang, L. (2016): "Immuno-PCR: An ultrasensitive immunoassay for biomolecular detection". *Analytica Chimica Acta*, 910, 12–24.

Corman, V. M., Haage, V. C., Bleicker, T., Schmidt, M. L., Mühlemann, B., Zuchowski, M., Jo, W. K., Tscheak, P., Möncke-Buchner, E., Müller, M. A., Krumbholz, A., Drexler, J. F. y Drosten, C. (2021): "Comparison of seven commercial SARS-CoV-2 rapid point-of-care antigen tests: a single-centre laboratory evaluation study". *The Lancet Microbe*, 2(7), e311–e319.

360Dx. "Coronavirus Test Tracker. Commercially Available COVID-19 Diagnostic Tests". (2023): *https://www.360dx.com/coronavirus-test-tracker-launched-covid-19-tests*.

Da Silva, S. J. R., Pardee, K. y Pena, L. (2019): "Loop-Mediated Isothermal Amplification (LAMP) for the Diagnosis of Zika Virus: A Review". *Viruses*, 12(1), 19.

Deiman, B., van Aarle, P. y Sillekens, P. (2002): "Characteristics and applications of nucleic acid sequence-based amplification (NASBA)". *Molecular Biotechnology*, 20(2), 163–179.

Deng, H. y Gao, Z. (2015): "Bioanalytical applications of isothermal nucleic acid amplification techniques". *Analytica Chimica Acta*, 853, 30–45.

Deng, S., Sun, Y., Xia, H., Liu, Z., Gao, L., Yang, J., Zhao, Y., Huang, F., Feng, J., Wang, L., Huan, S. y Zhan, S. (2019): "Accuracy of Commercial Molecular Diagnostics for the Detection of Pulmonary Tuberculosis in China: A Systematic Review". *Scientific Reports*, 9(1), 4553.

Dunbar, S. y Das, S. (2019): "Amplification chemistries in clinical virology". *Journal of Clinical Virology*, 115, 18–31.

Feng, C., Mao, X., Yang, Y., Zhu, X., Yin, Y. y Li, G. (2016): "Rolling circle amplification in electrochemical biosensor with biomedical applications". *Journal of Electroanalytical Chemistry*, 781, 223–232.

Fernandes, T. J. R., Amaral, J. S. y Mafra, I. (2021): "DNA barcode markers applied to seafood authentication: an updated review". *Critical Reviews in Food Science and Nutrition*, 61(22), 3904–3935.

Fire, A. y Xu, S. Q. (1995): "Rolling replication of short DNA circles". *Proceedings of the National Academy of Sciences of the United States of America*, 92(10), 4641–4645.

Garafutdinov, R. R., Sakhabutdinova, A. R., Gilvanov, A. R. y Chemeris, A. V. (2021): "Rolling Circle Amplification as a Universal Method for the Analysis of a Wide Range of Biological Targets". *Russian Journal of Bioorganic Chemistry*, 47(6), 1172–1189.

Gavrilov, M., Yang, J. Y. C., Zou, R. S., Ma, W., Lee, C. Y., Mohapatra, S., Kang, J., Liao, T. W., Myong, S. y Ha, T. (2022): "Engineered helicase replaces thermocycler in DNA amplification while retaining desired PCR characteristics". *Nature Communications*, 13(1), 6312.

Gorzalski, A. J., Tian, H., Laverdure, C., Morzunov, S., Verma, S. C., VanHooser, S. y Pandori, M. W. (2020): "High-Throughput Transcription-mediated amplification on the Hologic Panther is a highly sensitive method of detection for SARS-CoV-2". *Journal of Clinical Virology*, 129, 104501.

Grifols S.A. (2017). "Grifols hace efectiva la compra de su participación en la unidad de diagnóstico transfusional por tecnología NAT de Hologic por 1.850 millones de dólares". www.grifols.com/es/view-news/-/news/grifols-closes-the-acquisition-of-hologic-s-share-of-nat-donor-screening-unit-for-usd-1850-million.

Grifols S.A. (2020). Grifols y Hologic aúnan esfuerzos para facilitar más pruebas de detección de COVID-19 en España. www.grifols.com/es/view-news/-/news/grifols-and-hologic-embark-on-a-unique-collaboration-for-covid-19-testing-in-spain.

Gu, M. M., Guan, P. C., Xu, S. S., Li, H. M., Kou, Y. C., Lin, X. D., Kathiresan, M., Song, Y., Zhang, Y. J., Jin, S. Z. y Li, J. F. (2023): "Ultrasensitive detection of SARS-CoV-2 S protein with aptamers biosensor based on surface-enhanced Raman scattering". *The Journal of Chemical Physics*, 158(2), 024203.

Hariharan, G. y Prasannath, K. (2021): "Recent Advances in Molecular Diagnostics of Fungal Plant Pathogens: A Mini Review". *Frontiers in Cellular and Infection Microbiology*, 10, 600234.

He, X., McMahon, S., McKeon, T. A. y Brandon, D. L. (2010): "Development of a novel immuno-PCR assay for detection of ricin in ground beef, liquid chicken egg, and milk". *Journal of Food Protection*, 73(4), 695–700.

Hellyer, T. J. y Nadeau, J. G. (2004): "Strand displacement amplification: a versatile tool for molecular diagnostics". *Expert Review of Molecular Diagnostics*, 4(2), 251–261.

Hoser, M. J., Mansukoski, H. K., Morrical, S. W. y Eboigbodin, K. E. (2014): "Strand Invasion Based Amplification (SIBA®): a novel isothermal DNA amplification technology demonstrating high specificity and sensitivity for a single molecule of target analyte". *PLOS ONE*, 9(11), e112656.

Huang, W. E., Lim, B., Hsu, C. C., Xiong, D., Wu, W., Yu, Y., Jia, H., Wang, Y., Zeng, Y., Ji, M., Chang, H., Zhang, X., Wang, H. y Cui, Z. (2020): "RT-LAMP for rapid diagnosis of coronavirus SARS-CoV-2". *Microbial Biotechnology*, 13(4), 950–961.

Ishikawa, T. y Hayashizaki, Y. (2012): "Recent Advances in Pharmacogenomic Technology for Personalized Medicine". *Topics on Drug Metabolism*.

Islam, M. M. y Koirala, D. (2022): "Toward a next-generation diagnostic tool: A review on emerging isothermal nucleic acid amplification techniques for the detection of SARS-CoV-2 and other infectious viruses". *Analytica Chimica Acta*, 1209, 339338.

Jaimes-Bernal, C., Serrano-Risquez, C., Galián, F., Montero-Gómez, A., Márquez, F. J. y Caruz, A. (2023): "Sistemas de amplificación de ácidos nucleicos: tecnologías y aplicaciones. Vol. III.". En: *Biología molecular y celular, biomedicina y biotecnología*. J. Peragón y M. A. Peinado (eds). Jaén: UJA Editorial.

Joint Research Centre. (2022). "COVID-19 In Vitro Diagnostic Devices and Test Methods Database". *https://covid-19-diagnostics.jrc.ec.europa.eu/*.

Kellner, M. J., Koob, J. G., Gootenberg, J. S., Abudayyeh, O. O. y Zhang, F. (2019): "SHERLOCK: nucleic acid detection with CRISPR nucleases". *Nature Protocols*, 14(10), 2986–3012.

Kettler, H., White, K., Hawkes, S. J. y UNDP/World Bank/WHO Special Programme for Research and Training in Tropical Diseases. (2004): "Mapping the landscape of diagnostics for sexually transmitted infections: key findings and recommendations". *World Health Organization*.

Khan, P., Aufdembrink, L. M. y Engelhart, A. E. (2020): "Isothermal SARS-CoV-2 Diagnostics: Tools for Enabling Distributed Pandemic Testing as a Means of Supporting Safe Reopenings". *ACS Synthetic Biology*, 9(11), 2861–2880.

Kristensen, L. S. y Hansen, L. L. (2009): "PCR-based methods for detecting single-locus DNA methylation biomarkers in cancer diagnostics, prognostics, and response to treatment". *Clinical Chemistry*, 55(8), 1471–1483.

Kumari, R., Lim, J. W., Sullivan, M. R., Malampy, R., Baush, C., Smolina, I., Robin, H., Demidov, V. V., Ugolini, G. S., Auclair, J. R. y Konry, T. (2022): "A Novel Rolling Circle Amplification-Based Detection of SARS-CoV-2 with Multi-Region Padlock Hybridization". *Diagnostics*, 12(9), 2252.

Kurmangali, A., Dukenbayev, K. y Kanayeva, D. (2022): "Sensitive Detection of SARS-CoV-2 Variants Using an Electrochemical Impedance Spectroscopy Based Aptasensor". *International Journal of Molecular Sciences*, 23(21), 13138.

Lam, S. Y., Lau, H. L. y Kwok, C. K. (2022): "Capture-SELEX: Selection Strategy, Aptamer Identification, and Biosensing Application". *Biosensors*, 12(12), 1142.

Lamble, H. J. y Lloyd, D. (2020): "Nucleic acid detection method". *US20210040571A1*.

Land, K. J., Boeras, D. I., Chen, X. S., Ramsay, A. R. y Peeling, R. W. (2019): "REASSURED diagnostics to inform disease control strategies, strengthen health systems and improve patient outcomes". *Nature Microbiology*, 4(1), 46–54.

Lauridsen, L. H., Doessing, H. B., Long, K. S. y Nielsen, A. T. (2018): "A Capture-SELEX Strategy for Multiplexed Selection of RNA Aptamers Against Small Molecules". *Methods in Molecular Biology (Clifton, N.J.)*, 1671, 291–306.

Liu, J., Cao, Z. y Lu, Y. (2009): "Functional nucleic acid sensors". *Chemical Reviews*, 109(5), 1948–1998.

Liu, P., Fang, X., Cao, H., Gu, M., Kong, J. y Deng, A. (2018): "Nano-biotinylated liposome-based immunoassay for the ultrasensitive detection of protein biomarker in urine". *Talanta*, 179, 472–477.

Lobato, I. M. y O'Sullivan, C. K. (2018): "Recombinase polymerase amplification: Basics, applications and recent advances". *Trends in Analytical Chemistry (TRAC)*, 98, 19–35.

Lou, B., Liu, Y., Shi, M., Chen, J., Li, K., Tan, Y., Chen, L., Wu, Y., Wang, T., Liu, X., Jiang, T., Peng, D. y Liu, Z. (2022): "Aptamer-based biosensors for virus protein detection". *Trends in Analytical Chemistry (TRAC)*, 157, 116738.

Luu, H. N., Dahlstrom, K. R., Mullen, P. D., VonVille, H. M. y Scheurer, M. E. (2013): "Comparison of the accuracy of Hybrid Capture II and polymerase chain reaction in detecting clinically important cervical dysplasia: a systematic review and meta-analysis". *Cancer Medicine*, 2(3), 367–390.

Mabey, D., Peeling, R. W., Ustianowski, A. y Perkins, M. D. (2004): "Diagnostics for the developing world". *Nature Reviews Microbiology*, 2(3), 231–240.

Martzy, R., Kolm, C., Krska, R., Mach, R. L., Farnleitner, A. H. y Reischer, G. H. (2019): "Challenges and perspectives in the application of isothermal DNA amplification methods for food and water analysis". *Analytical and Bioanalytical Chemistry*, 411(9), 1695–1702.

Mcdonough, S. T. y Brentano, S. H. (2000): "Isothermal Amplification of RNA by Transcription-Mediated Amplification (TMA)". En C. Kessler (Ed.), *Nonradioactive Analysis of Biomolecules*. Springer Lab Manuals book series (SLM).

Mitani, Y., Lezhava, A., Kawai, Y., Kikuchi, T., Oguchi-Katayama, A., Kogo, Y., Itoh, M., Miyagi, T., Takakura, H., Hoshi, K., Kato, C., Arakawa, T., Shibata, K., Fukui, K., Masui, R., Kuramitsu, S., Kiyotani, K., Chalk, A., Tsunekawa, K., … Hayashizaki, Y. (2007): "Rapid SNP diagnostics using asymmetric isothermal amplification and a new mismatch-suppression technology". *Nature Methods*, 4(3), 257–262.

Mitani, Y., Oka, T., Hayashizaki, T. y Hayashi, T. (2004): "Method of amplifying nucleic acid and method of detecting mutated nucleic acid using the same". *EP1712618B1*.

Mok, E., Wee, E., Wang, Y. y Trau, M. (2016): "Comprehensive evaluation of molecular enhancers of the isothermal exponential amplification reaction". *Scientific Reports*, 6, 37837.

Moreno, M., García-Sacristán, A., Martín, M. E. y González, V. M. (2023): "Enzyme-Linked Oligonucleotide Assay (ELONA)". *Methods in Molecular Biology*, 2570, 235–242.

Mou, L., Hong, H., Xu, X., Xia, Y. y Jiang, X. (2021): "Digital Hybridization Human Papillomavirus Assay with Attomolar Sensitivity without Amplification". *ACS Nano*, 15(8), 13077–13084.

Nagamine, K., Hase, T. y Notomi, T. (2002): "Accelerated reaction by loop-mediated isothermal amplification using loop primers". *Molecular and Cellular Probes*, 16(3), 223–229.

NCD Risk Factor Collaboration (NCD-RisC) (2016): "A century of trends in adult human height". *eLife*, 5, e13410.

New England Biolabs. "Loop-Mediated Isothermal Amplification". *https://www.neb.com/en*

New England Biolabs. "Recombinase-polymerase-amplification and SIBA". *https://www.neb.com/en*

Nimmo, C., Millard, J., Faulkner, V., Monteserin, J., Pugh, H. y Johnson, E. O. (2022): "Evolution of *Mycobacterium tuberculosis* drug resistance in the genomic era". *Frontiers in Cellular and Infection Microbiology*, 12, 954074.

Notomi, T., Okayama, H., Masubuchi, H., Yonekawa, T., Watanabe, K., Amino, N. y Hase, T. (2000): "Loop-mediated isothermal amplification of DNA". *Nucleic Acids Research*, 28(12), E63.

bioMérieux. "Nuclisens® Easyq®", *https://www.biomerieux.es/diagnostico-clinico/productos/nuclisensr-easyqr*.

Oliveira, B. B., Veigas, B. y Baptista, P. V. (2021): "Isothermal Amplification of Nucleic Acids: The Race for the Next 'Gold Standard'". *Frontiers in Sensors*, 2, 752600.

Pearson, L. A., D'Agostino, P. M. y Neilan, B. A. (2021): "Recent developments in quantitative PCR for monitoring harmful marine microalgae". *Harmful Algae*, 108, 102096.

Peters, R. y Stevenson, M. (2019): "Zika virus diagnosis: challenges and solutions". *Clinical Microbiology and Infection*, 25(2), 142–146.

Piepenburg, O., Williams, C. H., Stemple, D. L. y Armes, N. A. (2006): "DNA detection using recombination proteins". *PLoS Biology*, 4(7), e204.

Poole, C. B., Li, Z., Alhassan, A., Guelig, D., Diesburg, S., Tanner, N. A., Zhang, Y., Evans, T. C., Jr, LaBarre, P., Wanji, S., Burton, R. A. y Carlow, C. K. (2017): "Colorimetric tests for diagnosis of filarial infection and vector surveillance using non-instrumented nucleic acid loop-mediated isothermal amplification (NINA-LAMP)". *PLoS ONE*, 12(2), e0169011.

Pourhassan-Moghaddam, M., Rahmati-Yamchi, M., Akbarzadeh, A., Daraee, H., Nejati-Koshki, K., Hanifehpour, Y. y Joo, S. W. (2013): "Protein detection through different platforms of immuno-loop-mediated isothermal amplification". *Nanoscale Research Letters*, 8(1), 485.

Pumford, E. A., Lu, J., Spaczai, I., Prasetyo, M. E., Zheng, E. M., Zhang, H. y Kamei, D. T. (2020): "Developments in integrating nucleic acid isothermal amplification and detection systems for point-of-care diagnostics". *Biosensors & Bioelectronics*, 170, 112674.

Qian, C., Wang, R., Wu, H., Ji, F. y Wu, J. (2019): "Nicking enzyme-assisted amplification (NEAA) technology and its applications: A review". *Analytica Chimica Acta*, 1050, 1–15.

Rizvi, A. S., Murtaza, G., Xu, X., Gao, P., Qiu, L. y Meng, Z. (2023): "Aptamer-Linked Photonic Crystal Assay for High-Throughput Screening of HIV and SARS-CoV-2". *Analytical Chemistry*, 95(2), 917–923.

Ruttkay-Nedecky, B., Kudr, J., Nejdl, L., Maskova, D., Kizek, R. y Adam, V. (2013): "G-quadruplexes as sensing probes". *Molecules*, 18(12), 14760–14779.

Sahay, P., Reddy, S., Prusty, B. K., Modak, R. y Rao, A. (2021): "TGFβ1, MMPs and cytokines profiles in ocular surface: Possible tear biomarkers for pseudoexfoliation". *PLoS ONE*, 16(4), e0249759.

Sano, T., Smith, C. L. y Cantor, C. R. (1992): "Immuno-PCR: very sensitive antigen detection by means of specific antibody-DNA conjugates". *Science*, 258(5079), 120–122.

Schoeman, D. y Fielding, B. C. (2019): "Coronavirus envelope protein: current knowledge". *Virology Journal*, 16(1), 69.

Shin, D. J., Andini, N., Hsieh, K., Yang, S. y Wang, T. H. (2019): "Emerging Analytical Techniques for Rapid Pathogen Identification and Susceptibility Testing". *Annual Review of Analytical Chemistry*, 12(1), 41–67.

Shola David, M. y Kanayeva, D. (2022): "Enzyme linked oligonucleotide assay for the sensitive detection of SARS-CoV-2 variants". *Frontiers in Cellular and Infection Microbiology*, 12, 1017542.

Song, J., Lv, F., Yang, G., Liu, L., Yang, Q. y Wang, S. (2012): "Aptamer-based polymerase chain reaction for ultrasensitive cell detection". *Chemical Communications*, 48(60), 7465–7467.

Spengler, M., Adler, M., Jonas, A. y Niemeyer, C. M. (2009): "Immuno-PCR assays for immunogenicity testing". *Biochemical and Biophysical Research Communications*, 387(2), 278–282.

Tabatabaei, M. S., Islam, R. y Ahmed, M. (2021): "Applications of gold nanoparticles in ELISA, PCR, and immuno-PCR assays: A review". *Analytica Chimica Acta*, 1143, 250–266.

Tang, Y. W., Lozano, L., Chen, X., Querec, T. D., Katabi, N., Moreno-Docón, A., Wang, H., Fix, D., De Brot, L., McMillen, T. A., Yoon, J. Y., Torroba, A., Wang, Y., Unger, E. R. y Park, K. J. (2020): "An Isothermal, Multiplex Amplification Assay for Detection and Genotyping of Human Papillomaviruses in Formalin-Fixed, Paraffin-Embedded Tissues". *The Journal of Molecular Diagnostics: JMD*, 22(3), 419–428.

Toley, B. J., Covelli, I., Belousov, Y., Ramachandran, S., Kline, E., Scarr, N., Vermeulen, N., Mahoney, W., Lutz, B. R. y Yager, P. (2015): "Isothermal strand displacement amplification (iSDA): a rapid and sensitive method of nucleic acid amplification for point-of-care diagnosis". *The Analyst*, 140(22), 7540–7549.

Trang, N. T., Hirai, T., Ngan, P. H., Lan, N. T., Fuke, N., Toyama, K., Yamamoto, T. y Yamaguchi, R. (2015): "Enhanced detection of Porcine reproductive and respiratory syndrome virus in fixed tissues by in situ hybridization following tyramide signal amplification". *Journal of Veterinary Diagnostic Investigation*, 27(3), 326–331.

Tsongalis, G. J. (2006): "Branched DNA technology in molecular diagnostics". *American Journal of Clinical Pathology*, 126(3), 448–453.

Van Ness, J., Van Ness, L. K. y Galas, D. J. (2003): "Isothermal reactions for the amplification of oligonucleotides". *Proceedings of the National Academy of Sciences of the United States of America*, 100(8), 4504–4509.

Veros COVID-19. Sense. (https://sense-bio.com/).

Vincent, M., Xu, Y. y Kong, H. (2004): "Helicase-dependent isothermal DNA amplification". *EMBO Reports*, 5(8), 795–800.

Walker, G. T., Little, M. C., Nadeau, J. G. y Shank, D. D. (1992): "Isothermal in vitro amplification of DNA by a restriction enzyme/DNA polymerase system". *Proceedings of the National Academy of Sciences of the United States of America*, 89(1), 392–396.

Wang, D. Y., Lai, B. H. y Sen, D. (2002): "A general strategy for effector-mediated control of RNA-cleaving ribozymes and DNA enzymes". *Journal of Molecular Biology*, 318(1), 33–43.

Wang, Y., Chen, X., Wang, R., Yang, Z. y Zhao, Y. (2017): "Omega amplification". *Patent: WO2017205510A1*.

Wang, Y., Luo, L., Liu, D., Luo, X., Xu, Y., Hu, S., Niu, L., Xu, J. y Ye, C. (2015): "Rapid and Sensitive Detection of Shigella spp. and Salmonella spp. by Multiple Endonuclease Restriction Real-Time Loop-Mediated Isothermal Amplification Technique". *Frontiers in Microbiology*, 6, 1400.

World Health Organization (WHO). (2020): "Diagnostic testing for SARS-CoV-2".

Xu, G., Hu, L., Zhong, H., Wang, H., Yusa, S., Weiss, T. C., Romaniuk, P. J., Pickerill, S. y You, Q. (2012): "Cross priming amplification: mechanism and optimization for isothermal DNA amplification". *Scientific Reports*, 2, 246.

Ye, Q., Lu, D., Zhang, T., Mao, J. y Shang, S. (2022): "Recent advances and clinical application in point-of-care testing of SARS-CoV-2". *Journal of Medical Virology*, 94(5), 1866–1875.

You, Q. (2010): "Cross priming amplification of target nucleic acids". *Patent: EP2382330A1*.

Yuan, X., Yang, C., He, Q., Chen, J., Yu, D., Li, J., Zhai, S., Qin, Z., Du, K., Chu, Z. y Qin, P. (2020): "Current and Perspective Diagnostic Techniques for COVID-19". *ACS Infectious Diseases*, 6(8), 1998–2016.

Zhang, P., Chen, L., Hu, J., Trick, A. Y., Chen, F. E., Hsieh, K., Zhao, Y., Coleman, B., Kruczynski, K., Pisanic, T. R., Heaney, C. D., Clarke, W. A. y Wang, T. H. (2022): "Magnetofluidic immuno-PCR for point-of-care COVID-19 serological testing". *Biosensors & Bioelectronics*, 195, 113656.

Zhang, S., Hu, B., Xia, X., Xu, Y., Hang, B., Jiang, J. y Hu, J. (2019): "Highly Sensitive Detection of PCV2 Based on Tyramide Signals and GNPL Amplification". *Molecules*, 24(23), 4364.

Zhao, Y., Chen, F., Li, Q., Wang, L. y Fan, C. (2015): "Isothermal Amplification of Nucleic Acids". *Chemical Reviews*, 115(22), 12491–12545.

Zhao, Y., Zhou, L. y Tang, Z. (2013): "Cleavage-based signal amplification of RNA". *Nature Communications*, 4, 1493.

Zhu, X., Feng, C., Zhang, B., Tong, H., Gao, T. y Li, G. (2015): "A netlike rolling circle nucleic acid amplification technique". *The Analyst*, 140(1), 74–78.

CONSTRUCCIÓN Y ANÁLISIS DE REDES EN EL ESTUDIO DEL TRATAMIENTO FARMACOLÓGICO
DE LAS ENCEFALOPATÍAS EPILÉPTICAS INFANTILES

03

CONSTRUCCIÓN Y ANÁLISIS DE REDES EN EL ESTUDIO DEL TRATAMIENTO FARMACOLÓGICO DE LAS ENCEFALOPATÍAS EPILÉPTICAS INFANTILES

Paula Gregorio-Pablos, Francisco J. Esteban

Autor para correspondencia:
Francisco J. Esteban, festeban@ujaen.es

121

RESUMEN

El análisis de datos farmacológicos a gran escala, y su relación con la base génica de las enfermedades, requiere el uso de herramientas computacionales. El objetivo de este trabajo es establecer la correspondencia existente entre el genotipo y el tratamiento farmacológico mediante el análisis de redes de interacción molecular. Para ello nos centraremos en el estudio de las encefalopatías epilépticas infantiles tempranas (EIEE), un trastorno complejo con un fenotipo similar aun pudiendo ser causado por la mutación de un gen diferente en cada individuo. Las EIEE están infradiagnosticadas, no tienen cura y su tratamiento es principalmente sintomático y no siempre certero. Los resultados obtenidos muestran que el procedimiento utilizado permite, de un modo sencillo, la caracterización del tratamiento farmacológico de este tipo de trastorno multigénico.

PALABRAS CLAVE: *enfermedad genética, EIEE, fármacos, red molecular.*

ABSTRACT

High-throughput pharmacological data analysis, when related to genetic diseases, requires the use of computational tools. The aim of this work is to establish the correspondence between genotype and pharmacological treatment by analysing molecular interaction networks. To this end, we will focus on the study of early infantile epileptic encephalopathies (EIEE), a complex disorder with a similar phenotype even though it may be caused by the mutation of a different gene in each individual. EIEE are underdiagnosed, have no cure and their treatment is mainly symptomatic and not always accurate. The results obtained show that the procedure used allows, in a simple way, the characterisation of the pharmacological treatment of this type of multigene disorder.

KEYWORDS: *genetic disease, EIEE, drugs, molecular networks.*

TABLA DE CONTENIDO

La encefalopatía epiléptica (EE) se puede definir como aquella actividad epiléptica que participa en el deterioro cognitivo, conductual y psicomotor del cerebro en desarrollo (Duszyc *et al.*, 2015). También se caracteriza por la aparición de convulsiones intratables y anormalidades en el electroencefalograma (EEG), y los pacientes experimentan un daño severo con un alto riesgo de comorbilidades y mal pronóstico (Nashabat *et al.*, 2019; Zhong *et al.*, 2019).

Las encefalopatías epilépticas infantiles tempranas (EIEE) agrupan las formas más graves de encefalopatías epilépticas relacionadas con la edad (Lemattre *et al.*, 2019). Estos síndromes se caracterizan por presentar epilepsia intratable en las primeras semanas o meses de vida, ya que más del 75% se manifiesta antes del primer mes tras el nacimiento (Alsahli *et al.*, 2018), con espasmos tónicos y un patrón de brote/supresión en el EEG durante la vigilia y el sueño (Tavyev Asher y Scaglia, 2012). El curso clínico generalmente se acompaña de un paro concomitante en el crecimiento cerebral que resulta en microcefalia y atrofia cerebral (Tavyev Asher y Scaglia, 2012), un retraso en el desarrollo, profundo deterioro intelectual, progreso hacia un grave deterioro psicomotor y muerte prematura (Ostrander *et al.*, 2018). Los síndromes que agrupan las EIEE presentan una etiología muy variable y, en la mayoría de los casos, una base genética diferente (Ostrander *et al.*, 2018). También se detecta variabilidad en la edad de inicio, la gravedad, el tipo de convulsiones y los patrones de EEG, además de otras alteraciones asociadas como trastornos del espectro autista (TEA) (Nashabat *et al.*, 2019).

Puesto que la EIEE es un grupo genéticamente heterogéneo, con numerosos genes asociados a diferentes tipos de EIEE, las técnicas de secuenciación de nueva generación (NGS) han contribuido en la compresión de su patogénesis (Zhong *et al.*, 2019). Sin duda, el diagnóstico etiológico precoz de las EIEE, basado en un estudio genético, puede proporcionar información detallada de la enfermedad para determinar el tratamiento más adecuado para el paciente. Además, el diagnóstico de la mutación causante permite dotar a las familias de la información necesaria para la posible toma de decisiones (Olson *et al.*, 2017). En definitiva, las pruebas genéticas tempranas y eficientes pueden contribuir a cambiar significativamente la práctica clínica y, con ello, el beneficio de las personas que padecen EIEE (Johannesen *et al.*, 2020).

Actualmente no existe cura para las EIEE, por lo que el tratamiento que reciben estos pacientes es sintomático, es decir, se limita a tratar las manifestaciones de la enfermedad. Los fármacos que se prescriben son principalmente antiepilépticos, que pueden ir asociados a otro tipo de medicamentos como analgésicos, antipsicóticos, antidepresivos o somníferos. Cabe destacar que muchos de los pacientes acaban desarrollando, a largo plazo, resistencias al tratamiento antiepiléptico (Armijo *et al.*, 2006). En los pacientes con EIEE en los que la epilepsia no responde a los antiepilépticos, el tratamiento de elección es la dieta cetogénica (Turkdogan *et al.*, 2019).

A pesar de que la identificación de la etiología genética de las EIEE ha mejorado nuestra comprensión sobre ellas a nivel molecular, sigue sin establecerse una relación entre el genotipo, el fenotipo y su tratamiento farmacológico (Nashabat *et al.*, 2019). Así pues, con el uso de plataformas computacionales de datos génicos y farmacológicos, y con la construcción y caracterización de redes de interacción molecular, en este trabajo vamos a analizar de un modo sencillo la relación existente entre el genotipo de las EIEE y los tratamientos farmacológicos asociados.

PROCEDIMIENTO

Obtención de genes implicados en las EIEE

Para conocer el número de EIEE existentes, así como los genes implicados en cada una de ellas, se ha utilizado la base de datos *Online Mendelian Inheritance in Man* (OMIM; omim.org), un catálogo de trastornos genéticos en humanos.

El acceso se realizó a través de *MIMmatch > Phenotypic Series*. Una vez ahí, se seleccionó la serie fenotípica *Developmental and epileptic encephalopathy* (PS308350), que es como se denominan las EEIE en esta base de datos. Con los parámetros establecidos por defecto, como resultado se mostraron 97 entradas existentes en el catálogo, las cuales se descargaron en formato *Excel File* y se muestran resumidas en la Tabla 1.

Obtención de los fármacos relacionados con cada gen

Con el fin de detectar qué fármacos están relacionados con cada gen, se introdujo el listado de los 97 genes asociados a las EIEE (Tabla 1) en la plataforma farmacogenómica *The Drug Gene Interaction database* (DGIdb; dgidb.org).

La búsqueda se realizó a través de *Search > Search interactions > Genes*, con los parámetros establecidos por defecto. Esta base de datos mostró resultados para 35 de los 97 genes, resultados que se descargaron en formato *TSV*. En la Tabla 2 se indica el número de fármacos asociados a cada trastorno genético. El número total de fármacos únicos que se ha obtenido es de 374.

Construcción de redes de interacción gen-fármaco

Con el objetivo de visualizar las interacciones entre los genes implicados en las EIEE y los fármacos relacionados con cada uno de ellos, introducimos en el programa *Cytoscape* (cytoscape.org) el fichero obtenido de la base de datos DGIdb. *Cytoscape* es un *software* de código abierto que permite visualizar, integrar y analizar redes complejas.

La importación del fichero *TSV* se hizo a través de *File > Import > Network from file,* seleccionando como nodos las columnas *gene* y *drug,*

125

y como tipo de relación la columna *interaction_types*. El estilo de red seleccionado fue *Style > sample 1*. La red generada se muestra en la Figura 1. En la Figura 2 se muestra con detalle una de las subredes de la Figura 1, en la que podemos observar la interacción existente entre los genes implicados en dos de las DEE y los fármacos relacionados.

Análisis de red de interacción gen-fármaco

El análisis de la red de interacción gen-fármaco se llevó a cabo en *Cytoscape* a través de *Tools > Analyze Network* (no marcar la casilla *Analyze as Directed Graph*).

De entre todos los parámetros de topología de red que se muestran como resultado, para este tipo de análisis podemos destacar el grado de centralidad (*Degree*), o número de nodos (vecinos) que interaccionan con un nodo dado, y el coeficiente topológico (*Topological Coefficient*), una medida relativa que nos indica la capacidad de un nodo de compartir vecinos con otros nodos.

Como es lógico, el grado de centralidad de los genes se corresponde con el número de fármacos con los que se ha detectado relación en la plataforma DGIdb (Tabla 2). Así pues, el gen con mayor *Degree* es el GABBR2, con 97 interacciones.

Fenotipo	Herencia	Gen	Fenotipo	Herencia	Gen
DEE1	XLR	ARX	DEE49	AR	DENND5A
DEE2	XLD	CDKL5	DEE50	AR	CAD
DEE3	AR	SLC25A22	DEE51	AR	MDH2
DEE4	AD	STXBP1	DEE52	AR	SCN1B
DEE5	AD	SPTAN1	DEE53	AR	SYNJ1
DEE6	AD	SCN1A	DEE54	AD	HNRNPU
DEE6B	AD	SCN1A	DEE55	AR	PIGP
DEE7	AD	KCNQ2	DEE56	AD	YWHAG
DEE8	XL	ARHGEF9	DEE57	AD	KCNT2
DEE9	XL	PCDH19	DEE58	AD	NTRK2
DEE10	AR	PNKP	DEE59	AD	GABBR2
DEE11	AD	SCN2A	DEE60	AR	CNPY3
DEE12	AR	PLCB1	DEE61	AR	ADAM22
DEE13	AD	SCN8A	DEE62	AD	SCN3A
DEE14	AD	KCNT1	DEE63	AR	CPLX1
DEE15	AR	ST3GAL3	DEE64	AD	RHOBTB2
DEE16	AR	TBC1D24	DEE65	AD	CYFIP2
DEE17	AD	GNAO1	DEE66	AD	PACS2
DEE18	AR	SZT2	DEE67	AD	CUX2
DEE19	AD	GABRA1	DEE68	AR	TRAK1
DEE20	XLR	PIGA	DEE69	AD	CACNA1E

DEE21	AR	NECAP1	DEE70	AD	PHACTR1
DEE22	SMo, XLD	SLC35A2	DEE71	AR	GLS
DEE23	AR	DOCK7	DEE72	AD	NEUROD2
DEE24	AD	HCN1	DEE73	AD	RNF13
DEE25	AR	SLC13A5	DEE74	AD	GABRG2
DEE26	AD	KCNB1	DEE75	AR	PARS2
DEE27	AD	GRIN2B	DEE76	AR	ACTL6B
DEE28	AR	WWOX	DEE77	AR	PIGQ
DEE29	AR	AARS1	DEE78	AD	GABRA2
DEE30	AD	SIK1	DEE79	AD	GABRA5
DEE31	AD	DNM1	DEE80	AR	PIGB
DEE32	AD	KCNA2	DEE81	AR	DMXL2
DEE33	AD	EEF1A2	DEE82	AR	GOT2
DEE34	AR	SLC12A5	DEE83	AR	UGP2
DEE35	AR	ITPA	DEE84	AR	UGDH
DEE36	XL	ALG13	DEE85	XLD	SMC1A
DEE37	AR	FRRS1L	DEE86	AR	DALRD3
DEE38	AR	ARV1	DEE87	AD	CDK19
DEE39	AR	SLC25A12	DEE88	AR	MDH1
DEE40	AR	GUF1	DEE89	AR	GAD1
DEE41	AD	SLC1A2	DEE90	XLD, XLR	FGF13
DEE42	AD	CACNA1A	DEE91	AD	PPP3CA
DEE43	AD	GABRB3	DEE92	AD	GABRB2
DEE44	AR	UBA5	DEE93	AD	ATP6V1A
DEE45	AD	GABRB1	DEE94	AD	CHD2
DEE46	AD	GRIN2D	DEE95	AR	PIGS
DEE47	AD	FGF12	DEE96	AD	NSF
DEE48	AR	AP3B2			

Tabla 1. Encefalopatías epilépticas durante el desarrollo (DEE) catalogadas en la base de datos OMIM (omim.org); se indica tipo de herencia y gen asociado. AD: Autosómico Dominante; AR: Autosómico Recesivo; SMo: Mosaicismo Somático; XL: X-ligado; XLD: X-ligado dominante; XLR: X-ligado recesivo.

Gen	Fenotipo	#Fármacos	Gen	Fenotipo	#Fármacos
CACNA1A	DEE42	12	KCNA2	DEE32	6
CACNA1E	DEE69	8	KCNB1	DEE26	4
CDK19	DEE87	11	KCNQ2	DEE7	9
CUX2	DEE67	1	KCNT1	DEE14	4
GABBR2	DEE59	5	KCNT2	DEE57	1
GABRA1	DEE19	97	MDH2	DEE51	1
GABRA2	DEE78	84	NTRK2	DEE58	45
GABRA5	DEE79	80	PPP3CA	DEE91	4
GABRB1	DEE45	64	SCN1A	DEE6,6B	62
GABRB2	DEE92	69	SCN1B	DEE52	1
GABRB3	DEE43	63	SCN2A	DEE11	60
GABRG2	DEE74	67	SCN3A	DEE62	60
GAD1	DEE89	1	SCN8A	DEE13	58
GLS	DEE71	68	SIK1	DEE30	2
GRIN2B	DEE27	46	SLC12A5	DEE34	1
GRIN2D	DEE46	33	SLC1A2	DEE41	1
HCN1	DEE24	4	YWHAG	DEE56	2
ITPA	DEE35	4			

Tabla 2. Gen asociado a cada encefalopatía epiléptica durante el desarrollo (DEE) y número de fármacos relacionados según la plataforma DGIdb (dgidb.org).

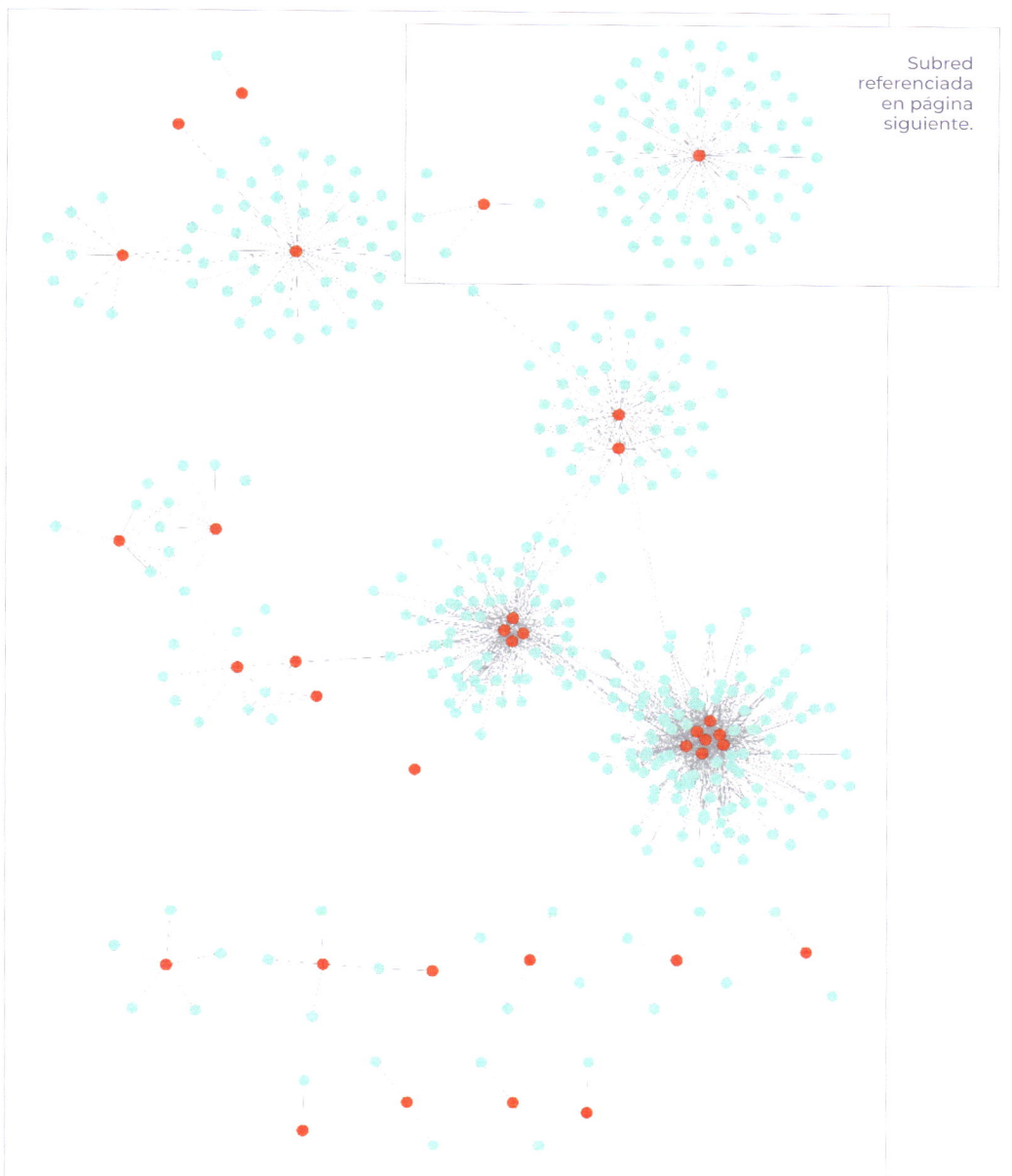

Subred referenciada en página siguiente.

Figura 1. Red de interacción gen-fármaco de los datos obtenidos de DGIdb (dgidb.org) y representados con *Cytoscape* (cytoscape.org). Los nodos en rojo corresponden a los genes y los verdes a los fármacos.

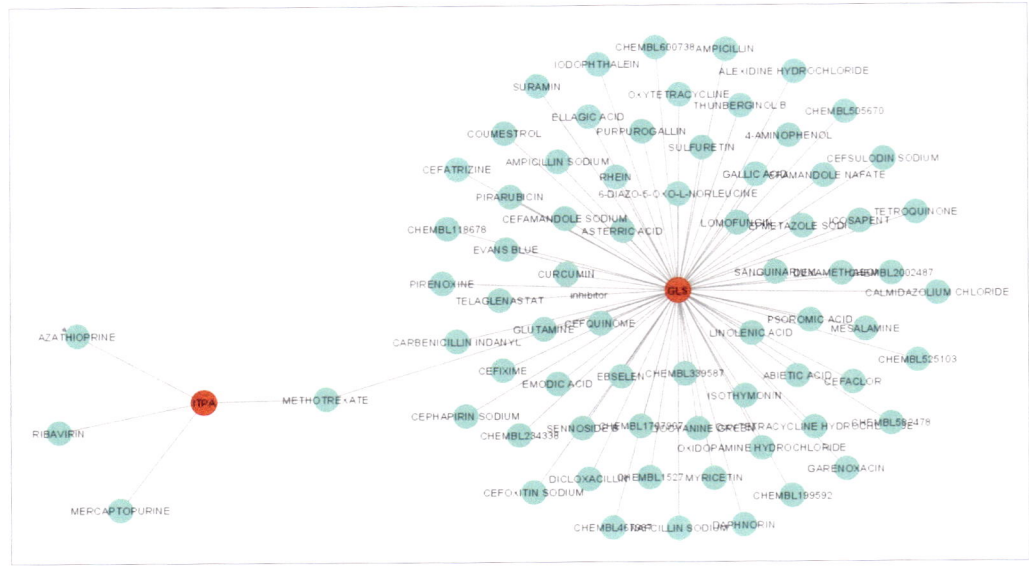

Figura 2. Detalle de la subred situada en la zona superior derecha de la Figura 1.

🔒 name	Degree	TopologicalCoefficient	AverageShortestPathLength
VERATRIDINE	3	0.9365079365079365	3.9433333333333334
SAXITOXIN	3	0.9365079365079365	3.9433333333333334
RUFINAMIDE	4	0.8939393939393939	3.9166666666666665
PRILOCAINE HYDROCHLORIDE	4	0.8939393939393939	3.9166666666666665
MEPHENYTOIN	4	0.8939393939393939	3.9166666666666665
NKTR-171	4	0.8939393939393939	3.9166666666666665
PHENYTOIN SODIUM	4	0.8939393939393939	3.9166666666666665
CHLOROPROCAINE HYDROCHLORIDE	4	0.8939393939393939	3.9166666666666665
ROPIVACAINE HYDROCHLORIDE	4	0.8939393939393939	3.9166666666666665
DRONEDARONE HYDROCHLORIDE	4	0.8939393939393939	3.9166666666666665
ARTICAINE HYDROCHLORIDE	4	0.8939393939393939	3.9166666666666665
ESLICARBAZEPINE ACETATE	4	0.8939393939393939	3.9166666666666665
MORICIZINE HYDROCHLORIDE	4	0.8939393939393939	3.9166666666666665
LIDOCAINE	4	0.8939393939393939	3.9166666666666665
PHENACEMIDE	4	0.8939393939393939	3.9166666666666665
QUINIDINE GLUCONATE	4	0.8939393939393939	3.9166666666666665
BENOXINATE HYDROCHLORIDE	4	0.8939393939393939	3.9166666666666665
MEPIVACAINE HYDROCHLORIDE	4	0.8939393939393939	3.9166666666666665
MEXILETINE HYDROCHLORIDE	4	0.8939393939393939	3.9166666666666665
ERLOSAMIDE	4	0.8939393939393939	3.9166666666666665

En este caso de análisis, la información útil que además nos proporciona el grado de centralidad es conocer qué fármacos están relacionados con diferentes genes, es decir, qué fármacos son los más empleados en el tratamiento de las EIEE. Así pues, los resultados cuantitativos arrojados por *Cytoscape* permiten detectar que son los antiepilépticos primidona y topiramato los que mayor *Degree* presentan (11 en ambos casos), seguidos del antagonista acamprosato (9) y del anestésico propofol junto a las benzodiacepinas (anticonvulsivos) nitrazepam y clobazam (8 para los tres). Teniendo en cuenta que la mayoría de estas enfermedades se considera como rara (poco frecuentes), efectivamente observamos en las redes que los tratamientos por lo general son múltiples para cada enfermedad y con fármacos comunes entre ellas, principalmente al ser los tratamientos de tipo sintomático.

Los mayores valores del coeficiente topológico (Figura 3) corresponden a los anestésicos y calmantes saxitoxina y veratridina (0.94 en ambos casos), seguidos de 166 fármacos con un valor mayor de 0,7, lo cual refuerza el hecho de la existencia de múltiples tratamientos farmacológicos para una misma enfermedad con base genética.

ClusteringCoefficient	ClosenessCentrality	Stress	Eccentricity	BetweennessCentrality	Radiality
0.0	0.25359256128...	166	8	1.76103378496493...	0.96965635...
0.0	0.25359256128...	166	8	1.76103378496493...	0.96965635...
0.0	0.25531914893...	398	8	4.06922370689460...	0.96993127...
0.0	0.25531914893...	398	8	4.06922370689460...	0.96993127...
0.0	0.25531914893...	398	8	4.06922370689460...	0.96993127...
0.0	0.25531914893...	398	8	4.06922370689460...	0.96993127...
0.0	0.25531914893...	398	8	4.06922370689460...	0.96993127...
0.0	0.25531914893...	398	8	4.06922370689460...	0.96993127...
0.0	0.25531914893...	398	8	4.06922370689460...	0.96993127...
0.0	0.25531914893...	398	8	4.06922370689460...	0.96993127...
0.0	0.25531914893...	398	8	4.06922370689460...	0.96993127...
0.0	0.25531914893...	398	8	4.06922370689460...	0.96993127...
0.0	0.25531914893...	398	8	4.06922370689460...	0.96993127...
0.0	0.25531914893...	398	8	4.06922370689460...	0.96993127...
0.0	0.25531914893...	398	8	4.06922370689460...	0.96993127...
0.0	0.25531914893...	398	8	4.06922370689460...	0.96993127...
0.0	0.25531914893...	398	8	4.06922370689460...	0.96993127...
0.0	0.25531914893...	398	8	4.06922370689460...	0.96993127...
0.0	0.25531914893...	398	8	4.06922370689460...	0.96993127...
0.0	0.25531914893...	398	8	4.06922370689460...	0.96993127...

Figura 3. Captura de pantalla de parte de los resultados del análisis de red en *Cytoscape*, ordenados por el valor del coeficiente topológico.

CONCLUSIÓN

A través del uso de plataformas computacionales públicas podemos extraer, de un modo sencillo, información masiva sobre el tratamiento de enfermedades y trastornos complejos con base genética, tal y como lo son las encefalopatías epilépticas infantiles. Además, la construcción y el análisis de redes de interacción gen-fármaco puede ser de utilidad en la caracterización del tratamiento farmacológico de este tipo de trastorno multigénico.

BIBLIOGRAFÍA

Alsahli, S., Al-Twaijri, W. y Al Mutairi, F. (2018): "Confirming the pathogenicity of NECAP1 in early onset epileptic encephalopathy". *Epilepsia Open*, 3(4), 524-527.

Armijo, J.A., Adín, J. y Sánchez, M.B. (2006): "Mecanismo de acción de los antiepilépticos y nuevos antiepilépticos [Mechanism of action of antiepileptic drugs and new antiepileptic drugs]". *Revista de neurología*, 43(Suppl. 1), S17-S41.

Duszyc, K., Terczynska, I. y Hoffman-Zacharska, D. (2015): "Epilepsy and mental retardation restricted to females: X-linked epileptic infantile encephalopathy of unusual inheritance". *Journal of applied genetics*, 56(1), 49-56.

Johannesen, K. M., Nikanorova, N., Marjanovic, D., Pavbro, A., Larsen, L. H. G., Rubboli, G. *et al.* (2020): "Utility of genetic testing for therapeutic decision-making in adults with epilepsy". *Epilepsia*, 61(6), 1234-1239.

Lemattre, C., Imbert-Bouteille, M., Gatinois, V., Benit, P., Sanchez, E., Guignard, T., *et al.* (2019): "Report on three additional patients and genotype–phenotype correlation in SLC25A22-related disorders group". *European journal of human genetics*: EJHG, 27(11), 1692-1700.

Nashabat, M., Al Qahtani, X. S., Almakdob, S., Altwaijri, W., Ba-Armah, D. M., Hundallah, K., *et al.* (2019): "The landscape of early infantile epileptic encephalopathy in a consanguineous population". *Seizure*, 69,154-172.

Olson, H.E., Kelly, M., LaCoursiere, C.M., Pinsky, R., Tambunan, D., Shain, C., *et al.* (2017): "Genetics and genotype-phenotype correlations in early onset epileptic encephalopathy with burst suppression". *Annals of neurology*, 81(3), 419-429.

Ostrander, B. E. P., Butterfield, R. J., Pedersen, B. S., Farrell, A. J., Layer, R. M., Ward, A., *et al.* (2018): "Whole-genome analysis for effective clinical diagnosis and gene discovery in early infantile epileptic encephalopathy". *NPJ genomic medicine*, 3, 22.

Tavyev Asher, Y. J. y Scaglia, F. (2012): "Molecular bases and clinical spectrum of early infantile epileptic encephalopathies". *European journal of medical genetics*, 55(5), 299-306.

Turkdogan, D., Thomas, G. y Demirel, B. (2019): "Ketogenic diet as a successful early treatment modality for SCN2A mutation". *Brain & development*, 41(4), 389-391.

Zhong, M., Liao, S., Li, T., Wu, P., Wang, Y., Wu, F., *et al.* (2019): "Early diagnosis improving the outcome of an infant with epileptic encephalopathy with cytoplasmic FMRP interacting protein 2 mutation". *Medicine* (Baltimore), 98(44), e17749.

04

BIOMARCADORES SÉRICOS DE LA COVID-19: VALOR TERAPÉUTICO Y DIAGNÓSTICO

Ailén Amancay Boll Doña[1*]
Manuel Miguel Ramos Álvarez[2**]
María Ángeles Peinado Herreros[3*]

1. aabd0002@red.ujaen.es
2. mramos@ujaen.es
    (ORCID: 0000-0002-2900-7578)
3. apeinado@ujaen.es
    (ORCID: 0000-0003-3136-0706)
*   Departamento de Biología Experimental.
    Universidad de Jaén
** Departamento de Psicología. Universidad de Jaén

135

RESUMEN

La enfermedad COVID-19 se caracteriza por un estado inflamatorio que puede acompañarse de eventos trombóticos determinantes del pronóstico de la enfermedad. Sus manifestaciones clínicas se caracterizan por la desregulación de determinadas proteínas séricas como dímero-D, CRP, IL-6, fibrinógeno o ferritina. Además, los avances proteómicos han desvelado alteraciones de otras proteínas sanguíneas, que junto a las anteriores podrían ser utilizadas como biomarcadores para su prognosis y tratamiento. Tal es el caso de IP-10, IFN-γ, IL-8, IL-18, PTX3, CXCL9, MCP-3, APOA1, APOA2 y ALB. Este estudio aborda un análisis sistematizado de datos disponibles en la literatura, con el objetivo de unificar criterios sobre posibles biomarcadores sanguíneos que puedan ser indicativos de la gravedad de la enfermedad y de su tratamiento. Se han utilizado técnicas bioinformáticas y plataformas de análisis de metadatos, para extraer información de analíticas y estudios proteómicos, en dos grupos de enfermos COVID-19 segregados según la severidad de la infección. Los datos obtenidos permitieron identificar las proteínas que cambian más significativamente en ambos grupos de enfermos, así como los procesos biológicos en los que se encuentran implicadas; además, la búsqueda de interacciones gen/fármaco ha permitido proponer herramientas terapéuticas más específicas y adaptadas a la presentación de la enfermedad.

PALABRAS CLAVE: *COVID-19, SARS-CoV-2, biomarcadores séricos, dímero D. IL-6.*

SUMMARY

COVID-19 disease is characterized by an inflammatory state, frequency linked to thrombotic events that determine the severity of the disease and its possible prognostic. Its clinical manifestations are characterized by the deregulation of certain serum proteins such as D-dimer, CRP, IL-6, fibrinogen or ferritin. In addition, proteomic advances have revealed alterations in other blood proteins, which together with the previous ones could be used as biomarkers for prognosis and treatment. Such is the case of IP-10, IFN-γ, IL-8, IL-18, PTX3, CXCL9, MCP-3, APOA1, APOA2 and ALB. This study addresses a systematised analysis of data available in the literature, with the aim of unifying criteria on possible blood biomarkers that may be indicative of disease severity and treatment. Bioinformatics techniques and metadata analysis platforms have been used to extract information from analytical and proteomic studies in two groups of COVID-19 patients segregated according to the severity of the infection. The data obtained allowed us to identify the proteins that change most significantly in both groups of patients, as well as the biological processes in which they are involved; in addition, the search for gene/drug interactions has allowed us to propose more specific therapeutic tools adapted to the presentation of the disease.

KEYWORDS: *COVID-19, SARS-CoV-2, serum biomarkers. D-dimer. IL-6.*

ABREVIATURAS

Todas las abreviaturas asociadas a las proteínas citadas se recogen alfabéticamente en el Anexo IV.

Sus nombres completos pueden consultarse en la base de datos Uniprot (https//www.uniprot.org).

TABLA DE CONTENIDO

1. INTRODUCCIÓN

1.1 Enfermedad por COVID-19

La enfermedad por coronavirus 2019 (COVID-19) se presenta como un síndrome respiratorio agudo que puede llegar a ser bastante severo, siendo el agente causal el virus denominado SARS-CoV-2. La enfermedad, que ha sido causante de una pandemia de enormes proporciones, fue declarada emergencia de salud pública de importancia internacional por la Organización Mundial de la Salud (https://www.who.int/es).

Los coronavirus son una familia de virus de ARN con envoltura, ampliamente distribuidos en humanos y animales, que causan enfermedades agudas y crónicas. De las seis especies de coronavirus que hasta la actualidad se sabe causan enfermedades humanas, cuatro de ellas suelen provocar síntomas de resfriado común y dos, el SARS-CoV y el MERS-CoV, pueden causar una enfermedad respiratoria mortal. El SARS-CoV-2 comparte muchas similitudes con el SARS-CoV que provocó una epidemia mundial en 2002-2003. El SARS-CoV-2 utiliza el mismo receptor celular que el SARS-CoV, la enzima convertidora de angiotensina 2 (ACE-2), lo que sugiere un tropismo y una ruta de entrada en la célula similar en ambos casos (Zawawi *et al.*, 2021). Sin embargo, a pesar de las similitudes entre el SARS-CoV y el SARS-CoV-2, este último ha causado una pandemia mundial, es infeccioso antes de la aparición de los síntomas (Rothe *et al.*, 2020) y hasta el 56% de las personas infectadas no presentan sintomatología febril, incluso en el momento del ingreso al hospital (Guan *et al.*, 2020); esto dificulta aún más el control y la contención de la infección por el patógeno. A pesar de que la mayoría de las personas infectadas por SARS-CoV-2, puede no tener síntomas o tener síntomas leves, la infección por SARS-CoV-2 es capaz de causar fiebre, tos seca, disnea y estrés respiratorio agudo, entre otros. De hecho, aunque COVID-19 se presenta principalmente como una infección del tracto respiratorio inferior, los datos más actuales sugieren la implicación de múltiples órganos en los pacientes infectados. Se postula que esta participación sistémica está relacionada principalmente con la unión del virus SARS-CoV-2 a los receptores ACE-2 ubicados en muchas tipologías celulares diferentes. Tal es el caso de numerosas manifestaciones a nivel cardíaco, hepático, digestivo, neuronal y vascular como consecuencia de la infección (Rahi *et al.*, 2021).

Se sabe que la presencia de comorbilidades previas constituye un factor de riesgo para la enfermedad. Sumado a esto, se ha planteado la hipótesis de que pueden existir factores epigenéticos que aumenten la susceptibilidad ante la infección (Yildirim *et al.*, 2021). El gen ACE-2, que codifica diferentes variantes genéticas de la enzima convertidora de la angiotensina 2, en función de la variante de cada hospedador podría ser un factor de riesgo genético para la infección por SARS-CoV-2. Junto con ACE-2, la serina-proteasa-transmembrana-2 (TMPRSS2) y la dipeptidil-peptidasa-4 (DPP4), responsables la interacción virus-hospedador, juegan un papel importante en la gravedad de la enfermedad. Además, en función de la presentación de la enfermedad, tiene lugar la desregulación más o menos acusada de diferentes proteínas que pueden ser detectadas como biomarcadores en suero de pacientes infectados. Por lo tanto, además de considerar las variantes genéticas de los hospedadores, llevar a cabo un análisis de la detección y/o abundancia de dichos biomarcadores por efecto de la enfermedad y de su gravedad, ayudará a identificar posibles candidatos diana para el tratamiento y desarrollo de fármacos cada vez más específicos y eficaces (Choudhary *et al.,* 2020).

1.2   La COVID-19 y su implicación en los procesos de trombosis e inflamación

La enfermedad por SARS-CoV-2 conduce frecuentemente a un estado de hipercoagulación que está asociado con la mortalidad de la enfermedad (Hanff *et al.,* 2020). Al igual que otros patógenos, el virus activa el sistema inmunitario provocando la liberación de mediadores inflamatorios como son las citoquinas; estas proteínas pueden ser (i) proinflamatorias, (ii) antiinflamatorias o (iii) inhibidores solubles de citoquinas proinflamatorias. Entre las proinflamatorias, se cuentan el factor de necrosis tumoral alfa (TNF-α), interleuquinas 1 (IL-1) y 12 (IL-12) e interferón gamma (IFN-γ). Las antiinflamatorias, como IL-4, IL-10 e IL-13, pueden inhibir la producción de citoquinas proinflamatorias y ejercer otros efectos inhibidores de la inflamación. Por otro lado, existe abundante evidencia de que la activación de la coagulación está mediada por la actividad inflamatoria (Hack *et al.,* 1998), que a su vez induce el depósito de fibrina produciéndose fenómenos trombóticos que se asocian a infecciones graves, como la sepsis (Libby y Aikawa, 2002; Opal y Esmon, 2009). Los principales mediadores de la activación de la coagulación inducida por la inflamación son las citoquinas proinflamatorias. Varios estudios han demostrado la importancia de la interleuquina 6 (IL-6) en la activación del inicio de la coagulación y el rol del factor de necrosis tumoral TNF-α e IL-1 en la regulación de la anticoagulación fisiológica (Boermeester *et al.,* 1995; Van der Poll *et al.,* 2001).

En consecuencia, agentes infecciosos como el SARS-CoV-2, tras activar la respuesta inmunitaria, ponen en marcha una serie de señales que activan determinadas rutas moleculares para contrarrestar el daño y la invasión viral; el proceso implica la liberación de factores que usan rutas involucradas en el inicio de la coagulación y la inflamación. Entre estos factores, cabe destacar principalmente al fibrinógeno, dímero-D, IL-6, proteína reactiva C (CRP) y ferritina, todos ellos elevados en pacientes con COVID-19. Un recorrido por la naturaleza de estos factores da una idea de su participación en los procesos de inflamación/coagulación que aparecen asociados a la COVID-19.

El fibrinógeno es una glicoproteína producida por el hígado que circula en sangre y que, tras daño tisular y vascular, es convertido en fibrina por la trombina y consecuentemente se producen coágulos de sangre; este proceso es sin duda una posible causa de los valores elevados de dímero-D tras una infección. De hecho, el dímero-D y otros productos de degradación de fibrina (FDPs) son mediadores que aparecen tras la destrucción de un coágulo de sangre debido a un proceso de fibrinólisis, por ello, su presencia en sangre, es demostrativa de trastorno trombótico y actualmente se sabe que el dímero-D está elevado en pacientes de COVID-19 (Levolger *et al.,* 2020).

La CRP es una proteína plasmática inducida por mediadores inflamatorios tales como IL-6. A pesar de no ser específica, esta proteína de fase aguda se utiliza clínicamente como biomarcador para estados inflamatorios (Herold *et al.,* 2020). La IL-6 ha sido descrita como la citoquina secretada por macrófagos activos más común y son varios los artículos científicos que asocian valores elevados de la misma con la severidad de la COVID-19 (Tamayo-Velasco *et al.,* 2021*)*.

La ferritina es una proteína que también está implicada en el proceso inflamatorio; actúa como reactivo de fase aguda, aumentando con el curso de la enfermedad (Boermeester *et al.,* 1995). Es una proteína intracelular que contiene hierro y que se encuentra en la mayor parte de los tejidos, aunque también pasa a la sangre y ello permite utilizarla como un marcador indirecto de la cantidad de hierro almacenado en el organismo.

En consecuencia, el hecho de que un buen número de autores hayan encontrado cambios sistemáticos por efecto de la COVID-19 en los niveles séricos de estas proteínas, altamente implicadas en inflamación/coagulación, las convierte sin duda en potenciales biomarcadores de la enfermedad, aunque no sean absolutamente específicos de la misma. En el Anexo I A y B (ver al final del capítulo) se recoge la relación de artículos incluidos en este trabajo que reportan cambios en los niveles séricos de una serie de proteínas relacionadas con inflamación/coagulación en enfermos de COVID-19.

1.3 Importancia de la proteómica para la identificación de biomarcadores

El análisis del proteoma se ha revelado como una herramienta de gran utilidad en el estudio de la mayoría de las patologías, siendo particularmente interesante en el caso de enfermedades que, como las que van acompañadas de trombosis e inflamación, son determinantes de cambios del proteoma sérico. En el caso de enfermedades como las cerebrovasculares, estos estudios han contribuido a su pronóstico, diagnóstico y terapia con la identificación de nuevos biomarcadores para proteínas con abundancia diferencial entre controles sanos y pacientes (Zimmermann-Ivol *et al.* 2004; Pan *et al.,* 2011*;* Sharma *et al.,* 2015). Se ha descrito que los patógenos infecciosos contribuyen al accidente cerebrovascular a través de varios mecanismos que incluyen ateroesclerosis acelerada, vasculitis, vasculopatía y coagulopatía (Jillella y Wisco, 2019). Los estados de coagulopatía/hipercoagulación se han postulado específicamente como uno de los mecanismos importantes en las complicaciones clínicas de la COVID-19 (Spiezia *et al.,* 2020*;* Panigada *et al.,* 2020*)*. Así pues, se hace evidente que la proteómica, enfocada a la detección de cambios en las proteínas séricas por efecto la enfermedad por SARS-CoV-2, es crucial para su diagnóstico, pronóstico y monitorización. En este sentido, como ya se ha comentado, cada vez son más los autores que describen una desregulación de proteínas que participan en los procesos de inflamación, sistema inmunitario y coagulación en enfermos afectados por la COVID-19.

El avance de las técnicas ómicas, incluida la proteómica, han propiciado un gran desarrollo de la bioinformática y en particular del denominado *learning machine*; se trata de una rama de la inteligencia artificial que permite, mediante el uso de algoritmos, el análisis simultaneo de una gran cantidad de datos e información. En este sentido, no basta con la identificación de las proteínas que aparecen desreguladas por efecto de la patología, también es importante llevar a cabo su cuantificación para determinar aquellas que aparecen, desaparecen o, lo que es más común, que muestren una mayor o menor abundancia respecto a la normalidad por efecto de una determinada situación patológica. Hoy día, tras la identificación y cuantificación de proteínas de cualquier muestra biológica, es común utilizar el *software* MaxQuant (https://www.maxquant.org/) para su análisis posterior. El procedimiento que suele seguirse en el análisis de los datos implica la realización de un control de calidad que filtre, del total de proteínas detectadas, solo aquellas que realmente sean relevantes: bien porque aparezcan de nuevo, desaparezcan, aumenten o disminuyan respecto a la normalidad. Realizar posteriormente un análisis diferencial de los datos, basado en los P-valores de las proteínas relevantes respecto al control correspondiente, para someter el listado final a un análisis mediante plataformas tipo GO (*Gene Ontology*) con la obtención de las rutas moleculares más afectadas, completa el estudio proteómico y la extracción de una información fundamental para la búsqueda de biomarcadores y de su potencial, a la hora de buscar las terapias más adecuadas (ver más adelante en el apartado de material y métodos).

1.4   Objetivos del estudio

Se pretende identificar, poner en valor y evidenciar la presencia de biomarcadores en el suero de pacientes infectados por SARS-CoV-2, con el objetivo de utilizarlos como herramienta adicional para el pronóstico y terapia de la COVID-19, mediante:

1.º   Metaanálisis de biomarcadores en sangre a partir de datos procedentes de analíticas completas y estudios proteómicos publicados hasta agosto del año 2021.
2.º   Metaanálisis de las proteínas alteradas y propuesta de potenciales biomarcadores coincidentes.
3.º   Correlación de los biomarcadores propuestos con la severidad y posibles secuelas trombóticas de la enfermedad.
4.º   Determinación de posibles fármacos en función de los biomarcadores consenso seleccionados (proteínas alteradas).

2. MATERIALES Y MÉTODO

2.1 Búsqueda bibliográfica

2.1.1 Fuentes de datos y estrategia de búsqueda

Para identificar la bibliografía referente a la fisiopatología y etiología de la COVID-19 en el contexto de los posibles marcadores proteicos presentes en sangre, se realizaron búsquedas en MEDLINE (a través de PubMed) hasta agosto 2021. Las palabras clave para realizar la búsqueda avanzada fueron "covid-19", "*thrombosis*" "*coagulopathy*", "*inflammation*" "*blood biomarkers*" y "*stroke*". Además, se incluyó el filtro de búsqueda "*human*" y "*age*>13 años". Más en concreto, la revisión sistemática de literatura se basó en el protocolo *Preferred Reporting Items for Systematic Reviews and Meta-Analyses* (PRISMA Framework, Page *et al.*, 2021, figuras 1-2).

2.1.2 Criterios de inclusión
2.1.2.1 Para biomarcadores séricos

Para realizar un análisis dirigido, se realizó una búsqueda de todos los estudios clínicos de biomarcadores presentes en sangre por enfermedad de COVID-19 relacionados con trombosis, coagulación, inflamación y accidente cerebrovascular. Se incluyeron estudios que identificaban más de tres proteínas como potencial biomarcador de trombosis, coagulopatía, inflamación e ictus. Se descartaron los artículos que solo proporcionaban información cualitativa y otros que, aunque contenían los parámetros de búsqueda dentro del texto, los datos no se presentaban en el formato deseado. Además, se descartaron los estudios de revisión, metaanálisis, guías y estudios de un caso. En la Figura 1 se esquematiza el procedimiento seguido y los criterios de inclusión y exclusión empleados.

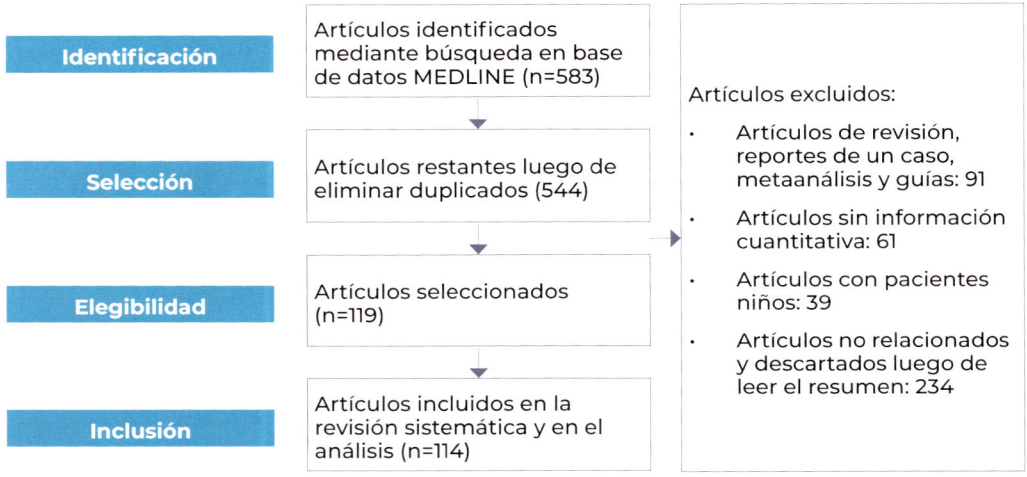

Figura 1. Detalles del procedimiento de búsqueda bibliográfica a partir de los criterios: "covid-19", "*blood biomarkers*", "*coagulopathy*", "*inflammation*", "*thrombosis*", "*stroke*".

2.1.2.2 Para biomarcadores proteómicos

Con el objetivo de recopilar información sobre los hallazgos proteómicos publicados a nivel sanguíneo y relacionados con la COVID-19, se utilizó el criterio de búsqueda "covid-19 *blood proteomics*" con el cual se obtuvieron 165 resultados que se redujeron a 75 tras utilizar dos filtros: "*humans*" y "*age>13*". En la Figura 2 se detalla el esquema de trabajo utilizado. De los artículos proteómicos examinados, se incluyeron en la revisión y análisis únicamente aquellos que comparaban pacientes COVID-19 positivos y negativos y pacientes leves y severos.

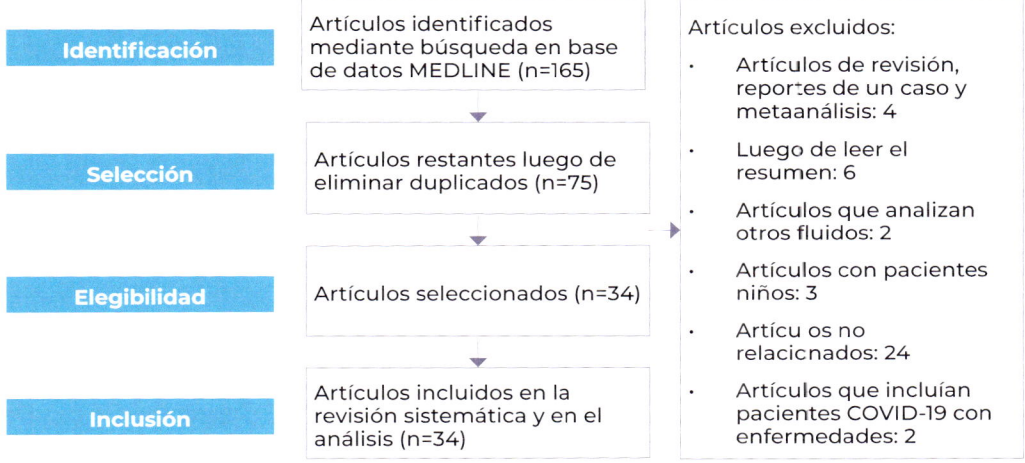

Figura 2. Procedimiento de selección de los artículos relacionados con los datos proteómicos extraídos de la sangre de enfermos de COVID-19.

2.2   Estudios con biomarcadores séricos y proteómicos

A partir de los valores cuantitativos obtenidos de las analíticas llevadas a cabo por los diferentes autores, se ha elaborado una serie de tablas, tanto para el estudio de los biomarcadores séricos (Anexo II) como de los proteómicos de COVID-19 (Anexo III). Los datos de las analíticas de sangre para la determinación de los biomarcadores séricos pueden consultarse en el Anexo II A. En el caso de los estudios proteómicos (biomarcadores proteicos), los valores cuantitativos de las proteínas alteradas respecto a la normalidad están recopilados en el Anexo III A.

2.2.1 Selección de pacientes

Para establecer los biomarcadores séricos y proteómicos determinantes de la gravedad de la enfermedad, se seleccionaron aquellos artículos que establecían una serie de criterios a la hora de distinguir entre pacientes **COVID-19 leves y severos**. Los criterios de severidad de la enfermedad adoptados por cada autor para el caso de los análisis clínicos

143

(biomarcadores séricos) se detallan en el Anexo II B y para los estudios proteómicos (biomarcadores proteómicos) en el Anexo III B.

2.2.2 Análisis basado en las frecuencias

Una vez filtrados y clasificados los datos de las analíticas del suero de los pacientes COVID-19, se realizó un primer estudio de distribución de frecuencias (Catena Martínez *et al.,* 2003), con objeto de buscar y seleccionar posibles biomarcadores séricos de la enfermedad. En concreto, se calculó la frecuencia ponderada en función del tamaño muestral, así como la frecuencia neta de estudios que apuntaban a dichos biomarcadores. A partir del cruzamiento de las dos estimaciones, se seleccionaron los biomarcadores séricos con valores en el percentil 95, simultáneamente tanto en frecuencia ponderada como en frecuencia neta (es decir aquellos biomarcadores que se encuentran al menos en el 95% de los estudios), que además eran estadísticamente significativos en cuanto a la frecuencia neta. Los resultados del análisis de la distribución de frecuencias se presentan mediante gráficos de puntos tipo Cleveland, dada la superioridad de los mismos frente a representaciones tradicionales de diagramas de barras (Cleveland, 1994).

De igual modo, para el caso de los estudios proteómicos y al objeto de seleccionar las proteínas que podrían ser potenciales biomarcadores proteómicos en pacientes COVID-19, el análisis estadístico se realizó a partir de la distribución de frecuencias, combinando los mismos criterios aplicados al análisis de biomarcadores séricos, simultáneamente en función de la frecuencia ponderada y la frecuencia neta, con los correspondientes gráficos de puntos tipo Cleveland.

2.2.3 Metaanálisis

Para cada uno de los biomarcadores séricos seleccionados, se realizó un metaanálisis de los estudios que encontraron evidencia sobre los mismos, evitando de esta manera problemas de dependencia serial en las estimaciones. Los estudios revisados no fueron uniformes en cuanto al tipo de estadísticos descriptivos, algunos se basan en la media y otros en la mediana, toda vez que predominan los estudios basados en la variante robusta (mediana e intervalo intercuartil -IRQ-). Por este motivo el metaanálisis se realizó mediante la estimación de cuantiles (QE *method*) (McGrath *et al.,* 2020) a partir a su vez de la aproximación *Linear Mixed-Effects Models* (Viechtbauer, 2010). El tamaño del efecto se estima a partir de la diferencia, bien de las medias, bien de las medianas, entre los grupos de COVID-19 leve y severo. Una vez obtenida dicha diferencia para cada uno de los estudios, se estima la varianza asociada a la misma en función del método QE basado en los **cuantiles**, para aplicar posteriormente un modelo de efectos aleatorios según el cual cada índice de diferencias se pondera por su varianza inversa (la suma de la varianza intraestudio más una estimación de la varianza interestudio) según la lógica más extendida (Cooper, 2009).

Todos los análisis se efectuaron mediante el programa GNU R. *version* 4.1.2 (*Core Team,* 2021: https://www.r-project.org/) con las librerías especializadas: *metamedian* (McGrath, 2020)*, meta* (Balduzzi *et al.,* 2019) y *metafor* (Viechtbauer, 2010) para el metaanálisis, así como *data.table* (Dowle y Srinivasan, 2020) para el procesamiento de los datos. Todas las decisiones estadísticas se adoptaron imponiendo un nivel de significación de 0.05.

2.2.4 Procesos biológicos

A partir de los datos obtenidos de los análisis anteriores se llevó a cabo un estudio de las interacciones proteína/proteína con el objetivo de destacar los procesos biológicos modulados por la infección viral. Para cumplir este objetivo se utilizó el *software* STRING (*Search Tool for the Retrieval of Interacting Genes/proteins*; https://string-db.org, Szklarczyk *et al.,* 2019). Para ello se introdujo la lista de proteínas obtenidas para pacientes COVID-19 y controles, así como para COVID-19 leves y severos; se seleccionó *Organism>Homo sapiens,* y finalmente se obtuvo la red correspondiente con los respectivos procesos biológicos de las proteínas seleccionadas.

2.2.5 Interacciones gen-fármaco

El segundo de los análisis, realizado a partir de los resultados obtenidos en los análisis proteómicos y séricos, consistió en la obtención de los posibles fármacos que muestran interacciones con las proteínas alteradas por efecto de la COVID-19. Para ello se introdujo el listado de los genes de dichas proteínas en la plataforma farmacogenómica: *"The Drug Gene Interaction database* (DGIdb; https://dgidb.org)". La búsqueda se realizó a través de *Search > Search interactions > Genes*, con los parámetros establecidos por defecto. Respecto a este análisis, considerar, según se indica en la propia plataforma, que la asociación de un determinado gen a uno o varios fármacos puede orientar, pero no garantiza una intervención terapéutica apropiada.

3. RESULTADOS Y DISCUSIÓN

3.1 Marcadores séricos

En el Anexo II (A y B), se recogen los datos cuantitativos de los potenciales biomarcadores séricos en pacientes COVID-19 positivos.

3.1.1 Resultados del análisis de las frecuencias

Respecto al análisis de los biomarcadores séricos, los trabajos revisados encontraron evidencia para un total de 59 proteínas séricas (Figura 3), de las cuales las más destacadas y repetidas en todas las analíticas fueron: dímero-D, ferritina, CRP, IL-6 y fibrinógeno, dado que fueron las que exhibieron valores en el percentil 95 simultáneamente tanto en frecuencia ponderada como en frecuencia neta, que además eran significativos en cuanto a la frecuencia neta ($p < 0.05$, Figura 3, puntos rojos). Estas proteínas se seleccionaron para la siguiente fase de análisis cuyo objeto fue la comparación de pacientes leves y severos de COVID-19.

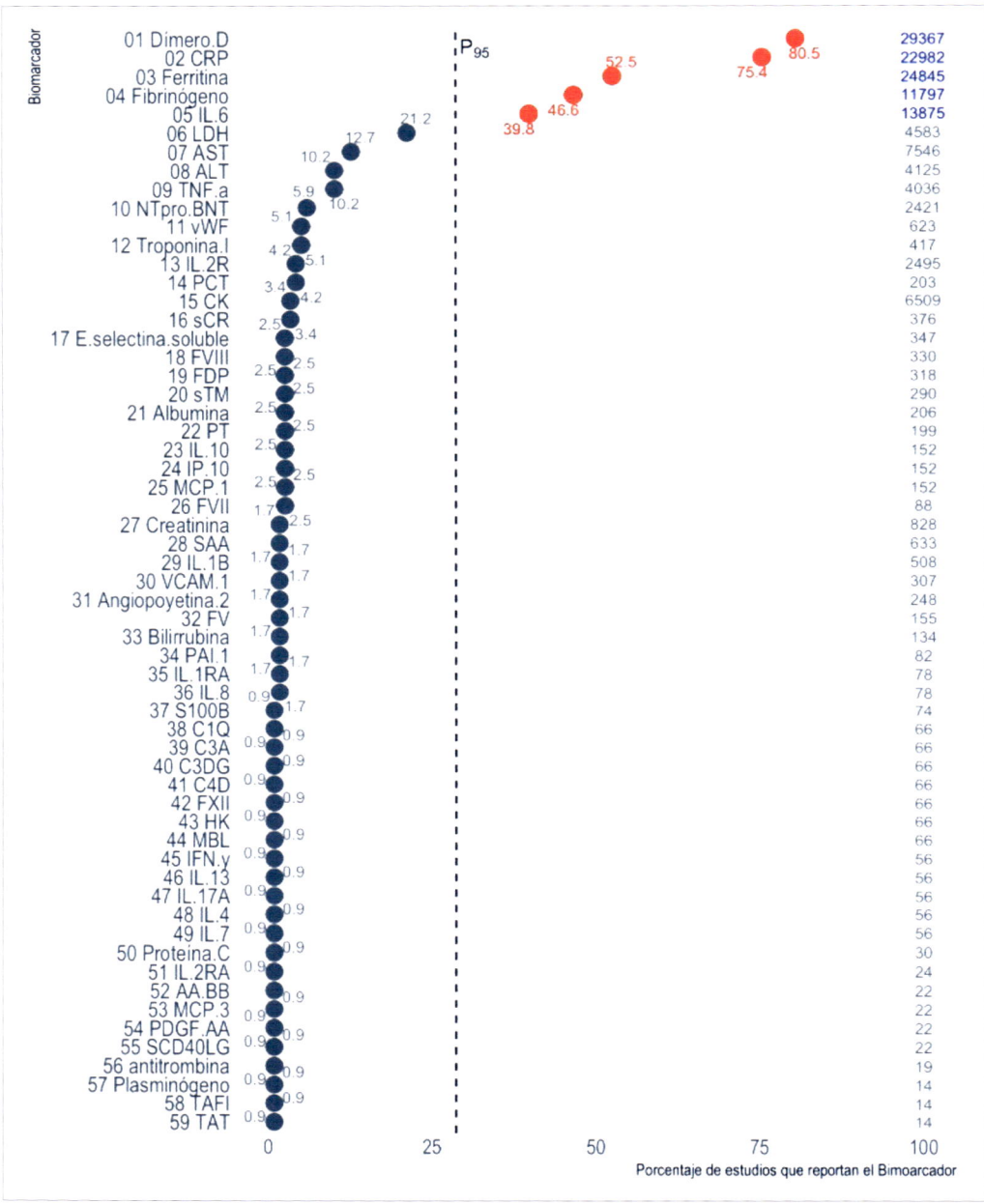

Figura 3. Distribución de frecuencias de marcadores séricos. Los puntos representan los diferentes porcentajes de los estudios que reportan el biomarcador correspondiente. Los valores de la parte derecha corresponden a la frecuencia ponderada en función del tamaño muestral. En rojo se han resaltado los valores que superan el percentil 95 simultáneamente tanto en frecuencia ponderada como en frecuencia neta. En azul se han resaltado los valores que superan el percentil 95 en cuanto a la frecuencia ponderada.

3.1.2   Metaanálisis de pacientes COVID-19 leves y severos

Como se mencionó previamente, se llevó a cabo una selección de los artículos que clasificaban a los pacientes COVID-19 en leves y severos para su posterior análisis estadístico; los resultados cuantitativos de cada biomarcador, medido por cada autor, se resumen en el Anexo I. B.

Los diagramas de la Figura 4 (A: dímero-D; B: CRP; C: IL-6; D: Fibrinógeno; E: Ferritina) sintetizan un análisis previo a nivel descriptivo, mediante diagramas del tipo Forest, de la distribución de los tamaños del efecto de las diferencias entre los grupos COVID-leve y COVID-severo (estadístico DM -desviación media/medianas-), bien en medias bien en medianas, para cada uno de los estudios que reportaron evidencia sobre el marcador analizado. Las DM se ciñen al Intervalo Confidencial del 95%. Como complemento se incluye para cada estudio información de cada uno de los grupos comparados -leve versus severo- en cuanto a tamaños muestrales, medida de tendencia central (media o mediana) y medida de dispersión del error (SD o Intervalo intercuartil IQR).

En primer lugar, se puede apreciar en cada uno de los diagramas correspondientes a los diferentes marcadores analizados que el predominio de valores DM es significativo, puesto que la mayoría de los intervalos quedan a la izquierda del valor nulo de ausencia de diferencias. Por otro lado, una nueva exploración de los cinco diagramas de la Figura 4 pone de relieve que en todos los marcadores se identificaron puntos extremos, además de una marcada variabilidad relativa en unos cuantos estudios concretos, es decir a nivel entre-estudios. Un análisis más pormenorizado indica una marcada disparidad en cuanto a los tamaños muestrales, promedios y dispersiones entre-estudios. Por este motivo, en el metaanálisis se procedió a la omisión de aquellos estudios con valores extremos, llevando a cabo la

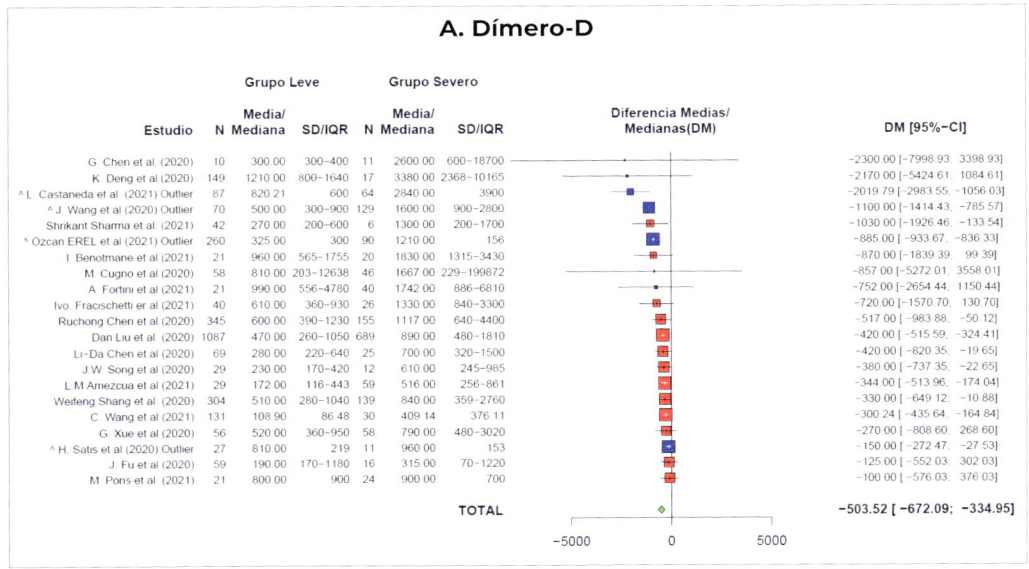

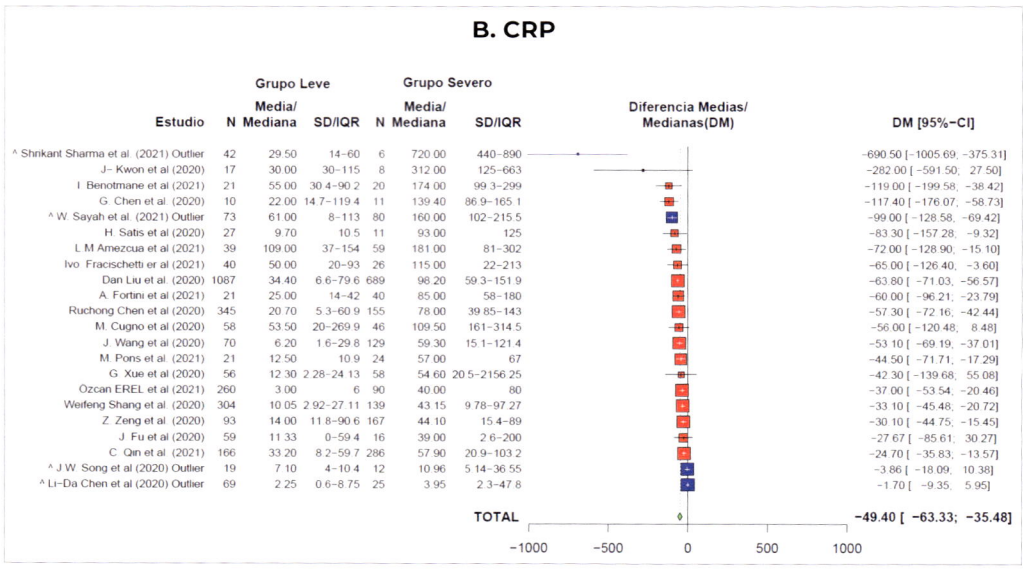

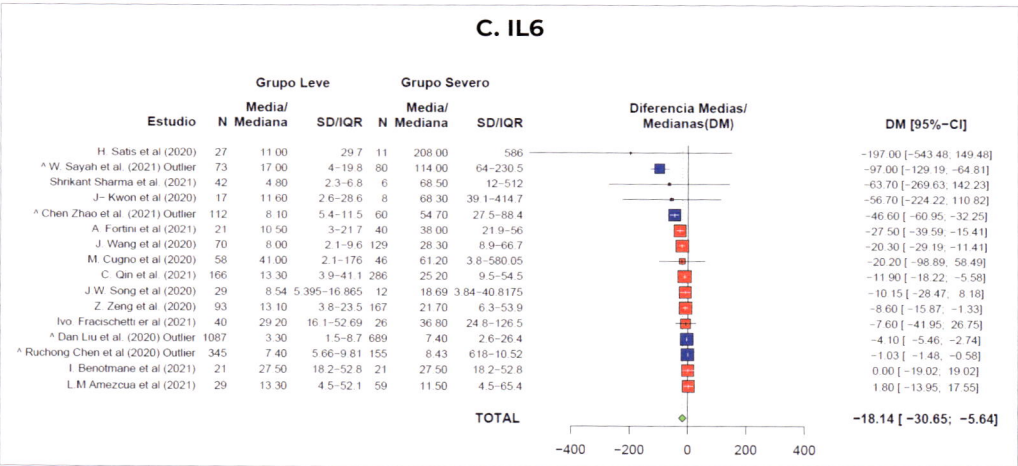

Figura 4. Diagramas del tipo Forest para: (A) Dímero-D, (B) CRP, (C) IL-6, (D) Fibrinógeno y (E) Ferritina en pacientes con COVID-19 leves versus severos.

El gráfico central representa las diferencias entre los grupos leve y severo (estadístico DM) y sus correspondientes Intervalos Confidenciales al 95%, bien en medias bien en medianas, para cada uno de los estudios (detallados en la zona izquierda) que reportaron evidencia sobre el marcador analizado. El gráfico incluye también un cuadrado centrado en el valor DM de cada uno de los estudios y cuya área es proporcional al peso de cada estudio en el metaanálisis, más un diamante para el efecto global (fila TOTAL en la parte inferior). El centro del diamante corresponde a la medida resumen total, desde el cual se proyecta verticalmente una línea discontinua, toda vez que la extensión del diamante es proporcional al intervalo confidencial en torno a la medida total. La línea vertical continua refleja la ausencia de efecto, es decir una diferencia nula entre los promedios (o medianas) de los grupos comparados de COVID-19.

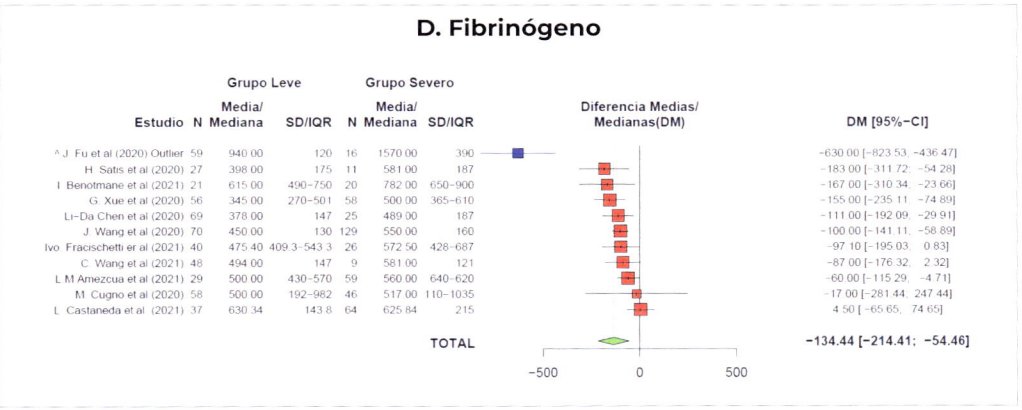

D. Fibrinógeno

Estudio	N	Media/Mediana (Grupo Leve)	SD/IQR	N	Media/Mediana (Grupo Severo)	SD/IQR	DM [95%–CI]
^ J. Fu et al (2020) Outlier	59	940.00	120	16	1570.00	390	–630.00 [–823.53; –436.47]
H. Satis et al (2020)	27	398.00	175	11	581.00	187	–183.00 [–311.72; –54.28]
I. Benotmane et al (2021)	21	615.00	490–750	20	782.00	650–900	–167.00 [–310.34; –23.66]
G. Xue et al (2020)	56	345.00	270–501	58	500.00	365–610	–155.00 [–235.11; –74.89]
Li-Da Chen et al (2020)	69	378.00	147	25	489.00	187	–111.00 [–192.09; –29.91]
J. Wang et al (2020)	70	450.00	130	129	550.00	160	–100.00 [–141.11; –58.89]
Ivo. Fracischetti et al (2021)	40	475.40	409.3–543.3	26	572.50	428–687	–97.10 [–195.03; 0.83]
C. Wang et al (2021)	48	494.00	147	9	581.00	121	–87.00 [–176.32; 2.32]
L.M Amezcua et al (2021)	29	500.00	430–570	59	560.00	640–620	–60.00 [–115.29; –4.71]
M. Cugno et al (2020)	58	500.00	192–982	46	517.00	110–1035	–17.00 [–281.44; 247.44]
L. Castaneda et al (2021)	37	630.34	143.8	64	625.84	215	4.50 [–65.65; 74.65]
TOTAL							**–134.44 [–214.41; –54.46]**

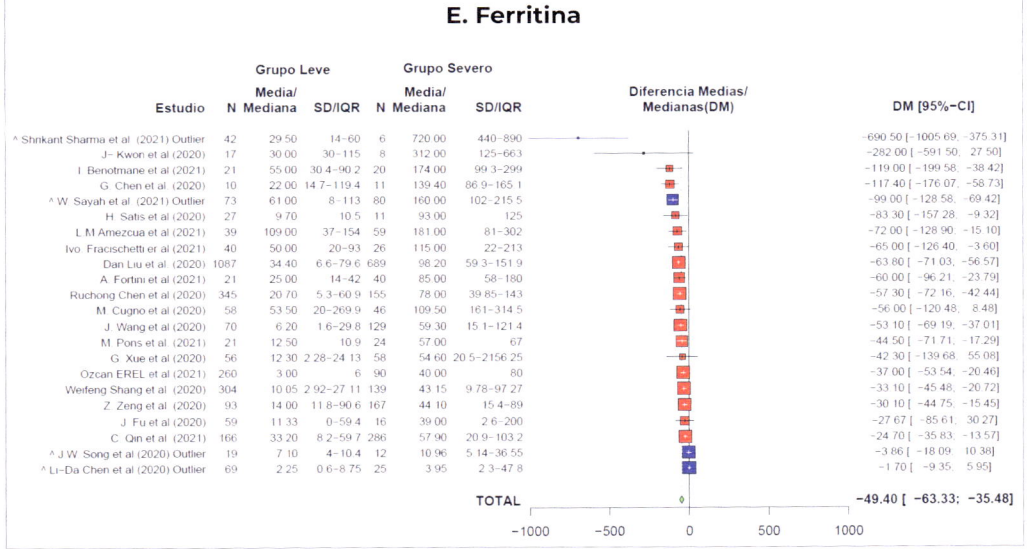

E. Ferritina

Estudio	N	Media/Mediana (Grupo Leve)	SD/IQR	N	Media/Mediana (Grupo Severo)	SD/IQR	DM [95%–CI]
^ Shrikant Sharma et al (2021) Outlier	42	29.50	14–60	6	720.00	440–890	–690.50 [–1005.69; –375.31]
J- Kwon et al (2020)	17	30.00	30–115	8	312.00	125–663	–282.00 [–591.50; 27.50]
I. Benotmane et al (2021)	21	55.00	30.4–90.2	20	174.00	99.3–299	–119.00 [–199.58; –38.42]
G. Chen et al (2020)	10	22.00	14.7–119.4	11	139.40	86.9–165.1	–117.40 [–176.07; –58.73]
^ W. Sayah et al (2021) Outlier	73	61.00	8–113	80	160.00	102–215.5	–99.00 [–128.58; –69.42]
H. Satis et al (2020)	27	9.70	10.5	11	93.00	125	–83.30 [–157.28; –9.32]
L.M Amezcua et al (2021)	39	109.00	37–154	59	181.00	81–302	–72.00 [–128.90; –15.10]
Ivo. Fracischetti et al (2021)	40	50.00	20–93	26	115.00	22–213	–65.00 [–126.40; –3.60]
Dan Liu et al (2020)	1087	34.40	6.6–79.6	689	98.20	59.3–151.9	–63.80 [–71.03; –56.57]
A. Fortini et al (2021)	21	25.00	14–42	40	85.00	58–180	–60.00 [–96.21; –23.79]
Ruchong Chen et al (2020)	345	20.70	5.3–60.9	155	78.00	39.85–143	–57.30 [–72.16; –42.44]
M. Cugno et al (2020)	58	53.50	20–269.9	46	109.50	161–314.5	–56.00 [–120.48; 8.48]
J. Wang et al (2020)	70	6.20	1.6–29.8	129	59.30	15.1–121.4	–53.10 [–69.19; –37.01]
M. Pons et al (2021)	21	12.50	10.9	24	57.00	67	–44.50 [–71.71; –17.29]
G. Xue et al (2020)	56	12.30	2.28–24.13	58	54.60	20.5–2156.25	–42.30 [–139.68; 55.08]
Ozcan EREL et al (2021)	260	3.00	6	90	40.00	80	–37.00 [–53.54; –20.46]
Weifeng Shang et al (2020)	304	10.05	2.92–27.11	139	43.15	9.78–97.27	–33.10 [–45.48; –20.72]
Z. Zeng et al (2020)	93	14.00	11.8–90.6	167	44.10	15.4–89	–30.10 [–44.75; –15.45]
J. Fu et al (2020)	59	11.33	0–59.4	16	39.00	2.6–200	–27.67 [–85.61; 30.27]
C. Qin et al (2021)	166	33.20	8.2–59.7	286	57.90	20.9–103.2	–24.70 [–35.83; –13.57]
^ J.W. Song et al (2020) Outlier	19	7.10	4–10.4	12	10.96	5.14–36.55	–3.86 [–18.09; 10.38]
^ Li-Da Chen et al (2020) Outlier	69	2.25	0.6–8.75	25	3.95	2.3–47.8	–1.70 [–9.35; 5.95]
TOTAL							**–49.40 [–63.33; –35.48]**

En la zona izquierda, para cada estudio del metaanálisis se incluye información de los grupos comparados -leve versus severo- en cuanto a tamaños muestrales (N), medida de tendencia central (Media o Mediana) y medida de dispersión error (SD o Intervalo intercuartil, IQR). Se han señalado aquellos estudios que suponen valores atípicos (símbolo ^) en color azul. En la zona derecha se detallan los valores representados en cuanto a DM e intervalos confidenciales.

determinación a partir de la comparación de los intervalos confidenciales individuales respecto al intervalo global (ver justificación del análisis en Cooper *et al.,* 2009). En concreto, se omitieron cuatro estudios en cada una de las proteínas, salvo en el caso del fibrinógeno, donde únicamente hubo que excluir un estudio.

149

Los resultados del metaanálisis (Tabla 1) ponen de manifiesto que el grado de eficacia global, aglutinando el conjunto de estudios, es elevado en todos los biomarcadores (Tabla 1. Columna z) y estadísticamente significativo ($p < 0.05$) en todos ellos. No obstante, se aprecia una gradación que lleva a valores superiores para dímero-D, CRP y Ferritina respecto a Fibrinógeno e IL-6. Por otro lado, el análisis de los índices de heterogeneidad pone de manifiesto la predominancia de un patrón general uniforme, puesto que el estadístico Q únicamente resultó significativo ($p < 0.05$) en cuanto a CRP y Ferritina, con valores bajos en todas las variantes analíticas alternativas (τ^2, el porcentaje I^2 y H^2, ver una definición de los mismos en la Tabla 1) y, de hecho, conllevó valores de I^2 por debajo del 50% en todos los biomarcadores salvo CRP. Consecuentemente, sería recomendable la búsqueda de variables moderadoras en futuros trabajos con respecto al marcador CRP específicamente.

Finalmente, dado que todos los estudios analizados fueron artículos publicados, el sesgo de publicación contra los resultados nulos podría ser una fuente de sesgo en las estimaciones del tamaño del efecto. Por un lado, el test de sesgo de Egger llevó a resultados estadísticamente no significativos para todas las proteínas (ver la columna Bias en la Tabla 1). De manera convergente, el índice N a prueba de fallos (*fail-safe N index*, Nfs) llevó a valores entre 132 y 2251 con un promedio de 721, es decir, que para cancelar el tamaño medio del efecto observado en nuestros metaanálisis tendría que haber un promedio de 721 estudios no publicados con efectos nulos no incluidos y en algunos casos incluso miles de estudios. En conclusión, se descarta de manera razonable el sesgo de publicación como una amenaza grave para la validez de los resultados sobre el análisis de los biomarcadores. La implicación del sesgo de publicación y los estadísticos recogidos se pueden consultar en Cooper *et al.,* 2009.

En resumen, los resultados del metaanálisis mostraron diferencias significativas entre pacientes leves y severos en cuanto a los niveles de dímero-D, IL-6, CRP, ferritina y fibrinógeno, lo cual indica que todos ellos podrían ser utilizados como biomarcadores para diagnosticar la severidad de la enfermedad. Nuestros resultados son consistentes con lo establecido en otros metaanálisis donde se han asociado niveles elevados de dímero-D, CRP, fibrinógeno, IL-6 y ferritina con COVID-19 severo (Danwang *et al.,* 2020; Zhang *et al.,* 2020; Zawawi *et al.,* 2021).

Los niveles elevados de dímero D y fibrinógeno indican que el sistema fibrinolítico se activa en enfermos graves de COVID-19 (Zhang *et al.,* 2020). La cascada de la coagulación se dispara en respuesta a infecciones virales y el huésped lo utiliza como mecanismo de defensa para limitar la propagación de patógenos; además, el aumento de la liberación de citoquinas durante la infección viral estimula reacciones del tipo pro-coagulantes (Zhang *et al.,* 2020). El dímero-D y los productos de degradación de fibrina (FDP) aparecen tras la destrucción de un coágulo de sangre debido al proceso de fibrinólisis y, por lo tanto, la presencia de dímero-D normalmente representa la activación de la coagulación (Rostami y Mansouritorghabeh, 2020). Los niveles elevados de dímero-D

Biomarcador	k	Dif	se	Z	95%CI	Q	τ^2	I² (%)	H²	Bias	Nfs
Dimero-D	17	-372.46	33.21	-11.22**	-437.54; -307.37	10.86	141.64	0.6	1.01	-1.32	562
CRP	18	-48.67	5.11	-9.52**	-58.69; -38.65	63.50**	203.96	67.2	3.04	-0.64	2251
Ferritina	14	-379.32	49.21	-7.71**	-475.77; -282.87	24.81*	13272.90	48.0	1.92	0.06	132
Fibrinógeno	10	-92.70	17.69	-5.24**	-127.37; -58.02	14.54	1177.57	42.3	1.73	-0.59	133
IL6	12	-12.40	3.35	-3.70**	-18.96; -5.84	16.60	45.62	48.0	1.92	-0.44	528

Tabla 1. Resumen del metaanálisis de los biomarcadores estudiados en pacientes COVID-19 Leves vs. Severos.
Nota: k: N.º Estudios. **Dif:** Tamaño del Efecto Promedio basado en la diferencia entre las Medianas del grupo leve vs severo. **se:** Error estándar asociado a la Diferencia de Medianas. **Z:** Tamaño del efecto estandarizado. **95% C.I.:** Intervalo Confidencial al 95% construido a partir de los límites en torno a la Diferencia. **Q:** Estadístico Q que expresa la suma ponderada de las diferencias cuadráticas entre las medias del estudio y la estimación de efectos fijos. τ^2: variabilidad subyacente entre estudios. I²: Proporción de varianza Explicada por la variable analizada que es atribuible a la heterogeneidad entre estudios y no al error de muestreo. H²: ratio entre la cantidad total de variabilidad en las estimaciones del tamaño del efecto y la cantidad de variabilidad del muestreo. Entre todos los estadísticos de heterogeneidad destaca τ^2 puesto que es el único que no depende ni del número de estudios ni de la precisión (tamaño de los estudios) (Rucker et al., 2008). **Bias:** Test de significación de Egger sobre el parámetro de la intersección del modelo de regresión de los tamaños del efecto estandarizado sobre la precisión. **NFs:** fail-safe N index, es el número de estudios con un promedio de resultados nulos que tendrían que agregarse a un conjunto dado de resultados observados para reducir el nivel de significancia observado a un nivel alfa particular (por ejemplo, .05). ** $p < 0.01$. * $p < 0.05$.

no solo se han asociado con un incremento en el riesgo de padecer eventos trombóticos, sino que también se han asociado a peor prognosis y mortalidad (Yu et al., 2020); en este sentido son múltiples los autores que destacan al dímero-D como biomarcador de severidad de la enfermedad por COVID-19 (Danwang et al., 2020; Düz et al., 2020; Yao et al., 2020). El fibrinógeno es un complejo de glicoproteínas que la trombina convierte enzimáticamente en fibrina en el momento de la lesión del tejido, lo que hace que la sangre se coagule y detenga el sangrado (Eljilany y Elzouki, 2020). La coagulopatía está asociada con la gravedad de los síntomas de COVID-19 y los casos más graves de COVID-19 se caracterizan por niveles significativamente elevados de fibrinógeno (Zhang et al., 2020). Estos hallazgos son consistentes con las conclusiones del metaanálisis realizado en este estudio, que encontró que los valores de fibrinógeno y dímero-D aumentaron significativamente en los casos más graves de COVID-19.

La proteína C reactiva (CRP) es una proteína producida por el hígado y se induce por varios mediadores inflamatorios como IL-6 (Hong et al., 2021). A pesar de ser no específica, esta proteína de fase aguda se relaciona con varias condiciones inflamatorias y su incremento, por lo

151

general, se asocia con un incremento en la severidad de la enfermedad (Hong *et al.,* 2021). El aumento en los niveles de CRP en la enfermedad por COVID-19 fue puesto de manifiesto en un estudio retrospectivo de un centro en Wuhan, China, donde la mayoría de los pacientes de la cohorte grave mostraron niveles significativamente más altos de CRP en comparación con la cohorte no grave (57,9 mg/L frente a 33,2 mg/L, p<0,001; Qin *et al.,* 2020). Un segundo estudio de cohorte retrospectivo encontró que la probabilidad de progresar a una enfermedad grave por COVID-19 aumentó en los pacientes con niveles de CRP superiores a 41,8 mg/L (Liu F. *et al.,* 2020). Ambos estudios sugieren que los niveles de CRP son un indicador fuerte para reflejar la presencia y gravedad de la infección por COVID-19 y son consistentes con lo observado en este estudio.

IL-6 es una citoquina proinflamatoria que se considera un biomarcador muy valioso de inflamación sistémica (Prokunina-Olsson *et al.,* 2020). Los mismos autores han demostrado que los niveles elevados de IL-6 están asociados con niveles altos de IFN-γ, GM-CSF, IL-2, IL-7 e IL-23; también con el reclutamiento de células inmunes, con la diferenciación de Th17, con la activación del inflamasoma y con el síndrome de liberación de citoquinas (SRC). IL-6 juega un papel clave en la progresión de los síntomas clínicos de COVID-19 y se puede utilizar como un potencial biomarcador inmune para predecir y monitorear las complicaciones de la enfermedad (Fouladseresht *et al.,* 2020). Estudios previos han demostrado que los niveles séricos elevados de IL-6 están relacionados con el aumento en las tasas de ingreso hospitalario, la gravedad de los síntomas y muerte en pacientes con COVID-19 (Fouladseresht *et al.,* 2020; Udomsinprasert *et al.,* 2021).

Finalmente, el análisis combinado de 9 estudios mostró que los pacientes de COVID-19 que no sobrevivieron a la enfermedad presentaban niveles muy elevados de ferritina (Melo *et al.,* 2021); el metaanálisis llevado a cabo en este estudio, entre pacientes graves y no graves, también mostró que, además de los biomarcadores ya mencionados, los pacientes de COVID-19 más graves tenían niveles muy elevados de ferritina.

En consecuencia, se puede considerar confirmada la relación entre el aumento de los niveles séricos de IL-6, dímero-D y ferritina encontrado en este estudio y el desenlace de pacientes COVID-19 (Henri *et al.,* 2020).

3.1.3   Procesos biológicos

En la Tabla 2 se detallan los resultados de STRING para las proteínas CRP, IL-6, fibrinógeno y ferritina. La red de interacción obtuvo un valor PPI *enrichment p-value*: 2.33e-05, lo cual significa que las proteínas tienen más interacciones entre sí de lo que se esperaría de un conjunto aleatorio de proteínas del mismo tamaño y grado de distribución. Por tanto, el enriquecimiento encontrado para las proteínas de la red indica que se encuentran conectadas biológicamente como grupo (Szklarczyk *et al.,* 2019) y además, tal como cabría esperar, que se encuentran implicadas mayoritariamente en inflamación, coagulación y trombosis. Es sabido que la activación del sistema de coagulación después de una invasión viral responde a una respuesta defensiva del sistema inmunitario contra el agente causal que puede eliminar el agente etiológico provocando la formación de un coágulo (Hong *et al*, 2021); en consecuencia, tanto la coagulación como la inmunidad innata utilizan vías comunes para contrarrestar el daño y la invasión viral, desencadenando además inflamación. El hecho de que en pacientes con COVID-19 se hayan detectado niveles elevados de IL-6, CRP y fibrinógeno y un aumento en la tasa de sedimentación de eritrocitos (ESR) (Hong *et al*, 2021) corrobora los hallazgos de este estudio.

Go term	Description	Count in network	Strenght	False Discovery rate
GO:0006880	Intracellular sequestering of iron ion	2 of 5	3.05	0.00064
GO:0043152	Induction of bacterial agglutination	2 of 6	2.97	0.00075
GO:0031639	Plasminogen activation	3 of 11	2.88	0.00013
GO:0034116	Positive regulation of heterotypic cell-cell adhesion	3 of 16	2.72	0.00013
GO:0042730	Fibrinolysis	3 of 20	2.62	0.00016
GO:0072378	Blood coagulation, fibrin clot formation	3 of 26	2.51	0.00022
GO:2000352	Negative regulation of endothelial cell apoptotic process	3 of 29	2.46	0.00022
GO:0010888	Negative regulation of lipid storage	2 of 21	2.43	0.00390
GO:0045907	Positive regulation of vasoconstriction	3 of 32	2.42	0.00022
GO:1900026	Positive regulation of substrate adhesion-dependent cell spreading	3 of 38	2.34	0.00022
GO:1902042	Negative regulation of extrinsic apoptotic signaling pathway via death domain receptors	3 of 39	2.33	0.00022
GO:0070527	Platelet aggregation	3 of 42	2.30	0.00022
GO:0071354	Cellular response to interleukin-6	2 of 33	2.23	0.00760
GO:1904035	Regulation of epithelial cell apoptotic process	4 of 87	2.11	0.00013
GO:0006953	Acute-phase response	2 of 44	2.10	0.01280
GO:0051258	Protein polymerization	3 of 87	1.98	0.00075
GO:0045921	Positive regulation of exocytosis	3 of 92	1.96	0.00085
GO:0030168	Platelet activation	4 of 135	1.92	0.00022
GO:0090277	Positive regulation of peptide hormone secretion	3 of 100	1.92	0.00100
GO:0002224	Toll-like receptor signaling pathway	3 of 100	1.92	0.00100
GO:0097746	Regulation of blood vessel diameter	4 of 139	1.91	0.00022
GO:0006826	Iron ion transport	2 of 71	1.90	0.02610
GO:0050714	Positive regulation of protein secretion	4 of 167	1.83	0.00022
GO:0007160	Cell-matrix adhesion	3 of 127	1.82	0.00170
GO:0002576	Platelet degranulation	3 of 129	1.81	0.00180

GO:0051592	Response to calcium ion	3 of 150	1.75	0.00260
GO:0022409	Positive regulation of cell-cell adhesion	4 of 272	1.61	0.00048
GO:0042742	Defense response to bacterium	4 of 277	1.61	0.00049
GO:0006959	Humoral immune response	4 of 275	1.61	0.00049
GO:0070374	Positive regulation of erk1 and erk2 cascade	3 of 209	1.60	0.00540
GO:0002250	Adaptive immune response	4 of 317	1.55	0.00065
GO:0030198	Extracellular matrix organization	3 of 338	1.39	0.01780
GO:0043687	Post-translational protein modification	3 of 360	1.37	0.02040
GO:0010817	Regulation of hormone levels	4 of 524	1.33	0.00270
GO:0010035	Response to inorganic substance	4 of 538	1.32	0.00290
GO:0043410	Positive regulation of mapk cascade	4 of 543	1.31	0.00290
GO:0045055	Regulated exocytosis	5 of 697	1.30	0.00044
GO:0010720	Positive regulation of cell development	4 of 556	1.30	0.00320
GO:0002443	Leukocyte mediated immunity	4 of 641	1.24	0.00500
GO:0032940	Secretion by cell	6 of 979	1.23	0.00022
GO:0002446	Neutrophil mediated immunity	3 of 495	1.23	0.04400
GO:0001775	Cell activation	6 of 1075	1.19	0.00022
GO:0043066	Negative regulation of apoptotic process	4 of 893	1.10	0.01490
GO:0032101	Regulation of response to external stimulus	4 of 1013	1.04	0.02130
GO:0006955	Immune response	6 of 1588	1.02	0.00061
GO:0022603	Regulation of anatomical structure morphogenesis	4 of 1095	1.01	0.02730
GO:0016192	Vesicle-mediated transport	6 of 1805	0.97	0.00087
GO:0051241	Negative regulation of multicellular organismal process	4 of 1231	0.96	0.04030
GO:0009968	Negative regulation of signal transduction	4 of 1271	0.94	0.04410
GO:0045595	Regulation of cell differentiation	5 of 1874	0.87	0.01540
GO:0048584	Positive regulation of response to stimulus	5 of 2257	0.79	0.03120
GO:0051649	Establishment of localization in cell	5 of 2375	0.77	0.03880
GO:0065008	Regulation of biological quality	7 of 4042	0.68	0.00260
GO:0006810	Transport	7 of 4353	0.65	0.00380

Tabla 2. Procesos biológicos: CRP, IL-6, ferritina y fibrinógeno.
Nota: La descripción de los procesos se transcribe en inglés, tal como se obtiene de la plataforma STRING (https://string-db.org). **Go term:** Catalogación en Gene Ontology database AmiGO2; **Description:** Descripción de los procesos implicados; **Count in network:** Frecuencia en la red correspondiente; **Strenght:** Fuerza de la asociación en la red y **False Discovery rate:** Precisión *asociada,* dada a través de la tasa de detección de falsos positivos.

Ciertamente, la inflamación, seguida de la activación de la coagulación, es una posible causa de la elevación de los niveles de dímero D (Hong *et al*, 2021). Aunque el mecanismo exacto de la coagulación en la COVID-19 aún no se ha determinado, se ha descrito que el SARS-CoV-2 interfiere con la inflamación, la coagulación y la hemostasia. Chen *et al.* (2020) mostraron que los pacientes de COVID-19 presentaban biomarcadores relacionados con infecciones, incluidos IL-6, procalcitonina, ferritina sérica y CRP y cuyos valores se elevaron en un 6%, 52%, 85%, 63% y 86%, respectivamente.

En cuanto a los procesos inflamatorios, los niveles plasmáticos de citoquinas y quimioquinas también aumentan considerablemente en pacientes con COVID-19, pero son más altos en las infecciones más graves, e incluye a IL-2, IL-2R, IL-6, IL-7, IL-8 IL-10, IP10, MIP1A y TNFα (Li *et al.*, 2021). Con respecto a IL-6, sus elevados niveles plasmáticos en pacientes con COVID-19 han sido informados constantemente, e incluso dichos niveles están asociados con mal pronóstico y riesgo de muerte (García, 2020). Por lo tanto, su medición ha sido propuesta como un buen biomarcador para monitorear estos pacientes (García, 2020).

3.1.4 Interacción gen-fármaco

Los resultados de la plataforma farmacogenómica DGIdb se resumen en las tablas 3, 4 y 5 para cada proteína propuesta como biomarcador. Todas estas tablas, al estar transcritas directamente de la plataforma DGIdb, contienen el texto en inglés (*Drug*: Fármaco; *Interaction Type* & *Directionality*: Tipo de Interacción y Direccionalidad; *Query Score*: Puntuación de la Consulta; *Interaction Score*: Puntuación de la Interacción).

Drug	Interaction Type & Directionality	Query Score	Interaction Score
ADALIMUMAB	n/a	1.03	2.50
ROSUVASTATIN	n/a	0.67	3.26
FENOFIBRATE	n/a	0.30	0.73

Tabla 3. Fármacos asociados a CRP.
Nota: La descripción se transcribe en inglés, tal como se obtiene de la plataforma DGIdb (https://dgidb.org). **Drug:** Farmáco; **Interaction type & Directionality:** Tipo de Interacción y Direccionalidad; **Query Score:** Puntuación de la Consulta; **Interaction Score:** Puntuación de la interacción.

Dentro de los fármacos más significativos propuestos para CRP (Tabla 3) encontramos al adalimumab y la rosuvastatin; el primero de ellos es un anticuerpo monoclonal que se une específicamente al factor de necrosis tumoral TNFα, neutralizando así la actividad de la citoquina y todo lo que ello implica en la cascada inflamatoria correspondiente (Ternant *et al*, 2015). Adalilumab es un fármaco utilizado en una gran variedad de enfermedades de tipo inflamatorio tales como artritis reumatoide (AR), espondilitis anquilosante, artritis psoriásica, enfermedad de Crohn, colitis ulcerosa y psoriasis. Su administración por vía subcutánea ha demostrado que induce disminución en los niveles de CRP en dichas enfermedades (Cordero-Ruiz *et al.,* 2011; Kurz *et al.,* 2011). Existe evidencia del uso de adalimumab para el tratamiento de enfermos por COVID-19 con artritis reumatoide, donde se observó una disminución en los niveles de TNFα y una disminución en el perfil de citoquinas relacionadas con la enfermedad (Robinson *et al.,* 2020). También se han informado resultados prometedores con adalimumab en un estudio de caso en una paciente con enfermedad de Crohn y COVID-19 (Vechi *et al.,* 2020). De la misma manera, algunos autores han estudiado el efecto de la rosuvastatin en el tratamiento de enfermedades del tipo inflamatorio, confirmando su capacidad de reducir los niveles de CRP, aunque parecen no tener efecto sobre la progresión de estas enfermedades (Kumar *et al.,* 2012; Chan *et al.,* 2012). Sumado a esto, un metaanálisis ha demostrado que pacientes COVID-19 con enfermedad inflamatoria intestinal presentaban un mejor pronóstico cuando eran tratados con fármacos anti-TNFα que cuando se los trataba con corticoides y mesalamina (Tripathi *et al.,* 2022).

La IL-6 es la citoquina que muestra un mayor número de interacciones conocidas con fármacos (Tabla 4). Concretamente, se detecta un total de 25 fármacos que corresponden mayoritariamente al grupo de los anticuerpos monoclonales. Estos fármacos presentan actividad inhibitoria impidiendo la unión de la citoquina a su receptor (Villaescusa *et al.,* 2022). Centrándonos en los que muestran mayor interacción, el siltuximab ha sido propuesto como fármaco para el tratamiento de la enfermedad por COVID-19 debido a su capacidad de regular a la baja los niveles de IL-6, por lo que reduce el proceso inflamatorio en pacientes con COVID-19 (Sahebnasagh *et al.,* 2020). Esto sugiere que se puede utilizar con éxito para prevenir el síndrome de liberación de citoquinas y la muerte producida por esta causa (Villaescusa *et al.,* 2022). Por lo tanto, el siltuximab podría considerarse como una estrategia terapéutica para tratar casos graves de infección por SARS-CoV-2 con niveles muy elevados de IL-6 (Palanques-Pastor *et al.,* 2020). También existe evidencia de la capacidad del olokizumab para frenar la progresión de la neumonía por COVID-19, mejorando los resultados del tratamiento y reduciendo la inflamación sistémica (Ganyukova *et al.,* 2020). La evidencia sugiere que los niveles elevados de citoquinas son responsables del daño multiorgánico en pacientes con COVID-19. Por estos motivos, se ha propuesto el uso de medicamentos biofarmacéuticos, tales como los anticuerpos monoclonales inhibidores de la acción de la IL-6, para el tratamiento de la COVID-19 y el uso de fármacos que actúan sobre el proceso inflamatorio (Uciferri *et al.,* 2020).

Drug	Interaction Type & Directionality	Query Score	Interaction Score
SILTUXIMAB	inhibitor (inhibitory), antibody (inhibitory), antagonist (inhibitory)	17.51	10.18
OLOKIZUMAB	inhibitor (inhibitory)	17.51	10.18
CLAZAKIZUMAB	inhibitor (inhibitory)	13.13	7.64
SIRUKUMAB	inhibitor (inhibitory)	4.38	2.55
ELSILIMOMAB	inhibitor (inhibitory)	4.38	2.55
PF-04236921	inhibitor (inhibitory)	4.38	2.55
COR-001	n/a	4.38	2.55
METRONIDAZOLE	n/a	2.19	1.27
ECHINACEA, UNSPECIFIED	n/a	2.19	1.27
LEVOFLOXACIN	n/a	2.19	1.27
LINEZOLID	n/a	1.25	0.73
NELFINAVIR	n/a	1.25	0.73
SAQUINAVIR	n/a	1.09	0.64
ADALIMUMAB	n/a	1.03	0.30
IFOSFAMIDE	n/a	0.97	0.57
GEMFIBROZIL	n/a	0.73	0.42
RITUXIMAB	n/a	0.63	0.36
FENOFIBRATE	n/a	0.60	0.18
ETANERCEPT	n/a	0.46	0.27
INFLIXIMAB	n/a	0.44	0.25
IBUDILAST	n/a	0.44	0.25
FENTANYL	n/a	0.34	0.20
INSULIN	n/a	0.17	0.10
RIBAVIRIN	n/a	0.13	0.08
CISPLATIN	n/a	0.06	0.04

Tabla 4. Fármacos asociados a IL-6.

Nota: La descripción se transcribe en inglés, tal como se obtiene de la plataforma DGIdb (https://dgidb.org). Los detalles aparecen en la Tabla 3.

Los fármacos asociados a las cadenas alfa, beta y gamma del fibrinógeno (FGG, FGA y FGB) se representan en la Tabla 5. Concretamente el gen FGG interacciona fundamentalmente con fármacos antiplaquetarios. La eptifibatida, un péptido cíclico, es un medicamento antagonista del receptor de la glicoproteína (GP) IIb/IIIa. Actúa evitando la unión de fibrinógeno al receptor GP IIb/IIIa, inhibiendo así la agregación plaquetaria y la formación de trombos (Goa y Noble, 1999). Se ha reportado el tratamiento de un caso de COVID-19 severo con epifibatida demostrando una reducción en los marcadores inflamatorios y en los síntomas del paciente (Merril, 2021).

Drug	Interaction Type & Directionality	Query Score	Interaction Score
Fármacos asociados a FGG			
EPTIFIBATIDE	n/a	5.25	5.09
TIROFIBAN	n/a	5.25	5.09
ABCIXIMAB	n/a	4.38	4.24
ALFIMEPRASE	n/a	4.38	4.24
FIBRINOLYSIN, HUMAN	inhibitor (inhibitory)	3.28	3.18
Fármacos asociados a FGA			
ANISTREPLASE	n/a	10.94	19.89
ALFIMEPRASE	n/a	8.75	5.3
RETEPLASE	n/a	8.75	15.91
EPTIFIBATIDE	n/a	5.25	3.18
TIROFIBAN	n/a	5.25	3.18
ABCIXIMAB	n/a	4.38	2.65
FIBRINOLYSIN, HUMAN	inhibitor (inhibitory)	3.28	1.99
ALTEPLASE	n/a	0.92	1.68
Fármacos asociados a FGB			
ALFIMEPRASE	n/a	8.75	6.06
EPTIFIBATIDE	n/a	5.25	3.64
TIROFIBAN	n/a	5.25	3.64
ABCIXIMAB	n/a	4.38	3.03
FIBRINOLYSIN, HUMAN	inhibitor (inhibitory)	3.28	2.27
METHYLTHIONINIUM CHLORIDE	n/a	0.18	0.38
HAEMATOXYLIN	n/a	0.17	0.35

Tabla 5. Fármacos asociados a las cadenas de Fibrinógeno: FGG, FGA y FGB.
Nota: La descripción se transcribe en inglés, tal como se obtiene de la plataforma DGIdb
(https://dgidb.org). Los detalles aparecen en la Tabla 3.

Así mismo, se evidencia un caso que también propone a la terapia antiplaquetaria con tirofiban para mejorar la relación ventilación/perfusión en pacientes con COVID-19 con insuficiencia respiratoria grave; los efectos del fármaco podrían deberse a la prevención e interferencia en la formación de coágulos en vasos capilares pulmonares y a la modulación de la función de los megacariocitos y de la adhesión plaquetaria (Viecca *et al.*, 2020).

El abciximab es el fragmento Fab del anticuerpo monoclonal humano-murino 7E3; este se une al complejo de integrina GPIIb/IIIa en la superficie de las plaquetas, actuando como un inhibidor de la agregación a través del impedimento de la unión del fibrinógeno al receptor (Evangelou *et al.*, 2022).

Los fármacos asociados a FGA son trombolíticos. La anistreplasa es un agente trombolítico que se utiliza en el tratamiento del infarto agudo de miocardio (IAM) (Marinac *et al.,* 2016). La alfimeprasa es una metaloproteasa de zinc fibrinolítica recombinante de acción directa. Tiene actividad proteolítica directa principalmente contra la cadena Aα de la fibrina y fibrinógeno (Deitcher *et al.,* 2006). La reteplase es un activador del plasminógeno que imita al activador tisular endógeno del plasminógeno (t-PA), una serina proteasa, que convierte el plasminógeno en plasmina y, por lo tanto, precipita la trombólisis (Simpson *et al.,* 2006). En pacientes de COVID-19 que además sufren de infarto de miocardio con elevación del segmento ST (STEMI), se ha propuesto el uso de alteplase y reteplase para potenciar la actividad trombolítica (Sadeghipour *et al.,* 2021).

Finalmente, los fármacos asociados a FGB dieron como resultado a la alfimeprasa, un fármaco trombolítico, mientras que la eptifibatida es un antagonista de receptores GP IIb/IIIa, inhibiendo la agregación plaquetaria al igual que el tirofiban (Cannon *et al.,* 2009).

En consecuencia, de todo lo anterior se puede inferir que los fármacos asociados al fibrinógeno (FGG, FGA y FGB) son del tipo anticoagulantes. Por tanto, dado el aumento del riesgo de enfermedades macrovasculares y microvasculares trombóticas en pacientes con COVID-19, y la desregulación contrastada del fibrinógeno en estos pacientes, se evidencia que el uso de la terapia anticoagulante representa una opción atenuante de alto interés para la COVID-19. Todo lo anterior requiere considerar que la anticoagulación resulta controvertida en procesos de sepsis convencional, si bien la sepsis por COVID-19 es una entidad patológica distinta, como lo refleja la diferencia encontrada en los enfermos respecto a los parámetros de coagulación. Por lo tanto, la anticoagulación parece tener un papel significativo en el tratamiento de la COVID-19; así, un estudio reciente llevado a cabo por Tang y colaboradores (Tang *et al.,* 2020) describió 449 pacientes con infección grave por COVID-19 e informó una reducción de la mortalidad con terapia anticoagulante en pacientes con dímero-D alto y/o una puntuación alta de coagulopatía inducida por sepsis (SIC) (Hadid *et al.,* 2021). Sin embargo, debido al riesgo del tratamiento anticoagulante, se ha propuesto una guía basada en categoría de riesgo para determinar la dosis y el tipo de anticoagulante (Hadid *et al.,* 2002).

3.2   Marcadores proteómicos

En el Anexo III (A y B) se recogen los datos recopilados de los estudios proteómicos con sus respectivos autores, el diseño del estudio, la población que se compara, las principales proteínas estudiadas y su clasificación según su abundancia al alza o a la baja. De todos los trabajos revisados se seleccionaron aquellos que comparaban: (i) población sana con población infestada con COVID-19 y (ii) pacientes leves y severos de COVID-19.

3.2.1   Resultados del análisis de las frecuencias

En cuanto al análisis de los marcadores proteómicos, los trabajos revisados para el COVID-19 versus control encontraron evidencia para un total de 72 proteínas con alta abundancia, dentro de las cuales destacan: IP-

10, IL-6, IFN-γ IL-8, IL-18, PTX3, CXCL9 y MCP-3. Estas proteínas exhibieron valores en el percentil 95 simultáneamente tanto en frecuencia ponderada como en frecuencia neta, siendo además significativas en cuanto a la frecuencia neta (p<0.05, Figura 5A, puntos rojos). Para aquellos trabajos que incluyeron la comparación de un grupo de pacientes leves frente a un grupo severo (Figura 5B), del total de 112 proteínas con evidencia de cambio, únicamente IL-6 superó el percentil 95 (Figura 5B puntos rojos).

Por otro lado, para los estudios de pacientes COVID versus controles (Figura 5C), del total de 20 proteínas con evidencia a la baja (infra-expresadas), las proteínas por encima del percentil 95 (Figura 5C, puntos rojos) fueron: APOA1 y APOA2. Para los estudios que comparaban COVID leve versus severo (Figura 5D), del total de 67 proteínas con evidencia, únicamente ALB superó el percentil 95 (Figura 5D puntos rojos).

El análisis de las frecuencias permitió asociar proteínas que aparecen en mayor o menor cantidad en los dos grupos de estudio: (i) enfermos de COVID-19 versus controles sanos y (ii) enfermos COVID-19 leves versus severos. Así, al igual que en el estudio de los biomarcadores séricos, encontramos para ambos grupos de estudio a la IL-6 como biomarcador altamente implicado; ello indica la importante repercusión de esta proteína en el desarrollo de la enfermedad. Tal es dicha repercusión, que gran parte de los tratamientos disponibles a la fecha se fundamentan en el bloqueo de su receptor, dando como resultado una reducción de la

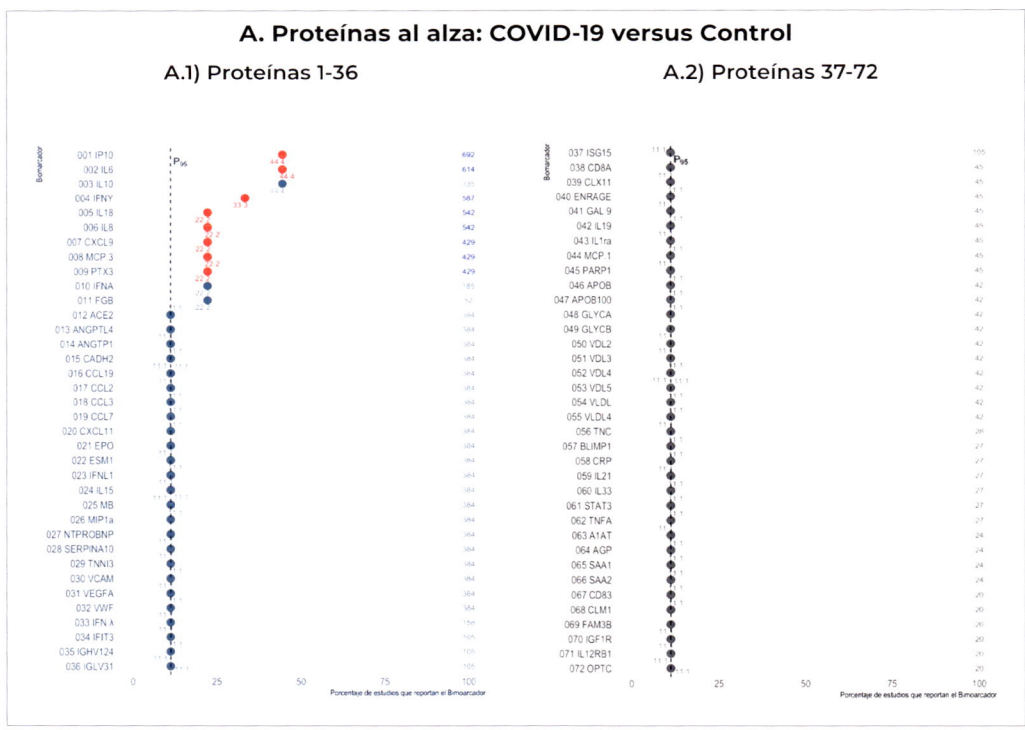

B. Proteínas al alza: COVID-19 Leves versus Severos

B.1) Proteínas 1-56

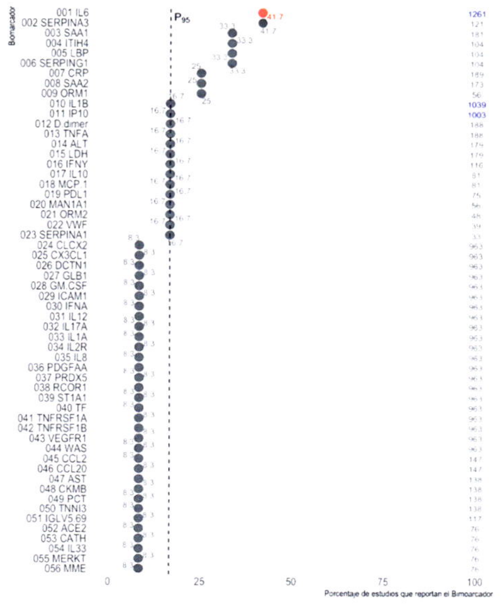

B.2) Proteínas 57-112

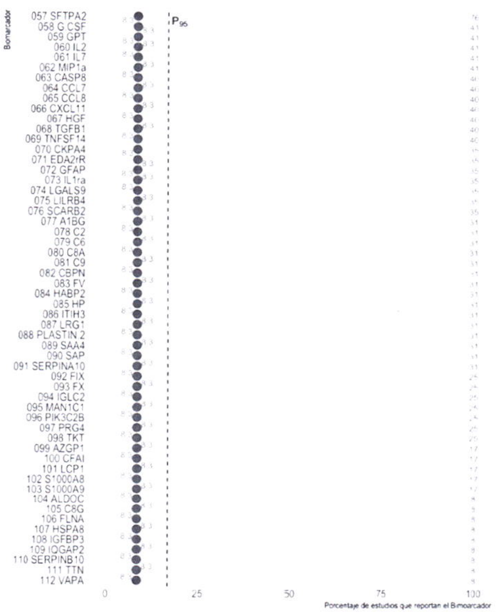

C. Proteínas a la baja: COVID-19 versus Control

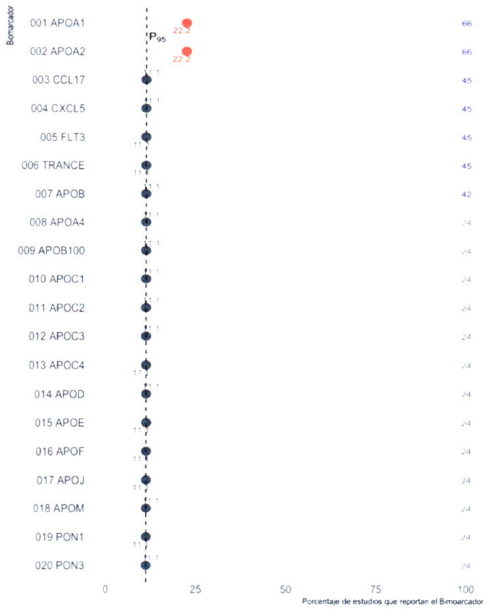

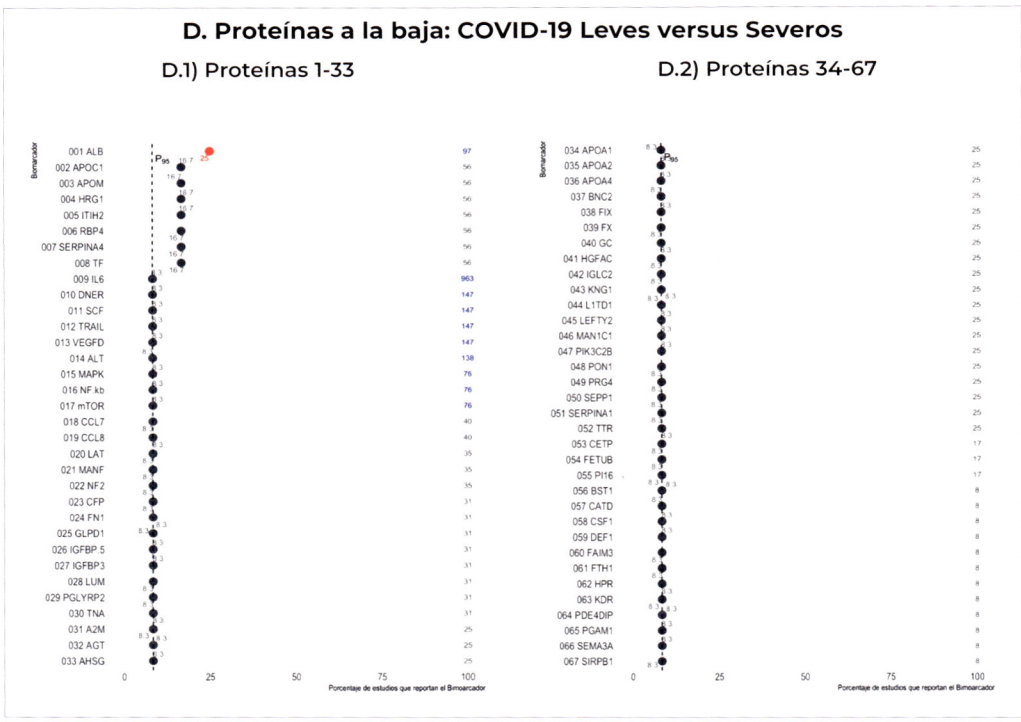

Figura 5. Distribución de frecuencias de proteínas al ALZA y a la BAJA por efecto de la COVID-19 (Ver detalles del análisis en la Fig. 3).

A y B) Distribución de frecuencias a nivel de marcadores proteómicos al Alta, detallando los dos tipos de estudios analizados: A) Comparación de pacientes COVID-19 frente a controles sanos. B) Comparación de pacientes COVID-19 leves versus severos. En cada uno de los subtipos el análisis se ha dividido a su vez en dos cuadrantes, A.1-A.2 y B.1-B.2.

C y D) Distribución de frecuencias a nivel de marcadores proteómicos a la Baja, detallando los dos tipos de estudios analizados: C) Comparación de pacientes COVID-19 frente a controles. D) Comparación de pacientes COVID-19 leves versus severos. La comparación de pacientes leves y severos se ha dividido a su vez en dos cuadrantes, D.1-D.2.

proliferación celular, la diferenciación y el estrés oxidativo. De hecho, el bloqueo del receptor para IL-6 implica mejores resultados clínicos en pacientes de COVID-19 con características de inflamación inducida por citoquinas (Villaescusa *et al.,* 2022).

Cuando se comparan los grupos de COVID-19 con los controles sanos, se detecta además el aumento de varias citoquinas proinflamatorias tales como IP-10, IFN-γ , IL-8, IL-18, PTX3, CXCL9 y MCP-3. Estas citoquinas regulan una amplia gama de funciones celulares, incluido el crecimiento, la diferenciación, la quimiotaxis, la liberación de mediadores y la expresión génica. Con pocas pero notables excepciones, las citoquinas generalmente no se almacenan en las células, sino que generalmente se producen y secretan de forma constitutiva o en respuesta a una señal de inducción; esta inducción conlleva una cascada de señalización que determinará la respuesta celular (Merril *et al.,* 2002). Concretamente, IL-8 es responsable de inducir quimiotaxis, por lo tanto, cumple un rol importante en la regulación de la respuesta inflamatoria aguda (Remick, 2005), mientras que la IL-18, aunque originalmente se identificó como un factor capaz de inducir la producción de IFN-γ, en los últimos años se le están atribuyendo nuevas funciones, incluyendo su capacidad de mejorar la maduración de las células T y NK, la producción de citoquinas y la citotoxicidad (Yasuda *et al.,* 2019).

IP-10 es una molécula pleiotrópica capaz de ejercer una potente función biológica, incluida la promoción de la actividad quimiotáctica, inducción de la apoptosis, regulación del crecimiento y la proliferación celular, así como también la angiogénesis en enfermedades infecciosas, inflamatorias y cáncer. Cada vez hay más pruebas de que los niveles anormalmente altos de IP-10 están directamente involucrados con la lesión pulmonar aguda observada en pacientes con COVID-19 y que dichos niveles contribuyen a la mortalidad (Lev *et al.,* 2021).

CXCL9 es una citoquina inducida por IFN-γ y juega un papel importante para inducir la quimiotaxis, promover la diferenciación y multiplicación de los leucocitos y provocar su extravasación a los tejidos (Tokunaga *et al.,* 2018).

MCP-3 actúa principalmente como quimioatrayente para varios leucocitos, incluidos monocitos, eosinófilos, basófilos, células dendríticas (DC), neutrófilos, células NK y linfocitos T activados. Por lo tanto, este factor quimiotáctico recluta leucocitos en los tejidos infectados para mediar en la respuesta inmunitaria (Weber *et al.,* 1999).

Los interferones son proteínas heterogéneas con potentes efectos antivirales. Sirven para mejorar la función de las células NK y la expresión de antígenos de superficie celular MHC de clase I y II. El IFN-γ es el IFN de tipo II producido por las células NK y los linfocitos T; esta citoquina es importante en todas las fases de la respuesta inmune siendo esencial para la defensa antiviral (Gadotti *et al.,* 2020). El IFN-γ regula a la baja la replicación del virus y activa la producción de citoquinas por parte de las células T, lo que aumenta la actividad de las células T citotóxicas. Sin embargo, niveles altos persistentes de IFN-γ empeoran la inflamación sistémica y aumentan las lesiones tisulares dando lugar a insuficiencia orgánica (Gadotti *et al.,* 2020).

PTX3 es un componente clave de la inmunidad innata humoral implicada en la resistencia a patógenos y en la regulación de la inflamación. A diferencia de su pariente, la CRP, la PTX3 es producida rápidamente por varios tipos de células, incluidas las células mieloides, las células endoteliales y las células epiteliales respiratorias, particularmente en respuesta a IL-1, TNFα y a daño tisular. La similitud con CRP impulsó investigaciones sobre la utilidad de PTX3 como marcador en diversas patologías humanas con origen inflamatorio o infeccioso. Concentraciones plasmáticas elevadas de PTX3 se han descrito en infecciones de origen fúngico, bacteriano y viral, en síndrome de respuesta inflamatoria severa, en sepsis y en enfermedades cardiovasculares (Brunetta *et al.,* 2021). En diferentes condiciones patológicas, las concentraciones plasmáticas elevadas de PTX3 se asociaron con la gravedad de la enfermedad y la mortalidad (Brunetta *et al.,* 2021). Además, se ha demostrado que PTX3 sirve como biomarcador de actividad inflamatoria en enfermedades que involucran el lecho vascular desde aterosclerosis hasta vasculitis. De esta manera, es tentador especular que los altos niveles de PTX3 en COVID-19 reflejan la regulación negativa fallida de la inflamación descontrolada, sin embargo, el papel real de PTX3 y, más en general, de la inmunidad innata humoral en la resistencia frente al SARS-CoV-2 y en la patogénesis de la enfermedad merece más investigación (Brunetta *et al.,* 2021).

En cuanto a las proteínas reguladas a la baja en pacientes COVID-19 en relación a controles sanos destacan APOA1 y APOA2. Los enfermos de COVID-19 presentan alteraciones en el perfil lipídico, es decir, colesterol HDL (HDL-C), colesterol LDL (LDL-C) y en los niveles de triglicéridos (TG); dichas alteraciones se han relacionado con la gravedad de la enfermedad (Souza *et al.,* 2021). Concretamente, APOA1 es un componente principal del complejo de lipoproteínas de alta densidad (HDL) y actúa como un modulador de la respuesta inmune innata y de la inflamación. Se han observado niveles reducidos de APOA1 en la respuesta inflamatoria sistémica incluyendo la enfermedad por COVID-19, lo que proporcionaría una posible explicación de su regulación a la baja y, por lo tanto, que su condición metabólica diferente se asocie con un mayor riesgo de enfermedad grave por SARS-CoV-2 (Messner *et al.,* 2020). APOA2 es una proteína relacionada con el metabolismo de HDL, por tanto, su disminución reportada en sujetos hospitalizados con COVID-19 plantea la posibilidad de que una infección grave por COVID-19 afecte a las HDL y por tanto al metabolismo lipídico con cambios en proteínas vinculadas a la inflamación e inmunidad (Souza *et al.,* 2021).

En cuanto al análisis comparativo de pacientes leves versus severos, se destaca la regulación a la baja de la albúmina (ALB). La ALB es un reactivo de fase aguda con propiedades antioxidantes (Violi *et al.,* 2021). En condiciones de estrés oxidativo, la ALB puede sufrir una oxidación irreversible, que deteriora su capacidad antioxidante y finalmente provoca daño celular y tisular. Cuando la COVID-19 se asocia con otras patologías, como la enfermedad pulmonar obstructiva o el fallo cardiaco, los pacientes suelen presentar niveles elevados de dimero-D, proteína C-reactiva y troponina y niveles reducidos de ALB, presentando estos pacientes un mayor riesgo de mortalidad (Violi *et al.,* 2021). La relación entre la hipoalbuminemia y la disminución en la supervivencia puede tener varias explicaciones. Primero, al actuar como una proteína antiinflamatoria y antioxidante, ALB puede proteger contra la tormenta de citoquinas y el consiguiente fallo orgánico que esta implica. En este contexto, es de interés subrayar la relación inversa entre los niveles séricos de ALB y troponina, lo que sugiere que la ALB podría ejercer cierta protección contra la lesión miocárdica (Violi *et al.,* 2021). En segundo lugar, la ALB tiene propiedades anticoagulantes e inhibe la coagulación relacionada con el estrés oxidativo y la activación plaquetaria. Por lo tanto, el impacto negativo de la hipoalbuminemia en la activación de la coagulación puede ser otro factor que explica la escasa supervivencia de los pacientes. De acuerdo con el impacto protrombótico de la hipoalbuminemia, se ha encontrado previamente que los niveles reducidos de ALB se asocian con un mayor riesgo de trombosis arterial y venosa en diferentes escenarios clínicos (Violi *et al.,* 2021). En tercer lugar, como reactivo de fase aguda inversa, la ALB podría estar inversamente asociada con la mortalidad hospitalaria simplemente porque refleja un estado clínico más comprometido de presentación de la enfermedad por COVID-19 (Violi *et al.,* 2021). En conclusión, son varios los artículos que destacan una disminución en los niveles de ALB en pacientes con COVID-19 y esta disminución está asociada con una peor prognosis de la enfermedad (Azid *et al.,* 2020; Violi *et al.,* 2021).

3.2.2   Procesos biológicos

La plataforma informática STRING nos permitió estudiar los procesos biológicos en los que aparecen implicados los biomarcadores estudiados. Los resultados de biomarcadores proteómicos se dividieron en 2 grupos: COVID-19 versus control y COVID-19 leve versus severo. Para la comparación de pacientes COVID-19 respecto a controles, las proteínas que se incluyeron en el análisis fueron IP-10, IL-6, IFN-γ, IL-8, IL-18, PTX3, CXCL9 y MCP-3. Según los resultados de STRING los procesos biológicos donde se encontraron implicadas las proteínas estudiadas se detallan en las tablas 6 y 7 para proteínas reguladas al alza y a la baja respectivamente. Para el grupo de pacientes COVID-19 severo versus leve, únicamente destacaron como proteínas reguladas al alza, IL-6 y a la baja, ALB; ello no permitió obtener una red de interacción significativa mediante la plataforma STRING en ninguno de los dos casos.

El estadístico de la red obtenida de biomarcadores al alza (PPI *enrichment*) correspondió a un p-valor de 3.47e-14, lo cual significa que las proteínas tienen más interacciones entre sí de lo que se esperaría de un conjunto aleatorio de proteínas del mismo tamaño y grado de distribución. En consecuencia, tal enriquecimiento indica que las proteínas están, al menos parcialmente, conectadas como un grupo, para llevar a cabo de forma coordinada el correspondiente proceso biológico que lógicamente se ve afectado por efecto de la enfermedad.

Go term	Description	Count in network	Strenght	False Discovery rate
GO:0002830	Positive regulation of type 2 immune response	2 of 16	2.49	0.0033
GO:0032740	Positive regulation of interleukin-17 production	2 of 17	2.46	0.0036
GO:0032660	Regulation of interleukin-17 production	3 of 29	2.40	7.89e-05
GO:0002726	Positive regulation of t cell cytokine production	2 of 20	2.39	0.0046
GO:1901739	Regulation of myoblast fusion	2 of 22	2.35	0.0054
GO:1901623	Regulation of lymphocyte chemotaxis	2 of 27	2.26	0.0075
GO:0045662	Negative regulation of myoblast differentiation	2 of 27	2.26	0.0075
GO:0043372	Positive regulation of cd4-positive, alpha-beta t cell differentiation	2 of 29	2.23	0.0083
GO:0045661	Regulation of myoblast differentiation	3 of 55	2.13	0.00033
GO:0030593	Neutrophil chemotaxis	4 of 74	2.12	1.09e-05
GO:2000403	Positive regulation of lymphocyte migration	2 of 38	2.11	0.0124
GO:0070098	Chemokine-mediated signaling pathway	4 of 80	2.09	1.40e-05
GO:0052372	Modulation by symbiont of entry into host	2 of 42	2.07	0.0146
GO:0051281	Positive regulation of release of sequestered calcium ion into cytosol	2 of 42	2.07	0.0146
GO:0002548	Monocyte chemotaxis	2 of 43	2.06	0.0150
GO:0045429	Positive regulation of nitric oxide biosynthetic process	2 of 44	2.05	0.0154
GO:0042531	Positive regulation of tyrosine phosphorylation of stat protein	3 of 68	2.03	0.00057
GO:0097529	Myeloid leukocyte migration	5 of 123	2.00	1.90e-06
GO:0002690	Positive regulation of leukocyte chemotaxis	4 of 98	2.00	2.20e-05
GO:0048247	Lymphocyte chemotaxis	2 of 50	1.99	0.0183
GO:0030595	Leukocyte chemotaxis	5 of 142	1.94	1.97e-06
GO:0010332	Response to gamma radiation	2 of 58	1.93	0.0227
GO:0031640	Killing of cells of other organism	3 of 91	1.91	0.0012
GO:0032722	Positive regulation of chemokine production	2 of 61	1.90	0.0238
GO:0001906	Cell killing	4 of 126	1.89	4.81e-05
GO:0050766	Positive regulation of phagocytosis	2 of 66	1.87	0.0257
GO:0071222	Cellular response to lipopolysaccharide	5 of 185	1.82	5.22e-06

GO:0061844	Antimicrobial humoral immune response mediated by antimicrobial peptide	3 of 113	1.81	0.0020
GO:0034103	Regulation of tissue remodeling	2 of 77	1.80	0.0322
GO:0048661	Positive regulation of smooth muscle cell proliferation	2 of 88	1.74	0.0398
GO:0048660	Regulation of smooth muscle cell proliferation	3 of 136	1.73	0.0030
GO:0032755	Positive regulation of interleukin-6 production	2 of 94	1.72	0.0428
GO:0050729	Positive regulation of inflammatory response	3 of 144	1.71	0.0033
GO:1904064	Positive regulation of cation transmembrane transport	3 of 145	1.70	0.0034
GO:0042102	Positive regulation of t cell proliferation	2 of 97	1.70	0.0442
GO:0051607	Defense response to virus	4 of 210	1.67	0.00026
GO:0006959	Humoral immune response	5 of 275	1.65	1.75e-05
GO:0006954	Inflammatory response	8 of 515	1.58	3.17e-09
GO:0050870	Positive regulation of t cell activation	3 of 209	1.55	0.0083
GO:0002699	Positive regulation of immune effector process	3 of 223	1.52	0.0097
GO:0032103	Positive regulation of response to external stimulus	6 of 511	1.46	7.17e-06
GO:0019221	Cytokine-mediated signaling pathway	7 of 678	1.40	1.90e-06
GO:0045765	Regulation of angiogenesis	3 of 303	1.38	0.0187
GO:0030335	Positive regulation of cell migration	5 of 522	1.37	0.00022
GO:0002250	Adaptive immune response	3 of 317	1.36	0.0209
GO:0019932	Second-messenger-mediated signaling	3 of 354	1.32	0.0250
GO:0098542	Defense response to other organism	7 of 900	1.28	4.43e-06
GO:0010959	Regulation of metal ion transport	3 of 391	1.27	0.0312
GO:0002274	Myeloid leukocyte activation	4 of 585	1.22	0.0068
GO:0006874	Cellular calcium ion homeostasis	3 of 442	1.22	0.0406
GO:0001819	Positive regulation of cytokine production	3 of 461	1.20	0.0436
GO:0051707	Response to other organism	8 of 1256	1.19	1.90e-06
GO:0002684	Positive regulation of immune system process	6 of 949	1.19	0.00012
GO:0002252	Immune effector process	6 of 969	1.18	0.00013
GO:0042119	Neutrophil activation	3 of 497	1.17	0.0499
GO:1901701	Cellular response to oxygen-containing compound	6 of 1055	1.14	0.00020
GO:0001775	Cell activation	6 of 1075	1.14	0.00022
GO:0045087	Innate immune response	4 of 703	1.14	0.0119
GO:0030155	Regulation of cell adhesion	4 of 712	1.14	0.0122

GO:0045596	Negative regulation of cell differentiation	4 of 728	1.13	0.0131
GO:0051050	Positive regulation of transport	5 of 923	1.12	0.0020
GO:0045321	Leukocyte activation	5 of 929	1.12	0.0021
GO:0006955	Immune response	8 of 1588	1.09	2.74e-06
GO:0022603	Regulation of anatomical structure morphogenesis	5 of 1095	1.05	0.0039
GO:0019725	Cellular homeostasis	4 of 895	1.04	0.0232
GO:0007267	Cell-cell signaling	5 of 1145	1.03	0.0046
GO:0008284	Positive regulation of cell population proliferation	4 of 919	1.03	0.0243
GO:0045597	Positive regulation of cell differentiation	4 of 993	0.99	0.0298
GO:0001934	Positive regulation of protein phosphorylation	4 of 1019	0.98	0.0320
GO:0042127	Regulation of cell population proliferation	6 of 1642	0.95	0.0016
GO:0051094	Positive regulation of developmental process	5 of 1389	0.94	0.0099
GO:0048878	Chemical homeostasis	4 of 1124	0.94	0.0420
GO:0001932	Regulation of protein phosphorylation	5 of 1459	0.92	0.0120
GO:0042592	Homeostatic process	5 of 1676	0.86	0.0194
GO:0050793	Regulation of developmental process	7 of 2648	0.81	0.0012
GO:0045595	Regulation of cell differentiation	5 of 1874	0.81	0.0273
GO:0032879	Regulation of localization	7 of 2740	0.80	0.0014
GO:0031328	Positive regulation of cellular biosynthetic process	5 of 2005	0.79	0.0350
GO:2000026	Regulation of multicellular organismal development	5 of 2096	0.77	0.0406
GO:0051246	Regulation of protein metabolic process	6 of 2828	0.72	0.0186
GO:0051173	Positive regulation of nitrogen compound metabolic process	6 of 3239	0.66	0.0313
GO:0031325	Positive regulation of cellular metabolic process	6 of 3413	0.63	0.0398
GO:0065009	Regulation of molecular function	8 of 4913	0.60	0.0026
GO:0048522	Positive regulation of cellular process	8 of 5579	0.54	0.0059

Tabla 6. Procesos biológicos para proteínas reguladas al alza.
Nota: La descripción de los procesos biológicos se transcribe en inglés, tal como se obtiene de la plataforma STRING (https://string-db.org). Los detalles aparecen en la Tabla 2.

Los resultados obtenidos para las proteínas incluidas en la red ponen de manifiesto que la enfermedad por COVID19 implica fundamentalmente, como ya hemos comentado, procesos del tipo inflamatorio e inmunológico. Cuando SARS-CoV-2 infecta células que expresan en su superficie receptores de la enzima convertidora de angiotensina 2 (ACE2) y TMPRSS2, la replicación se activa y la liberación del virus hace que la célula huésped experimente piroptosis y libere patrones moleculares asociados al daño celular, incluidos ATP y ácidos nucleicos. Estos son reconocidos por las células epiteliales vecinas, las células endoteliales y los macrófagos alveolares, desencadenando la generación de citoquinas y quimioquinas proinflamatorias, incluyendo IL-6, IP-10, proteína inflamatoria de macrófagos 1α (MIP1α), y MIP1β y MCP1. Estas proteínas atraen monocitos, macrófagos y células T al sitio de la infección, promoviendo una mayor inflamación (con la adición de IFN-γ producida por las células T) estableciendo, de esta manera, un circuito de retroalimentación proinflamatorio. En una respuesta inmune defectuosa, esto puede conducir a una mayor acumulación de células inmunitarias en los pulmones, causando sobreproducción de citoquinas proinflamatorias, que eventualmente dañan la estructura pulmonar. La tormenta de citoquinas resultante circula a otros órganos, lo que lleva a daño multiorgánico. Esta tormenta de citoquinas puede conducir potencialmente a fenotipos clínicos graves, como hipoxia tisular, Síndrome de Dificultad Respiratoria Aguda (SDRA), e incluso a la muerte de los pacientes afectados (Rokni *et al.*, 2020). Sumado a esto, los anticuerpos no neutralizantes producidos por las células B pueden aumentar la infección por SARS-CoV-2 a través de la vía de amplificación de las infecciones dependientes de anticuerpos, exacerbando aún más el daño orgánico. Alternativamente, en una respuesta inmunológica saludable, la inflamación inicial atrae células T específicas del virus al sitio de la infección, donde pueden eliminar las células infectadas antes de que el virus se propague. Los anticuerpos neutralizantes pueden bloquear la infección viral y los macrófagos alveolares reconocen, neutralizan al virus y a las células apoptóticas, que son eliminadas por fagocitosis. En total, estos procesos conducen a la eliminación del virus, produciéndose un daño pulmonar mínimo, lo que resulta en la recuperación del paciente (Tay *et al.*, 2020).

Para las proteínas reguladas a la baja en pacientes COVID-19 respecto a los controles, destacaron APOA1 y APOA2. Los resultados de la plataforma STRING para ambas proteínas indicaron un valor PPI *enrichment p-value* de 0.0291, es decir, que estas proteínas están implicadas en más interacciones de lo que se esperaría de un conjunto aleatorio de proteínas del mismo tamaño y grado de distribución. Por tanto, se puede decir que este enriquecimiento indica que estas proteínas están, al menos parcialmente, conectadas en una serie de procesos biológicos que se ven afectados por el desarrollo de la infección.

Go term	Description	Count in network	Strenght	False Discovery rate
GO:0010903	Negative regulation of very-low-density lipoprotein particle remodeling	2 of 3	3.81	0.0007
GO:0030300	Regulation of intestinal cholesterol absorption	2 of 8	3.39	0.0010
GO:0034371	Chylomicron remodeling	2 of 9	3.34	0.0010
GO:0010873	Positive regulation of cholesterol esterification	2 of 9	3.34	0.0010
GO:0034384	High-density lipoprotein particle clearance	2 of 10	3.29	0.0010
GO:0034378	Chylomicron assembly	2 of 10	3.29	0.0010
GO:0033700	Phospholipid efflux	2 of 12	3.21	0.0010
GO:0034380	High-density lipoprotein particle assembly	2 of 13	3.18	0.0010
GO:0018206	Peptidyl-methionine modification	2 of 13	3.18	0.0010
GO:0018158	Protein oxidation	2 of 13	3.18	0.0010
GO:0060192	Negative regulation of lipase activity	2 of 17	3.06	0.0010
GO:0043691	Reverse cholesterol transport	2 of 17	3.06	0.0010
GO:0034375	High-density lipoprotein particle remodeling	2 of 18	3.04	0.0010
GO:0033344	Cholesterol efflux	2 of 23	2.93	0.0011
GO:0002719	Negative regulation of cytokine production involved in immune response	2 of 25	2.89	0.0012
GO:0050996	Positive regulation of lipid catabolic process	2 of 27	2.86	0.0013
GO:0006656	Phosphatidylcholine biosynthetic process	2 of 35	2.75	0.0016
GO:0050766	Positive regulation of phagocytosis	2 of 66	2.47	0.0039
GO:0043627	Response to estrogen	2 of 74	2.42	0.0047
GO:0031100	Animal organ regeneration	2 of 75	2.42	0.0047
GO:0042632	Cholesterol homeostasis	2 of 85	2.36	0.0056
GO:0001523	Retinoid metabolic process	2 of 108	2.26	0.0079
GO:0042157	Lipoprotein metabolic process	2 of 121	2.21	0.0092
GO:0008203	Cholesterol metabolic process	2 of 120	2.21	0.0092
GO:0050821	Protein stabilization	2 of 186	2.02	0.0169
GO:0042493	Response to drug	2 of 281	1.84	0.0355

Tabla 7. Procesos biológicos de proteínas reguladas a la baja.

Nota: La descripción de los procesos biológicos se transcribe en inglés, tal como se obtiene de la plataforma STRING (https://string-db.org). Los detalles aparecen en la Tabla 2.

El análisis de los resultados de la plataforma STRING indicaron que estas proteínas se encuentran implicadas en el metabolismo lipídico (Tabla 7).

Apolipoproteína A-1 (APOA1) es la parte proteica principal de la lipoproteína de alta densidad (HDL). Se sintetiza principalmente en el hígado, y son varios los estudios que han confirmado la capacidad de APOA1 para suprimir la inflamación, el crecimiento tumoral, la angiogénesis y la invasión metastásica. La apolipoproteína A2 (APOA2) es la segunda proteína principal de las partículas de HDL-C y comprende aproximadamente el 20% del contenido total de proteína HDL-C (Salem *et al.,* 2019).

Varios estudios apoyan el concepto de que las partículas HDL puedan desempeñar un papel en la lucha contra las enfermedades infecciosas. Bajos niveles de HDL-C implican un mal pronóstico para la sepsis; también recientemente, los niveles bajos de HDL-C se han relacionado causalmente con la hospitalización infecciosa (Souza *et al.,* 2021). La pérdida de funcionalidad de las HDL en un escenario inflamatorio parece estar asociada al reemplazo de su proteína más abundante, la apolipoproteína A-I (APOA1) por proteínas inflamatorias, tales como SAA1 y SAA2. Sin embargo, se desconoce si los cambios en HDL durante la infección solo reflejan la gravedad de la enfermedad o juegan un papel en la modulación de la respuesta del huésped (Souza *et al.,* 2021).

La infección por SARS-CoV-2 induce una profunda remodelación de HDL, aumentando también las proteínas vinculadas con la respuesta inmunitaria y la inflamación y disminuyendo las proteínas relacionadas con el metabolismo de lípidos. En definitiva, el grado de cambios en HDL en el proteoma está asociado con la gravedad de la enfermedad y, por lo tanto, permite identificar a los sujetos con COVID-19 más severos.

3.2.3 Interacción gen-fármaco

La interacción gen-fármaco obtenida de los datos proteómicos, mostró resultados para 11 de los 17 genes, cuyas proteínas se encontraban desreguladas al alza y a la baja. En las tablas 8, 9 y 10 se indican los fármacos asociados a cada gen desregulado como consecuencia de la enfermedad. Los fármacos asociados a IL-6 ya han sido detallados en el apartado de biomarcadores séricos (ver Tabla 4). A continuación, se detalla la lista de fármacos obtenida para los demás genes con el uso de la plataforma DGIdb. Hablaremos fundamentalmente de aquellos fármacos que aparecen en los primeros puestos de las tablas, ya que son los presentaron un mayor número de interacciones conocidas con las proteínas desreguladas en los enfermos de COVID-19.

Entre los fármacos asociados a IP-10 e IFN-γ (Tabla 8). Comenzando por IP-10, Eldelumab (Sandbond *et al.,* 2016) y NI-0801 son anticuerpos monoclonales contra el ligando-10 de quimioquinas (CXCL10) y participa en el reclutamiento de células T inflamatorias en el hígado (De Graaf *et al.,* 2018). No hay evidencia del uso de eldelumab ni de NI-0801 para el tratamiento de COVID-19.

A. IP-10

Drug	Interaction Type & Directionality	Query Score	Interaction Score
ELDELUMAB	n/a	8.75	10.61
NI-0801	inhibitor (inhibitory)	8.75	10.61
ANTIBIOTIC	n/a	0.88	1.06
ATROPINE	n/a	0.73	0.88
STAVUDINE	n/a	0.63	0.76
REGRAMOSTIM	n/a	0.55	0.66
METHYLPREDNISOLONE	n/a	0.55	0.66
RITONAVIR	n/a	0.44	0.53
ZIDOVUDINE	n/a	0.28	0.34
OXALIPLATIN	n/a	0.24	0.29
TESTOSTERONE	n/a	0.24	0.29
ATORVASTATIN	n/a	0.15	0.18

B. IFN-γ

Drug	Interaction Type & Directionality	Query Score	Interaction Score
FONTOLIZUMAB	inhibitor (inhibitory)	8.75	7.49
PEFLOXACIN	n/a	2.92	2.50
AMIKACIN	n/a	1.75	1.50
EMAPALUMAB	Modulator	1.09	0.94
METHYLPREDNISOLONE	n/a	1.09	0.47
IBUPROFEN	n/a	0.51	0.22
BLEOMYCIN	n/a	0.46	0.39
MELPHALAN	n/a	0.46	0.39
AMITRIPTYLINE	n/a	0.44	0.37
TRASTUZUMAB	n/a	0.42	0.36
THEOPHYLLINE	n/a	0.36	0.31
THROMBIN	n/a	0.36	0.31
MELATONIN	n/a	0.32	0.28
PREDNISONE	n/a	0.27	0.23
SURAMIN	n/a	0.23	0.20
CISPLATIN	n/a	0.12	0.05
CYCLOPHOSPHAMIDE	n/a	0.11	0.09

Tabla 8. Fármacos asociados a IP-10 e IFN-γ.

Nota: La descripción se transcribe en inglés, tal como se obtiene de la plataforma DGIdb (https://dgidb.org). Los detalles aparecen en la Tabla 3.

Respecto al IFN-γ, el fontolizumab es un anticuerpo monoclonal recombinante contra IFN-γ; se trata de un fármaco inmunosupresor para el tratamiento de enfermedades autoinmunes como la enfermedad de Crohn (Hommes *et al.,* 2006). El pefloxacino y la amikacina son antibióticos. Es importante destacar que las infecciones virales no solo inducen determinadas enfermedades, sino que además allanan el camino para coinfecciones bacterianas secundarias que pueden ser más invasivas y potencialmente más mortales que la infección viral inicial. Sin embargo, cabe destacar que durante la pandemia por COVID-19, los antibióticos se han prescrito en las tres cuartas partes de los pacientes con COVID-19 y, dada la baja tasa de coinfección en estos pacientes, existe un alto riesgo de que los antibióticos innecesarios puedan contribuir no solo al daño del paciente sino también a la resistencia global a los antibióticos (Langford *et al.,* 2021).

No hay evidencia del uso de estos fármacos en enfermedad por COVID-19.

A. CXCL8

Drug	Interaction Type & Directionality	Query Score	Interaction Score
ABX-IL8	inhibitor (inhibitory)	8.75	2.27
FOSCARNET	n/a	8.75	2.27
TALC	n/a	8.75	2.27
HUMAX-IL8	inhibitor (inhibitory)	4.38	1.14
CIDOFOVIR	n/a	4.38	1.14
PAMIDRONIC ACID	n/a	1.75	0.45
YANGONIN	n/a	1.46	0.38
HEPTACHLOR	n/a	1.46	0.38
CANERTINIB	n/a	1.25	0.32
ALDRIN	n/a	1.09	0.28
CORONOPILIN	n/a	1.09	0.28
DINITRO CRESOL	n/a	1.09	0.28
CHEMBL1579130	n/a	1.09	0.28
DICYCLOHEXYLCARBODIIMIDE	n/a	1.09	0.28
BROXURIDINE	n/a	1.09	0.28
DICHLORVOS	n/a	1.09	0.28
IONOMYCIN	n/a	0.97	0.25
QUESTIOMYCIN B	n/a	0.88	0.23
ENDOSULFAN	n/a	0.88	0.23
HARMINE HYDROCHLORIDE	n/a	0.88	0.23
HYDROQUINONE	n/a	0.77	0.20
LEFLUNOMIDE	n/a	0.73	0.19
NAPROXEN	n/a	0.73	0.19
CHLORDANE	n/a	0.73	0.19

CHEMBL1902074	n/a	0.73	0.19
CEFTRIAXONE	n/a	0.73	0.19
FENTANYL	n/a	0.67	0.09
CLARITHROMYCIN	n/a	0.67	0.17
RETINAL	n/a	0.63	0.16
TERFENADINE	n/a	0.58	0.15
DANAZOL	n/a	0.55	0.14
METHIMAZOLE	n/a	0.49	0.13
CETUXIMAB	n/a	0.41	0.11
E319	n/a	0.40	0.10
RIBAVIRIN	n/a	0.40	0.03
FENRETINIDE	n/a	0.34	0.09
LANSOPRAZOLE	n/a	0.34	0.09
DACARBAZINE	n/a	0.34	0.09
TROGLITAZONE	n/a	0.34	0.09
RETINOL	n/a	0.31	0.08
PYROGALLOL	n/a	0.29	0.08
ALPRAZOLAM	n/a	0.29	0.08
BEVACIZUMAB	n/a	0.28	0.07
TRETINOIN	n/a	0.27	0.07
IBUPROFEN	n/a	0.26	0.03
OMEPRAZOLE	n/a	0.26	0.07
PENTOXIFYLLINE	n/a	0.26	0.07
MIDAZOLAM	n/a	0.24	0.06
ACETAMINOPHEN	n/a	0.22	0.06
SUNITINIB	n/a	0.22	0.06
VERAPAMIL	n/a	0.22	0.06
COLCHICINE	n/a	0.18	0.02
DIPYRIDAMOLE	n/a	0.17	0.04
EMODIN	n/a	0.17	0.04
ASPIRIN	n/a	0.12	0.03
PACLITAXEL	n/a	0.09	0.02

B. IL-18

Drug	Interaction Type & Directionality	Query Score	Interaction Score
MEDI-2338	n/a	8.75	18.19
GSK-1070806	n/a	8.75	18.19
IBOCTADEKIN	n/a	4.38	9.09
RIBAVIRIN	n/a	0.80	0.55
THYROXINE	n/a	0.73	1.52
TACROLIMUS	n/a	0.64	1.34
COLCHICINE	n/a	0.36	0.37

En la Tabla 9 se reflejan los fármacos asociados a CXCL8 e IL-18. La CXCL8, comúnmente denominada IL-8, cumple un rol fundamental en el reclutamiento y activación de neutrófilos, estando sus niveles generalmente elevados en pacientes con COVID-19 (Del Valle *et al.*, 2020). ABX-IL8 es un anticuerpo monoclonal IgG2 humano dirigido contra la IL-8 humana. ABX-IL8 se une a la IL-8 con alta afinidad y, por lo tanto, bloquea la unión de IL-8 a sus receptores e inhibe la activación y migración de neutrófilos dependientes de IL-8 y su desgranulación (Huang *et al.*, 2002). El uso de este fármaco se ha propuesto para el tratamiento de melanoma, demostrando su capacidad terapéutica en animales de laboratorio, al inhibir significativamente el crecimiento y la metástasis de células humanas en ratones desnudos mediante la supresión de la angiogénesis e invasión tumoral (Huang *et al.*, 2002).

El foscarnet es un análogo del pirofosfato con actividad contra los herpesvirus, el virus de la inmunodeficiencia humana (VIH) y otros virus de ARN y ADN. Foscarnet y sus análogos consiguen sus efectos antivirales mediante la inhibición directa de las polimerasas virales, lo que impide la replicación de los virus (Crumpacker *et al.*, 1992). Sin embargo, no ha habido evidencia del uso de estos fármacos en el tratamiento del COVID-19. En relación con los fármacos asociados a IL-18, tanto MEDI-2338 como GSK-1070806 son anticuerpos monoclonales contra la IL-18. IL-18 es una citoquina proinflamatoria implicada tanto en respuestas inmunitarias innatas como adquiridas y se ha relacionado con la patología de enfermedades respiratorias y cardiovasculares como la enfermedad pulmonar obstructiva y enfermedad arterial coronaria (Chauhan *et al.*, 2020). Los productos biológicos dirigidos contra IL-18 han mejorado drásticamente los resultados terapéuticos para pacientes que padecen enfermedades autoinflamatorias, pero estos productos a base de proteínas requieren que los pacientes se sometan a inyecciones subcutáneas frecuentes (Chauhan *et al.*, 2020). MEDI-2338 es un anticuerpo monoclonal contra IL-18, que en 2013 se encontraba bajo investigación como potencial tratamiento para asma y EPOC (Smith, 2013). En cuanto a GSK1070806 se trata de otro fármaco que se desarrolló para neutralizar la inflamación mediada por IL-18; es un anticuerpo neutralizante de IL-18 humano que actualmente se está probando en un estudio clínico de fase 2 para el tratamiento de pacientes con enfermedad de Crohn de moderada a grave (Chauhan *et al.*, 2020).

La iboctadecina (IL-18 humana recombinante) es una citoquina inmunoestimuladora con actividad antitumoral en modelos animales preclínicos (Robertson *et al.*, 2015).

Ninguno de los fármacos mencionados ha sido propuesto para el tratamiento de la enfermedad por COVID-19.

A. APOA1

Drug	Interaction Type & Directionality	Query Score	Interaction Score
CHEMBL247920	n/a	8.75	15.91
APABETALONE	n/a	2.19	3.98
GLUCAGON	n/a	0.88	1.59
FUROSEMIDE	n/a	0.67	1.22
FENOFIBRATE	n/a	0.45	0.82
LAMIVUDINE	n/a	0.34	0.61
TESTOSTERONE	n/a	0.24	0.44
ALCOHOL	n/a	0.10	0.19

B. ALB

Drug	Interaction Type & Directionality	Query Score	Interaction Score
EPIGALLOCATECHIN	n/a	8.75	6.06
CHEMBL1945287	n/a	8.75	6.06
COCHINCHINENIN C	n/a	8.75	6.06
[19F]-HALOPERIDOL	n/a	4.38	3.03
IODIPAMIDE	n/a	4.38	3.03
AMODIAQUINE HYDROCHLORIDE	n/a	4.38	3.03
OLMESARTAN MEDOXOMIL	n/a	4.38	3.03
GADOFOSVESET	n/a	4.38	3.03
EPICATECHIN GALLATE	n/a	2.19	1.52
RALTITREXED	n/a	1.25	0.87
FLUCONAZOLE	n/a	0.97	0.67
(-)-EPICATECHIN	n/a	0.80	0.55
PHENYLBUTAZONE	n/a	0.73	0.51
NAPROXEN	n/a	0.73	0.51
PYROGALLOL	n/a	0.58	0.40
DICLOFENAC	n/a	0.36	0.25
EPIGALOCATECHIN GALLATE	n/a	0.34	0.23
OXYPHENBUTAZONE	n/a	0.34	0.23
DIAZEPAM	n/a	0.29	0.20
WARFARIN	n/a	0.24	0.17
EBSELEN	n/a	0.13	0.09

Tabla 10. Fármacos asociados a APOA1 y ALB.

Nota: La descripción se transcribe en inglés, tal como se obtiene de la plataforma DGIdb (https://dgidb.org). Los detalles aparecen en la Tabla 3.

Respecto a los fármacos asociados a APOA1 y ALB (Tabla 10), comenzamos por APOA1; en este caso, el fármaco CHEMBL247920 es el que presenta un mayor número de interacciones con la APOA1; se trata de un potente inhibidor selectivo de AP2, una proteína transportadora de ácidos grasos que está implicada en endocitosis. CHEMBL247920 interactúa con la proteína AP2 en el sitio de unión de los ácidos grasos a la misma inhibiendo competitivamente dicha unión (Furihachi *et al.,* 2008).

Apabetalona es una molécula pequeña que se está evaluando en ensayos clínicos para el tratamiento de la aterosclerosis y la enfermedad cardiovascular asociada (CVD) (Nicholls *et al.,* 2012). Este fármaco promueve el aumento de los niveles HDL mediante la regulación positiva de la síntesis endógena de la APOA1, proteína principal transportada en partículas HDL. La apabetalona ha sido evaluada en la infección por SARS-CoV-2 demostrando su capacidad de disminuir la expresión de receptores celulares de superficie implicados en la entrada del virus al organismo (Gilham *et al.,* 2021). Este mismo estudio ha demostrado la capacidad de inhibir la infección por SARS-CoV-2 en modelos *in vitro* obteniendo resultados similares a los agentes antivirales (Gilham *et al.,* 2021). El uso combinado de la apabetalona junto con otros fármacos también ha demostrado su capacidad para paliar el daño por COVID-19 observado en los diferentes órganos y sistemas (Estrada, 2020).

En cuanto a los fármacos asociados a la ALB, la epigalocatequina es uno de los principales ingredientes del té verde. Se sabe que el té verde tiene muchos beneficiosos tanto fisiológicos como farmacológicos para la salud. Los ingredientes activos del té verde son las catequinas, que incluyen galato de epigalocatequina (EGCG), epigalocatequina (EGC), galato de epicatequina (ECG) y epicatequina (EC), siendo la EGCG la más abundante. Por su polifenol único, la EGCG posee propiedades antioxidantes y antiinflamatorias. Además, se ha informado que tiene un efecto antiviral de amplio espectro en varios virus humanos patológicos, incluidos los que causan enfermedades respiratorias (Liu *et al.,* 2021). Existen estudios donde se ha evaluado la acción de la epigalocatequina en el tratamiento de la enfermedad por COVID-19, demostrando que la mayor actividad inhibidora se observó cuando los virus o las células se preincubaron con EGCG antes de la infección. Los estudios llevados a cabo revelaron que EGCG bloqueó la infección a través de su interferencia con el dominio de unión al receptor (RBD) de la enzima convertidora de angiotensina 2 (ACE2) de las células huésped. Estos datos respaldan una mayor evaluación clínica y el desarrollo de EGCG como un producto natural novedoso, seguro y rentable para la prevención/tratamiento de la transmisión e infección por SARS-CoV-2 (Liu *et al.,* 2021).

CHEMBL1945287 es una pequeña molécula denominada N-trifluoroacetilhomocisteína tiolactona, de la cual no hay evidencia de su uso terapéutica. En cuanto a cochinchinenina C es un compuesto que se encuentra en *Sanguis draconis* (sangre de dragón), que es un derivado de la planta *Daemonorops draco* muy utilizada en la medicina tradicional china y compuesta principalmente por flavonoides; de estos más del 60%

de los compuestos activos corresponden a la dihidrocalcona, incluida la cochinchinenina C. Estos compuestos activos presentes en *Sanguis draconis* tiene numerosas funciones farmacológicas, como antiestasis sanguínea, anticoagulación y efectos reductores del azúcar en la sangre. Se ha descrito el uso potencial de cochinchinenina C para el desarrollo de fármacos para el tratamiento de la diabetes (Sha *et al.,* 2017). Tampoco se ha encontrado evidencia clínica de la utilización de estos fármacos para la enfermedad por COVID-19.

En la Tabla 11 se recopila la frecuencia de los fármacos asociados a cada uno de los genes que aparecen desregulados como consecuencia de la enfermedad.

Desde el inicio de la pandemia se ha registrado una gran cantidad de estudios clínicos a nivel mundial, y varios medicamentos fueron reorientados para enfrentar la nueva emergencia sanitaria del COVID-19. Como resumen, cabe destacar que las estrategias terapéuticas actuales para el manejo de COVID-19 son variadas e incluyen diversos mecanismos de acción dentro de los cuales podemos destacar: agentes antivirales, inmunomoduladores y fármacos antiinflamatorios, inmunopotenciadores y vasoefectores pulmonares (Sahebnasagh *et al.,* 2020).

A. Proteínas al alza		B. Proteínas a la baja	
Gen	Número de fármacos asociados	Gen	Número de fármacos asociados
IL-6	25	APOA1	8
CXCL10	12	ALB	21
IFN-γ	17		
CXCL8	56		
IL18	7		
CRP	3		
FGA	8		
FGB	7		
FGG	5		

Tabla 11. Número de fármacos asociados a cada gen desregulado por efecto de la enfermedad por COVID-19.

En general, la selección del tratamiento más adecuado para los pacientes con COVID-19 depende de diferentes factores, incluido el estadio de la enfermedad y sus síntomas. Debido a las diferencias en la genética individual respecto de la metabolización de los fármacos y en la diversidad de respuestas inmunes al coronavirus, prescribir medicamentos entre diferentes pacientes también puede ser un desafío (Sahebnasagh *et al.,* 2020). Por tanto, considerar la medicina personalizada para seleccionar el mejor tratamiento, junto con una dosis efectiva con efectos secundarios mínimos, serían aspectos racionales a considerar en el futuro.

4. LIMITACIONES DEL ESTUDIO

Cabe indicar que el estudio expuesto, si bien a través del metaanálisis realizado extrae conclusiones interesantes en cuanto a biomarcadores de la enfermedad, vías moleculares afectadas y fármacos relacionados, tiene algunas limitaciones que es importante destacar. En primer lugar, se ha incluido información sobre la enfermedad por COVID-19 hasta agosto de 2021, por lo que se debe considerar que se está dejando fuera del análisis una gran cantidad de información que ha sido publicada a partir de esa fecha. Esta limitación, por otro lado, tiene la ventaja de que los datos hacen referencia a un periodo en el que las vacunas aún no estaban disponibles y por consiguiente los datos reflejan las características de la infección de forma previa al desarrollo de inmunidad frente al virus.

En segundo lugar, la clasificación de pacientes en casos leves y severos, utilizada para la extracción y comparación de datos por los diferentes autores incluidos en el metaanálisis, varía en algunos aspectos, aunque el hecho de que los criterios sean muy similares, ha permitido su inclusión en este estudio.

La tercera cuestión a considerar son los resultados obtenidos tras el análisis llevado a cabo mediante el uso de plataforma farmacogenómica DGIdb. En este caso, queremos dejar claro que dichos resultados no dejan de ser una guía orientativa de posibles fármacos que interaccionan con algunas de las proteínas alteradas por la infección pero que solo tras los estudios pertinentes podrían ser recomendados como agentes terapéuticos en el tratamiento de la COVID-19.

Por último, aunque es importante indagar en las nuevas posibilidades terapéuticas que se derivan de los estudios llevados a cabo en todos los laboratorios del mundo para el tratamiento de la enfermedad una vez declarada, y en los casos que se considere adecuado, cabe subrayar que durante el desarrollo de este trabajo aún no se habían utilizado ninguna de las vacunas actualmente vigentes, por lo que como ya se ha demostrado, es fundamental antes que cualquier otra consideración, la prevención de la infección por SARS-CoV-2 mediante campañas de vacunación.

Todas las abreviaturas asociadas a las proteínas citadas se recogen alfabéticamente en el Anexo IV. Los nombres completos se han obtenido de la base de datos Uniprot (https://www.uniprot.org).

BIBLIOGRAFÍA

Abou-Arab, O., Bennis Y., Gauthier P., et al. (2020): "Association between inflammation, angiopoietins, and disease severity in critically ill COVID-19 patients: a prospective study".. *British Journal of Anaesthesia (Elsevier Ltd)*, e-127-130. doi:10.1016/j.bja. 2020.12.0.

Aceti, A. *et al.* (2020): "Serum S100B protein as a marker of severity in Covid-19 patients". *Sci. Re,* 10, 1–8.

Agarwal, S. *et al.* (2020): "Cerebral microbleeds and leukoencephalopathy in critically ill patients with COVID-19". *Stroke,* 2649–2655. doi:10.1161/ STROKEAHA.120.030940.

Al-Samkari, H. *et al.* (2020): "COVID-19 and coagulation: bleeding and thrombotic manifestations of SARS-CoV-2 infection". *Blood,* 136, 489–500.

Aladag, N. and Atabey, R. D. (2021): "The role of concomitant cardiovascular diseases and cardiac biomarkers for predicting mortality in critical COVID-19 patients". *Acta Cardiol,* 76, 132–139.

Albert, E. *et al.* (2020): "SARS-CoV-2 antibodies, serum inflammatory biomarkers and clinical severity of hospitalized COVID-19 patients". *J. Clin. Virol,* 131, 1–10.

Alessandro, A. D. *et al. (2020):* "Serum proteomics in COVID-19 patients: altered coagulation and complement status as a function of IL-6 level". *J. Proteome Res,* 19(11), 4417-4427. doi:10.1021/acs.jproteome.0c00365.

Altschul, D. J. *et al.* (2020): "Predictors of mortality for patients with COVID-19 and large vessel occlusion". *Interv. Neuroradiol,* 26, 623–628.

Amezcua-Guerra, L. M. *et al.* (2021): "A simple and readily available inflammation-based risk scoring system on admission predicts the need for mechanical ventilation in patients with COVID-19". *Inflamm. Res,* 70, 731–742.

Avila-Nava, A., Cortes-Telles, A. et al. (2020): "Serum IL-6: A potential biomarker of mortality among SARS-CoV-2 infected patients in Mexico".. Cytokine, 143: 155543. doi: 10.1016/j.cyto.2021.155543.

Aziz, M., Fatima, R., Lee-Smith, W., Assaly, R. (2020): "The association of low serum albumin level with severe COVID-19: A systematic review and meta-analysis". *Crit. Care,* 24(1), 255. doi:10.1186/s13054-020-02995-3.

Balduzzi, S., Rücker, G., Schwarzer, G. (2019): "Statistics in practice: How to perform a meta-analysis with R: a practical tutorial". *Evid Based Ment Heal.* 22, 153–160.

Begue, F. *et al.* (2021): "Altered high-density lipoprotein composition and functions during severe COVID-19". *Sci Rep* 11, 229. https://doi.org/10.1038/s41598-021-81638-1.

Benotmane, I. *et al.* (2021): "Biomarkers of cytokine release syndrome predict disease severity and mortality from COVID-19 in kidney transplant recipients". *Transplantation* 105, 158–169.

Berger, J. S. *et al.* (2020): "Prevalence and outcomes of D-Dimer elevation in hospitalized patients with COVID-19". *Arterioscler. Thromb. Vasc. Biol,* 2539–2547. doi:10.1161/ATVBAHA.120.314872.

Bernardes, J. P. *et al.* (2020): "Longitudinal multi-omics analyses identify responses of megakaryocytes, erythroid cells, and plasmablasts as hallmarks of severe COVID-19". *Immunity,* 53, 1296-1314.e9.

Bhandari, S. *et al.* (2020): "Inflammatory markers in COVID-19". *Ann. Acad. Med. Singapore*, 49, 393–397.

Boermeester, M. A. *et al.* (1995): "Interleukin-1 blockade attenuates mediator release and dysregulation of the hemostatic mechanism during human sepsis". *Arch. Surg*, 130, 739–748 (1995).

Botero, D. M. R. *et al.* (2020): "Covid-19 in the healthy patient population demographic and clinical phenotypic characterization and predictors of in-hospital outcomes". *Arterioscler. Thromb. Vasc. Biol.*, 2764–2775. doi:10.1161/ATVBAHA.120.314845.

Brosnahan SB, et al. (2020): "COVID-19 and respiratory system disorders: current knowledge, future clinical and translational research questions". *Arterioscler. Thromb. Vasc. Biol.*, 40 (11), 2586-2597

Brunetta, E. *et al.* (2021): "Macrophage expression and prognostic significance of the long pentraxin PTX3 in COVID-19". *Nat. Immunol*, 22, 19–24 (2021).

Bülow Anderberg, S., Luther, T., Berglund, M., Larsson, R., Rubertsson, S. et al. (2020): "Increased levels of plasma cytokines and correlations to organ failure and 30-day mortality in critically ill Covid-19 patients". *Cytokine*, 138, 155389. https://doi.org/10.1016/j.cyto.2020.155389.

Cannon, C. P. *et al.* (2001): "Comparison of early invasive and conservative strategies in patients with unstable coronary syndromes treated with the glycoprotein iib/iiia inhibitor tirofiban". *New-England Med Review*, 344(25), 1879-87. doi:10.1056/NEJM200106213442501.

Cantador, E. *et al.* (2020): "Incidence and consequences of systemic arterial thrombotic events in COVID-19 patients". *J. Thromb. Thrombolysis*, 50, 543–547.

Catena Martínez, A., Ramos Álvarez, M. M., Trujillo Mendoza, H. M. (2003): "Análisis multivariado: un manual para investigadores".. *Madrid: Manuales Universidad, Biblioteca Nueva.* ISBN: 84-9742-115-9.

Chan, K. L., Dumesnil, J. G., Tam, J., Ni, A., Teo, K. (2011): "Effect of rosuvastatin on C-reactive protein and progression of aortic stenosis". *Am. Heart J*, 161, 1133–1139.

Chao, W.-C. *et al.* (2021): "Clinical medicine association between early absolute neutrophil count and level of d-dimer among patients with COVID-19 infection in Central Taiwan Association between early absolute neutrophil count and level of D-Dimer among patients with COVID-19". *J. Clin. Med*: 10, 3891 (2021).

Chauhan, D., Vande Walle, L., Lamkanfi, M. (2020): "Therapeutic modulation of inflammasome pathways". *Immunol. Rev.* 297, 123–138.

Chen, G. *et al.* (2020): "Clinical and immunological features of severe and moderate coronavirus disease 2019". *J. Clin. Invest*, 130, 2620–2629.

Chen, L. *et al.* (2021): "Association of coagulation dysfunction with cardiac injury among hospitalized patients with COVID-19". *Sci Res,* 11, 1–12.

Chen, L. *et al.* (2020): "Risk factors for death in 1859 subjects with COVID-19". *Leukemia*, 34, 2173–2183.

Chen, L.D. *et al. (2020): "*Association between cytokine profiles and lung injury in COVID-19 pneumonia". *Respir, Res,* 21, 1–8.

Chen, R. *et al.* (2020): "Longitudinal hematologic and immunologic variations associated with the progression of COVID-19 patients in China". *J. Allergy Clin. Immunol*, 146, 89–100.

Chen, Y., Guo, Y., Pan, Y., Zhao, Z. J. (2020): "Structure analysis of the receptor binding of 2019-nCoV". *Biochem Biophys Res Commun*, 525, 135–140.

Cheng, B. *et al.* (2020): "Predictors of progression from moderate to severe coronavirus disease 2019: a retrospective cohort". *Clinical microbiology and infection: the official publication of the European Society of Clinical Microbiology and Infectious Diseases*, 26(10), 1400–1405. https://doi.org/10.1016/j.cmi.2020.06.033.

Choudhary, S., Sreenivasulu, K., Mitra, P., Misra, S. & Sharma, P. (2020): "Role of genetic variants and gene expression in the susceptibility and severity of COVID-19". *Ann Lab Med,* 41, 129–138

Cleveland W.S. (1994): "The Elements of Graphing Data". Editor: AT&T Bell Laboratories. 297 pgs. ISBN:0963488414, 9780963488411.

Cooper, H., Hedges, L. V., Valentine, J. C. (2009): "The Handbook of Research Synthesis and Meta-Analysis". *New York: Russell Sage Foundation*. Q180.55. M4H35 2009.

Copaescu, A. *et al.* (2021): "The Role of Immunological and Clinical Biomarkers to Predict Clinical COVID-19 Severity and Response to Therapy—A Prospective Longitudinal Study". *Front Immunol*, 12, 1–9.

Cordero-Ruiz, P. *et al.* (2011): "Efficacy of adalimumab in patients with Crohn's disease and failure to infliximab therapy: A clinical series". *Rev Esp Enf Dig*, 103(6), 294–298. doi:10.4321/S1130-01082011000600003.

Crumpacker, C. S. (1992): "Mechanism of action of foscarnet against viral polymerases". *Am J Med*, 92, S3–S7.

Cugno, M. *et al.* (2021): "Complement activation and endothelial perturbation parallel COVID-19 severity and activity". *J. Autoimmun*, 116, 102560. https://doi.org/10.1016/j.jaut.2020.102560.

Cui, S., Chen, S., Li, X., Liu, S., Wang, F. (2020): "Prevalence of venous thromboembolism in patients with severe novel coronavirus pneumonia". *J Thromb Haemost*, 18, 1421–1424.

Danwang C., Endomba F.T., Nkeck J.R., Wouna D.L.A, Robert A, Noubiap J.J. (2020): "A meta-analysis of potential biomarkers associated with severity of coronavirus disease 2019 (COVID-19)". *Biomark Res*, 8, 37. doi: 10.1186/s40364-020-00217-0.

De Graaf, K. L. *et al.* (2018): "NI-0801, an anti-chemokine (C-X-C motif) ligand 10 antibody, in patients with primary biliary cholangitis and an incomplete response to ursodeoxycholic acid". *Hepatol Commun*, 2, 492–503.

De Roquetaillade, C. *et al.* (2021): "Unusual arterial thrombotic events in Covid-19 patients". *Int. J. Cardiol.*, 323, 281–284.

Deitcher, S. R. *et al.* (2006): "Alfimeprase: a novel recombinant direct-acting fibrinolytic". *Expert opinion on biological therapy*, 6(12), 1361–1369. https://doi.org/10.1517/14712598.6.12.1361.

Del Valle, D. M. *et al.* (2020): "An inflammatory cytokine signature predicts COVID-19 severity and survival". *Nat. Med.,* 26, 1636–1643.

Deng, K. *et al.* (2021): "Prognostic roles of KL-6 in disease severity and lung injury in COVID-19 patients: A longitudinal retrospective analysis". *J. Med. Virol.,* 93, 2505–2512

Dogra, S. *et al.* (2020): "Hemorrhagic stroke and anticoagulation in COVID-19". *J Stroke Cerebrovasc. Dis.,* 29, 1–6.

Dowle M., Srinivasan A. (2020): "Extension of data.frame" [R package data.table version 1.13.0].

Dujardin, R. W. G., Hilderink, B. N., Haksteen, W. E., Middeldorp, S. (2020): "Biomarkers for the prediction of venous thromboembolism in critically ill COVID-19 patients". *Thrombosis research*, 196, 308–312. https://doi.org/10.1016/j.thromres.2020.09.017.

Dupont, A. *et al.* (2021): "Vascular Endothelial Damage in the Pathogenesis of Organ Injury in Severe COVID-19". doi:10.1161/ATVBAHA.120.315595. *Arterioscler. Thromb. Vasc. Biol.,* 1760–1773.

Düz, M. E., Balci, A., Menekşe, E. (2020): "D-dimer levels and covid-19 severity: Systematic review and meta-analysis". *Tuberk Toraks,* 68, 353–360.

Elbadawi, A. *et al.* (2021): "Incidence and Outcomes of Thrombotic Events in Symptomatic Patients With COVID-19". *Arterioscler. Thromb. Vasc. Biol.,* 41, 545–547.

Eljilany, I., Elzouki, A. N. D-dimer, fibrinogen, and il-6 in covid-19 patients with suspected venous thromboembolism: A narrative review. *Vasc. Health Risk Manag.* 16, 455–462 (2020).

Erel, Ö. *et al.* (2021): "A sensitive indicator for the severity of covid-19: Thiol". *Turkish J. Med. Sci.,* 51, 921–928.

Estrada, E. (2020): "Protein-Driven Mechanism of Multiorgan Damage in COVID-19". *Med. Drug. Discov.,* 8, 100069.

Evangelou, K., Rozani, S., Tsagkaris, C. (2022): "Monoclonal antibodies as a trick or treat for COVID-19. The example of abciximab". *J. Med. Virol.,* 94(5), 1794-1795. doi:10.1002/JMV.27573.

Fei, F., Smith, J. A. and Cao, L. (2021): "Clinical laboratory characteristics in patients with suspected COVID-19: One single-institution experience". *J. Med. Virol.,* 93, 1665–1671.

Ferrari, E. *et al.* (2020): "High prevalence of acquired thrombophilia without prognosis value in patients with coronavirus disease 2019". *J. Am. Heart. Assoc.,* 9, 1–6.

Feyaerts, D. *et al.* (2021): "Integrated plasma proteomic and single-cell immune signaling network signatures demarcate mild, moderate and severe COVID-19". *Cell. Rep. Med.,* 3(7), 100680. https://doi.org/10.1016/j.xcrm.2022.100680Get rights and content.

Fortini, A. *et al.* (2021): "Thromboinflammatory state and venous thromboembolic events in patients with coronavirus disease 2019 admitted to a nonintensive care unit: A prospective study". *Polish Arch. Intern. Med.,* 131, 86–89.

Fouladseresht, H., Doroudchi, M., Rokhtabnak, N. (2020): "Predictive monitoring and therapeutic immune biomarkers in the management of clinical complications of COVID-19". *Cytokine & growth factor reviews*, 58, 32–48. https://doi.org/10.1016/j.cytogfr.2020.10.002.

Francischetti, I. M. B. *et al.* (2021): "Upregulation of pulmonary tissue factor, loss of thrombomodulin and immunothrombosis in SARS-CoV-2 infection". *E. Clinical Medicine,* 39, 101069.

Fraser, D. D. *et al.* (2020): "Novel Outcome Biomarkers Identified With Targeted Proteomic Analyses of Plasma From Critically Ill Coronavirus Disease 2019 Patients". *Critical care explorations*, 2(9), e0189. doi:10.1097/CCE.0000000000000189.

Friedman, A. N. *et al.* (2021): "Obesity, Inflammatory and Thrombotic Markers, and Major Clinical Outcomes in Critically Ill Patients with COVID-19 in the US". *Obesity (Silver Spring, Md.)*, 29(10), 1719–1730. doi:10.1002/oby.23245.

Fu, L. *et al.* (2020): "Clinical characteristics of coronavirus disease 2019 (COVID-19) in China: A systematic review and meta-analysis". *The Journal of infection*, 80(6), 656–665.

Furihachi M. *et al.* (2008): "Treatment of diabetes and atherosclerosis by inhibiting fatty acid-binding protein aP2". *Bone*, 23, 1–7.

Gadotti AC, *et al.* (2020): "IFN-γ is an independent risk factor associated with mortality in patients with moderate and severe COVID-19 infection". *Virus Res.*, 289:198171. doi: 10.1016/j.virusres.2020.19817.

Ganyukova, N. G., et al. (2020): "Efficiency of il-6 inhibitor (olokizumab) in suppressing inflammation in patients with moderate COVID-19 pneumonia". *Fundam. Clin. Med.*, 5, 8–13.

Gao, Y., et al. (2020): "Diagnostic utility of clinical laboratory data determinations for patients with the severe COVID-19". *J. Med. Virol.*, 92, 791–796.

García de Guadiana-Romualdo, L., et al. (2021): "MR-proADM as marker of endothelitis predicts COVID-19 severity". *Eur. J. Clin. Invest.*, 51, 1–11.

García-Moncó, J. C., et al. (2020): "Neurological reasons for consultation and hospitalization during the COVID-19 pandemic". *Neurol. Sci.*, 41, 3031–3038.

García, L. F. (2020): "Immune Response, Inflammation, and the Clinical Spectrum of COVID-19". *Front. Immunol.*, 11, 4–8.

Gibson, C. J. et al. (2020): "Probative Value of the D-Dimer Assay for Diagnosis of Deep Venous Thrombosis in the Coronavirus Disease 2019 Syndrome". *Crit. Care Med.*, 48, e1322–e1326.

Gilham, D. et al. (2021): "Bromodomain and extraterminal protein inhibitor, apabetalone (Rvx-208), reduces ACE2 expression and attenuates SARS-CoV-2 infection in vitro". *Biomedicines*, 9.

Goa, K. L., Noble, S. (1999): "Eptifibatide. A review of its use in patients with acute coronary syndromes and/or undergoing percutaneous coronary intervention". *Drugs*, 57, 439–462.

Gómez-Escobar, L. G. et al. (2021): "Cytokine signatures of end organ injury in COVID-19". *Sci. Rep.*, 11, 1–15.

Guan, W. et al. (2020): "Clinical Characteristics of Coronavirus Disease 2019 in China". *N. Engl. J. Med.*, 382, 1708–1720.

Guervilly, C. et al. (2020): "Circulating Endothelial Cells as a Marker of Endothelial Injury in Severe COVID-19". *J. Infect. Dis.*, 222, 1789–1793.

Gunawardene, M. A. et al. (2021): "Prognostic impact of acute cardiovascular events in COVID-19 hospitalized patients—results from the Corona Germany study". *J. Clin. Med.*, 10, 3982.

Gürsoy, B. et al. (2021): "Cytokine storm in severe COVID-19 pneumonia". *J. Med. Virol.*, 93, 5474–5480.

Gutmann, C. et al. (2021): "SARS-CoV-2 RNAemia and proteomic trajectories inform prognostication in COVID-19 patients admitted to intensive care". *Sci. Rep.* doi:10.1038/s41467-021-23494-1.

Hack, C. E., Aarden, L. A., Thijs, L. G. (1997): "Role of cytokines in sepsis". *Advances in Immunology*, 66, 101–195.

Hadid, T., Kafri, Z., Al-Katib, A. (2021): "Coagulation and anticoagulation in COVID-19". *Blood Rev.*, 47, 100761.

Haljasmägi, L. et al. (2020): "Longitudinal proteomic profiling reveals increased early inflammation and sustained apoptosis proteins in severe COVID-19". *Sci. Rep.*, 1–12. doi:10.1038/s41598-020-77525-w.

Hanff, T. C. et al. (2020): "Thrombosis in COVID-19". *American journal of hematology*, 95(12), 1578–1589. https://doi.org/10.1002/ajh.25982.

Henry, B. M., De Oliveira, M. H. S., Benoit, S., Plebani, M., Lippi, G. (2020): "Hematologic, biochemical and immune biomarker abnormalities associated with severe illness and mortality in coronavirus disease 2019 (COVID-19): A meta-analysis". *Clin. Chem. Lab. Med.*, 58, 1021–1028.

Herold, T., Jurinovic, V., Arnreich, C., Lipworth, B. J. (2020): "Elevated levels of IL-6 and CRP predict the need for mechanical ventilation in COVID-19". *The Journal of allergy and clinical immunology*, 146(1), 128–136.e4. https://doi.org/10.1016/j.jaci.2020.05.008

Herrera-Van Oostdam, A. S. et al. (2021): "Immunometabolic signatures predict risk of progression to sepsis in COVID-19". *PLoS One*, 16, e0256784.

Holter, J. C. et al. (2020): "Systemic complement activation is associated with respiratory failure in COVID-19 hospitalized patients". *Proc. Natl. Acad. Sci. U. S. A.*, 117, 25018–25025.

Hommes, D. W. et al. (2006): "Fontolizumab, a humanised anti-interferon γ antibody, demonstrates safety and clinical activity in patients with moderate to severe Crohn's disease". *Gut*, 55, 1131–1137.

Hong, L. Z., Shou, Z. X., Zheng, D. M., Jin-Van, X. (2021): "The most important biomarker associated with coagulation and inflammation among COVID-19 patients". *Mol. Cell. Biochem.*, 476, 2877–2885.

Huang, C. et al. (2020): "Clinical features of patients infected with 2019 novel coronavirus in Wuhan, China". *Lancet*, 395, 497–506.

Huang, S. et al. (2002): "Fully humanized neutralizing antibodies to interleukin-8 (ABX-IL8) inhibit angiogenesis, tumor growth, and metastasis of human melanoma". *Am. J. Pathol.*, 161, 125-134.

Janssen, N. A. F. et al. (2021): "Dysregulated innate and adaptive immune responses discriminate disease severity in COVID-19". *The Journal of infectious diseases*, 223(8), 1322–1333. https://doi.org/10.1093/infdis/jiab065.

Jillella, D. V., Wisco, D. R. (2019): "Infectious causes of stroke". *Current Opinion in Infectious Diseases*, 32, 285-292.

Joly, B. S. et al. (2021): "Imbalance of von Willebrand factor and ADAMTS13 axis is rather a biomarker of strong inflammation and endothelial damage than a cause of thrombotic process in critically ill COVID-19 patients". *J. Thromb. Haemost.*, 19, 2193-2198.

Jorgenntvedt, J. M. et al. (2020): "Increased interleukin-6 and macrophage chemoattractant protein-1 are associated with respiratory failure in COVID-19". *Sci. Rep.*, 10, 1-11.

Joseph, L., Fink, L. M., Hauer-Jensen, M. (2002): "Cytokines in coagulation and thrombosis: A preclinical and clinical review". *Blood Coagul. Fibrinolysis*, 13, 105-116.

Juneja, G. K. et al. (2021): "Biomarkers of coagulation, endothelial function, and fibrinolysis in critically ill patients with COVID-19: A single-center prospective longitudinal study". *Journal of thrombosis and haemostatic*, 19(6), 1546-1557. https://doi.org/10.1111/jth.15327.

Katz, J. M. et al. (2021): "COVID-19 Severity and Stroke: Correlation of Imaging and Laboratory Markers". *Am. J. Neuroradiol.*, 42, 257-261.

Keddie, S. et al. (2020): "Laboratory biomarkers associated with COVID-19 severity and management". *Clin. Immunol.*, 221, 108614.

Kimhofer, T. et al. (2020): "Integrative Modeling of Quantitative Plasma Lipoprotein, Metabolic, and Amino Acid Data Reveals a Multiorgan Pathological Signature of SARS-CoV-2 Infection". *Journal of proteome research*, 19(11), 4442–4454. https://doi.org/10.1021/acs.jproteome.0c00519.

Kragstrup, T. W., et al. (2021): "Plasma ACE2 predicts outcome of COVID-19 in hospitalized patients". *PLoS One*, 16, e0254062.

Kumar, P., Kennedy, G., Khan, F., Pullar, T. y Belch, J. J. F. (2012): "Rosuvastatin might have an effect on C-reactive protein but not on rheumatoid disease activity: Tayside randomized controlled study". *Scott. Med. J.*, 57, 80-83.

Kurz, K., et al. (2011): "Effects of adalimumab therapy on disease activity and interferon-γ-mediated. biochemical pathways in patients with rheumatoid arthritis". *Autoimmunity*, 44, 235-242. https://doi.org/10.3109/08916934.2010.528476.

Kwon, J. S., et al. (2020): "Factors of severity in patients with COVID-19: Cytokine/Chemokine concentrations, viral load, and antibody responses". *Am. J. Trop. Med. Hyg.*, 103, 2412-2418.

López-Escobar, A., et al. (2021): "Hemogram as marker of in-hospital mortality in COVID-19". *J. Investig. Med.*, 69, 962-969.

Langford, B. J., et al. (2021): "Antibiotic prescribing in patients with COVID-19: rapid review and meta-analysis". *Clin. Microbiol. Infect.*, 27, 520-531.

Laudanski, K., et al. (2021): "Unbiased Analysis of Temporal Changes in Immune Serum Markers in Acute COVID-19 Infection with emphasis on organ failure, anti-viral treatment, and demographic characteristics". *Front. Immunol. (Sec. Inflammation)*, 12, 1-14, https://doi.org/10.3389/fimmu.2021.650465.

Le Joncour, A., et al. (2021): "Antiphospholipid antibodies and thrombotic events in COVID-19 patients hospitalized in medicine ward". *Autoimmun. Rev.*, 20, 102839.

Lee, J.S., et al. (2021): "Longitudinal proteomic profiling provides insights into host response and proteome dynamics in COVID-19 progression". *Proteomics*, 21, 11-12, e2000278. https://doi.org/10.1002/pmic.202000278.

Lev, S., et al. (2021): "Observational cohort study of IP-10's potential as a biomarker to aid in inflammation regulation within a clinical decision support protocol for patients with severe COVID-19". *PLoS One*, 16, e0253046.

Levolger, S., Bokkers, R. P. H., Wille, J., Kropman, R. H. J. y de Vries, J. P. P. M. (2020): "Arterial thrombotic complications in COVID-19 patients". *J. Vasc. Surg. Cases Innov. Tech.*, 6, 454-459.

Li, J., et al. (2020): "Defining heart disease risk for death in COVID-19 infection". *QJM*, 113, 876-882. https://doi.org/10.1093/qjmed/hcaa246.

Li, J. Y., et al. (2021): "Clinical characteristics and risk factors for symptomatic venous thromboembolism in hospitalized COVID-19 patients: A multicenter retrospective study". *J. Thromb. Haemost.*, 19, 1038-1048.

Li, Q., et al. (2020): "Hematological features of persons with COVID-19". *Leukemia*, 34, 2163-2172.

Li, Y., et al. (2021): "SARS-CoV-2 viremia is associated with distinct proteomic pathways and predicts COVID-19 outcomes". *J. Clin. Invest.*, 131, e143152.

Libby, P., Aikawa, M. (2002): "Stabilization of atherosclerotic plaques: New mechanisms and clinical targets". *Nature Medicine*, 8, 1257-1262.

Lipcsey, M., et al. (2021): "The Outcome of Critically Ill COVID-19 Patients Is Linked to Thromboinflammation Dominated by the Kallikrein/Kinin System". *Front. Immunol.*, 12, 1-14.

Liu, D., et al. (2020): "Risk factors for developing into critical COVID-19 patients in Wuhan, China: A multicenter, retrospective, cohort study". *E Clinical Medicine*, 25, 100471.

Liu, F., et al. (2020): "Prognostic value of interleukin-6, C-reactive protein, and procalcitonin in patients with COVID-19". *Journal of Clinical Virology*, 127, 104370. doi:10.1016/j.jcv.2020.104370

Liu, J., et al. (2021): "Epigallocatechin gallate from green tea effectively blocks infection of SARS-CoV-2 and new variants by inhibiting spike binding to ACE2 receptor". *Cell Biosci.*, 11, 1-15.

Lombardi, A., et al. (2020): "Early Phases of COVID-19 Are Characterized by a Reduction in Lymphocyte Populations and the Presence of Atypical Monocytes". *Front. Immunol.*, 11, 1-9.

Loomba, R. S., et al. (2022): "Serum biomarkers for prediction of mortality in patients with COVID-19". *Ann. Clin. Biochem.*, 59, 15-22.

Majure, D. T., Gruberg, L., Saba, S. G. (2020): "Usefulness of Elevated Troponin to Predict Death in Patients With COVID-19 and Myocardial Injury". *The American journal of cardiology*, 138, 100–106. https://doi.org/10.1016/j.amjcard.2020.09.060.

Mao, K., et al. (2021): "Proteomics of extracellular vesicles in plasma reveals the characteristics and residual traces of COVID-19 patients without underlying diseases after 3 months of recovery". *Cell Death Dis.*, 12, 1-11.

Marinac, J. S., North, D. S. y Stringer, K. A. (2016): "Anistreplase: A Novel Thrombolytic Agent for Acute Myocardial Infarction". *Perm J.*, 24, 607-615.

Martín-Rojas, R. M., et al. (2020): "COVID-19 coagulopathy: An in-depth analysis of the coagulation system". *Eur. J. Haematol.*, 105, 741-750.

McAlpine, L. S., et al. (2021): "Ischemic stroke, inflammation, and endotheliopathy in COVID-19 patients". *Stroke*, E233-E238.

McElvaney, O. J., et al. (2020): "Characterization of the inflammatory response to severe COVID-19 Illness". *Am. J. Respir. Crit. Care Med.*, 202, 812-821.

McGrath, S., Sohn, H., Steele, R. y Benedetti, A. (2020): "Meta-analysis of the difference of medians". *Biometrical J.*, 62, 69-98.

McNeill, J. N., et al. (2021): "The role of obesity in inflammatory markers in COVID-19 patients". *Obes. Res. Clin. Pract.*, 15, 96-99.

Meizlish, M. L., et al. (2021): "A neutrophil activation signature predicts critical illness and mortality in COVID-19". *Blood Adv.*, 5, 1164-1177.

Melo, A. K. G., et al. (2021): "Biomarkers of cytokine storm as red flags for severe and fatal COVID-19 cases: A living systematic review and meta-analysis". *PLoS One*, 16, e0251643.

Merrill, P. J. y Bradburne, R. M. (2021): "Successful Use of Glycoprotein IIb/IIIa Inhibitor Involving Severely Ill COVID-19 Patient". *Perm J.*, 25, 21.125.

Messner, C. B., et al. (2020): "Ultra-High-Throughput Clinical Proteomics Reveals Classifiers of COVID-19 Infection". *Cell Syst.*, 11, 11-24.e4.

Mirsadraee, S., et al. (2021): "Prevalence of Thrombotic Complications in ICU-Treated Patients with Coronavirus Disease 2019 Detected with Systematic CT Scanning". *Crit. Care Med.*, 49, 804-815.

Moosavi, M., et al. (2021): "Retrospective Analyses Associate Hemostasis Activation Biomarkers with Poor Outcomes in Patients with COVID-19". *Am. J. Clin. Pathol.*, 155, 498-505.

Motaganahalli, R. L., et al. (2020): "Clinical and laboratory characteristics of patients with novel coronavirus disease-2019 infection and deep venous thrombosis". *Journal of vascular surgery. Venous and lymphatic disorders*, 9(3), 605–614.e2. https://doi.org/10.1016/j.jvsv.2020.10.006.

Mousavi, S. A., et al. (2020): "Hematologic predictors of mortality in hospitalized patients with COVID-19: A comparative study". *Hematology*, 25, 383–388.

Nanshan, C., Zhou, M., Dong, X., Qu, J., et al. (2020): "Characteristics of 99 Cases of 2019 Novel Coronavirus Pneumonia in Wuhan, China: A Descript study." *Lancet*, 395, 507–513.

Nicholls, S. J., et al. (2012): "ApoA-I induction as a potential cardioprotective strategy: Rationale for the SUSTAIN and ASSURE studies." *Cardiovasc. Drugs Ther.*, 26, 181-187.

Lazari LC, Ghilardi FR, Rosa-Fernandes L, Assis DM, Nicolau JC, Santiago VF, Dalçóquio TF, Angeli CB, Bertolin AJ, Marinho CR, Wrenger C, Durigon EL, Siciliano RF, Palmisano G. (2021): "Prognostic accuracy of MALDI-TOF mass spectrometric analysis of plasma in COVID-19". *Life Sci Alliance*. 4(8), e202000946. doi: 10.26508/lsa.202000946.

Opal, S. M., Esmon, C. T. (2003): "Bench-to-bedside review: Functional relationships between coagulation and the innate immune response and their respective roles in the pathogenesis of sepsis." *Critical Care*, 7, 23-38.

Organización Mundial de la Salud. *https://www.who.int/es.*

Page, M. J., McKenzie, J. E., Bossuyt, P. M., Boutron, I., Hoffmann, T. C., Mulrow, C. D., et al. (2021): "The PRISMA 2020 statement: an updated guideline for reporting systematic reviews." *PLoS One*, 1-15. *https://doi.org/10.1371/journal.pmed.1003583*.

Palanques-Pastor, T., López-Briz, E., Poveda Andrés, J. L. (2020): "Involvement of interleukin 6 in SARS-CoV-2 infection: Siltuximab as a therapeutic option against COVID-19." *Eur. J. Hosp. Pharm.*, 27, 297-298.

Pan, F., et al. (2020): "Factors associated with death outcome in patients with severe coronavirus disease-19 (Covid-19): A case-control study." *Int. J. Med. Sci.*, 17, 1281-1292.

Pan, S., et al. (2011): "Proteomic analysis of serum proteins in acute ischemic stroke patients treated with acupuncture." *Exp. Biol. Med.*, 236, 325-333.

Panigada, M., et al. (2020): "Hypercoagulability of COVID-19 patients in intensive care unit: A report of thromboelastography findings and other parameters of hemostasis." Journal of thrombosis and haemostasis : *J. Thromb. Haemost.*, 18(7), 1738–1742. https://doi.org/10.1111/jth.14850.

Park, J., et al. (2020): "A depth blood proteome profiling analysis revealed distinct functional characteristics of plasma proteins between severe and non-severe COVID-19 patients." *Sci. Rep.*, 1-10.

Patel, H., Ashton, N. J., Dobson, R. J. B. (2021): "Proteomic blood profiling in mild, severe and critical COVID-19 patients." *Sci. Rep.*, 1-12.

Petrey, A. C., et al. (2021): "Cytokine release syndrome in COVID-19: Innate immune, vascular, and platelet pathogenic factors differ in severity of disease and sex". *J Leukoc Biol.*, 109(1), 55-66. doi: 10.1002/JLB.3COVA0820-410RRR.

Philippe, A., et al. (2021): "Circulating Von Willebrand factor and high molecular weight multimers as markers of endothelial injury predict COVID-19 in-hospital mortality." *Angiogenesis*, 24, 505-517.

Pons, M. J., et al. (2021): "Cytokine profiles associated with worse prognosis in a hospitalized peruvian COVID-19 cohort." *Front. Immunol.*, 12, 1-12.

Prokunina-Olsson, L., et al. (2020): "COVID-19 and emerging viral infections: The case for interferon lambda." *J. Exp. Med.*, 217.

Qin, C., et al. (2020): "Dysregulation of immune response in patients with coronavirus 2019 (COVID-19) in Wuhan, China." *Clin. Infect. Dis.*, 71, 762-768.

R Core Team. (2021): "The R Project for Statistical Computing: A language and environment for statistical computing." *https://www.r-project.org/*.

Rahi, M. S., et al. (2021): "Hematologic disorders associated with COVID-19: a review." *Ann. Hematol.*, 100, 309-320.

Ranucci, M., et al. (2020): "The procoagulant pattern of patients with COVID-19 acute respiratory distress syndrome." *J. Thromb. Haemost.*, 18, 1747-1751.

Rauch, A., et al. (2020): "Coagulation biomarkers are independent predictors of increased oxygen requirements in COVID-19." *Journal of thrombosis and haemostasis: JTH*, 18(11), 2942–2953. https://doi.org/10.1111/jth.15067.

Remick, D. G. (2005): "Interleukin-8." *Crit. Care Med.*, 33, 466-467.

Rey, J. R., et al. (2020): "Arterial thrombotic complications in hospitalized patients with COVID-19." *Rev. Española Cardiol. (English Ed.),* 73, 769-771.

Rieder, M., et al. (2021): "Serum protein profiling reveals a Sspecific upregulation of the immunomodulatory protein progranulin in coronavirus disease 2019." *J. Infect. Dis.,* 223, 775-784.

Robertson, M. J., Ni, L., Weisenbach, J., Pelloso, D., Prasad, N. K. (2015): "Phase I study of recombinant human interleukin-18 (IL-18) in combination with ofatumumab after autologous peripheral blood stem cell transplantation (PBSCT) for lymphoma." *Blood,* 126, 5102-5102.

Robinson, P. C., et al. (2020): "The potential for repurposing anti-TNF as a therapy for the treatment of COVID-19." *Med,* 1, 90-102.

Rokni, M., Hamblin, M. R., Rezaei, N. (2020): "Cytokines and COVID-19: friends or foes?" *Hum. Vaccines Immunother.,* 16, 2363-2365.

Rostami, M., Mansouritorghabeh, H. (2020): "D-dimer level in COVID-19 infection: a systematic review." *Expert Rev. Hematol.,* 13, 1265-1275.

Rothe, C., et al. (2020): "Transmission of 2019-nCoV Infection from an Asymptomatic Contact in Germany." *N. Engl. J. Med.,* 382, 970-971.

Rothstein, A., Oldridge, O., Schwennesen, H., Do, D., Cucchiara, B. L. (2020): "Acute cerebrovascular events in hospitalized COVID-19 patients." *Stroke,* 219-222.

Rucker, G., Schwarzer, G., Carpenter, J. R., Schumacher, M. (2008): "Undue reliance on I2 in assessing heterogeneity may mislead." *BMC Med. Res. Methodol.,* 8, 1-9.

Sadeghipour, P., et al. (2021): "Management of ST-segment-elevation myocardial infarction during the coronavirus disease 2019 (COVID-19) outbreak: Iranian '247' National Committee's position paper on primary percutaneous coronary intervention." *Catheter. Cardiovasc. Interv.,* 97, E346-E351.

Sahebnasagh, A., et al. (2020): "Pharmacological treatments of COVID-19." *Pharmacol. Reports,* 72, 1446-1478.

Salem, H., Ellakwa, D. E. S., Fouad, H., Hamid, M. A. (2019): "APOA1 AND APOA2 proteins as prognostic markers for early detection of urinary bladder cancer." *Gene Reports,* 16, 100463.

Salem, N., et al. (2021): "Thromboelastography findings in critically ill COVID-19 patients." *J. Thromb. Thrombolysis,* 51, 961-965.

Sandborn, W. J., et al. (2016): "Eldelumab [Anti-IP-10] induction therapy for ulcerative colitis: A randomised, placebo-controlled, phase 2b study". *J. Crohn's Colitis,* 10, 418-428.

Satis, H., et al. (2020): "Prognostic value of interleukin-18 and its association with other inflammatory markers and disease severity in COVID-19". *Cytokine, 137,* 155302. https://doi.org/10.1016/j.cyto.2020.155302.

Sayah, W. y Berkane, I. (2020): "Interleukin-6, procalcitonin and neutrophil-to-lymphocyte ratio: Potential immune-inflammatory parameters to identify severe and fatal forms of COVID-19". *Cytokine, 141,* 155428. doi: 10.1016/j. cyto.2021.155428.

Sepulchre, E., et al. (2022): "Covid-19: contribution of clinical characteristics and laboratory features for early detection of patients with high risk of severe evolution". *Acta clinica Belgica*, 77(2), 261–267. https://doi.org/10.1080/1784 3286.2020.1822078.

Sha, Y., et al. (2017): "Cochinchinenin C, a potential nonpolypeptide anti-diabetic drug, targets a glucagon-like peptide-1 receptor". *RSC Adv.*, 7, 49015-49023.

Shahjouei, S., et al. (2020): "Risk of stroke in hospitalized SARS-CoV-2 infected patients: A multinational study". *EBioMedicine*, 59, (2020).

Shang, W., et al. (2020): "The value of clinical parameters in predicting the severity of COVID-19". *J. Med. Virol.*, 92, 2188-2192.

Sharma, S., et al. (2020): "Overview of Early Cases of Coronavirus Disease 2019 (COVID-19) at a Tertiary Care Centre in North India". *Ann. Acad. Med. Singap.*, 49, 449-455.

Sharma, R., et al. (2015): "Proteomic signature of endothelial dysfunction identified in the serum of acute ischemic stroke patients by the iTRAQ-based LC-MS approach". *J. Proteome Res.*, 14, 2466-2479.

Shen, B., et al. (2020): "Proteomic and metabolomic characterization of COVID-19 patient sera". *Cell*, 182 (1), *59-72.e15.* https://doi.org/10.1016/j. cell.2020.05.032.

Shu, T., et al. (2020): "Plasma Proteomics Identify Biomarkers and Pathogenesis of COVID-19". *Immunity*, 53, 1108-1122.e5.

Simpson, D., et al. (2006): "Reteplase A Review of its Use in the Management of Thrombotic Occlusive Disorders". *Am. J. Cardiovasc. Drugs.*, 6, 265-285.

Sims, J. T., et al. (2020): "Characterization of the cytokine storm reflects hyperinflammatory endothelial dysfunction in COVID-19". *Journal of Allergy and Clinical Inmunology*, 147 (1), 107-111. https://doi.org/10.1016/j. jaci.2020.08.031.

Smadja, D. M., et al. (2020): "Angiopoietin-2 as a marker of endothelial activation is a good predictor factor for intensive care unit admission of COVID-19 patients". *Angiogenesis*, 23, 611-620.

Smith, H. (2013): "Fixed-combination inhalers for asthma and chronic obstructive pulmonary disease". *SA Pharm. J.*, 80, 16-19.

Song, J. W., et al. (2020): "Immunological and inflammatory profiles in mild and severe cases of COVID-19". *Nat. Commun.*, 11, 3410 (2020). https://doi. org/10.1038/s41467-020-17240-2.

Souza Jr, D. R., et al. (2021): "HDL proteome remodeling associates with COVID-19 severity". *J. Clin. Lipidol.*, 15, 796-804.

Spiezia, L., et al. (2020): "COVID-19-Related Severe Hypercoagulability in Patients Admitted to Intensive Care Unit for Acute Respiratory Failure". *Thromb. Haemost.*, 120, 998-1000.

Stefely, J. A., et al. (2020): "Marked factor V activity elevation in severe COVID-19 is associated with venous thromboembolism". *Am. J. Hematol.*, 95, 1522-1530.

Stephenson, E., et al. (2021): "Single-cell multi-omics analysis of the immune response in COVID-19". *Nat. Med.*, 27(5):904-916. https://doi.org/10.1038/ s41591-021-01329-2.

Su, Y., et al. (2020): "Multi-Omics Resolves a Sharp Disease-State Shift between Mild and Moderate COVID-19". *Cell*, 183, 1479-1495.e20.

Sui, J., et al. (2021): "Elevated plasma fibrinogen is Associated with excessive inflammation and disease severity in COVID-19 patients". *Front. Cell. Infect. Microbiol.*, 11, 712.

Sullivan, K. D., et al. (2021): "The COVIDome Explorer researcher portal". *Cell Rep.*, 36, 109527.

Sur, S., et al. (2021): "Exosomes from COVID-19 patients carry tenascin-C and fibrinogen in triggering inflammatory signals in cells of distant organ". *Int. J. Mol. Sci.*, 22, 1-11.

Sweeney, J. M., et al. (2020): "Evidence for secondary thrombotic microangiopathy in COVID-19". *medRxiv: preprint server for health sciences*, 2020.10.20.20215608. https://doi.org/10.1101/2020.10.20.20215608.

Szklarczyk, D., et al. (2021): "STRING v11: Protein-protein association networks with increased coverage, supporting functional discovery in genome-wide experimental datasets". *Nucleic Acids Res.*, 49, D764-D770.

Tamayo-Velasco, A., et al. (2021): "Evaluation of cytokines as robust diagnostic biomarkers for COVID-19 detection". *J. Pers. Med.*, 11, 1-11.

Tan, Y., et al. (2021): "Integrating longitudinal clinical laboratory tests with targeted proteomic and transcriptomic analyses reveal the landscape of host responses in". *Cell Discov.*, 1-19. doi:10.1038/s41421-021-00274-1.

Tang, N., et al. (2020): "Anticoagulant treatment is associated with decreased mortality in severe coronavirus disease 2019 patients with coagulopathy". *J. Thromb. Haemost.*, 18, 1094-1099.

Tay, M. Z., et al. (2020): "The trinity of COVID-19: immunity, inflammation and intervention". *Nat. Rev. Immunol.*, 20, 363-374.

Ternant, D. et al. (2015): "Pharmacokinetics and concentration-effect relationship of adalimumab in rheumatoid arthritis." *Br. J. Clin. Pharmacol.*, 79, 286-297.

Tokunaga, R. et al. (2018): "CXCL9, CXCL10, CXCL11/CXCR3 axis for immune activation - A target for novel cancer therapy." *Cancer Treat. Rev.*, 63, 40-47.

Topcuoglu, M. A., Pektezel, Y., Arat, A., Akinci, B., Arsava, E. M. (2020): "Stroke Mechanism in COVID-19 Infection: A Prospective Case-Control Study." *Journal of stroke and cerebrovascular diseases*, 30(8), 105919. https://doi.org/10.1016/j.jstrokecerebrovasdis.2021.105919

Tripathi, K. et al. (2022): "COVID-19 and outcomes in patients with inflammatory bowel disease: systematic review and meta-analysis." *Inflamm. Bowel Dis.*, 28(8), 1265-1279. doi: 10.1093/ibd/izab236.

Ucciferri, C., Vecchiet, J., Falasca, K. (2020): "Role of monoclonal antibody drugs in the treatment of COVID-19." *World J. Clin. Cases*, 8, 4280-4285.

Udomsinprasert, W. et al. (2021): "Circulating levels of interleukin-6 and interleukin-10, but not tumor necrosis factor-alpha, as potential biomarkers of severity and mortality for covid-19: Systematic review with meta-analysis." *J. Clin. Immunol.*, 41, 11-22.

Ugurov, P. et al. (2020): "Early initiation of extracorporeal blood purification using the an69st (oxirisr) hemofilter as a treatment modality for covid-19 patients: A single-centre case series." *Brazilian J. Cardiovasc. Surg.* doi:10.21470/1678-9741-2020-0403.

Usul, E., San, I., Bekgöz, B., Sahin, A. (2020): "Role of hematological parameters in COVID-19 patients in the emergency room." *Biomark. Med.*, 14, 1207-1215.

Van der Linden, J. et al. (2020): "Thromboembolism, hypercoagulopathy, and antiphospholipid antibodies in critically ill coronavirus disease 2019 patients: A before and after study of enhanced anticoagulation." *Crit. Care Explor.*, 2, e0308.

Van der Poll, T., De Jonge, E. & Levi, M. (2001): "Regulatory role of cytokines in disseminated intravascular coagulation." *Semin. Thromb. Hemost.*, 27, 639-651.

Vechi, H. T. et al. (2020): "Favorable outcome of COVID-19 in a young woman with severe Crohn's disease on regular use of adalimumab and prednisone: a case report." *Rev. Inst. Med. Trop. Sao Paulo.* 62, 2020. https://doi.org/10.1590/S1678-9946202062102.

Viecca, M. et al. (2020): "Enhanced platelet inhibition treatment improves hypoxemia in patients with severe Covid-19 and hypercoagulability. A case control, proof of concept study." Pharmacol. Res., 158, 104950.

Viechtbauer, W. (2010): "Conducting meta-analyses in R with the metafor." *J. Stat. Softw.*, 36, 1-48.

Villaescusa, L. et al. (2022): "A New Approach to the Management of COVID-19. Antagonists of IL-Siltuximab." *Advances in therapy*, 39(3), 1126–1148. https://doi.org/10.1007/s12325-022-02042-3

Violi, F. et al. (2021): "Is Albumin Predictor of Mortality in COVID-19?" *Antioxidants Redox Signal.*, 35, 139-142.

Völlmy, F. et al. (2021): "A serum proteome signature to predict mortality in severe COVID-19 patients". *Life Sci. Alliance*, 4(9), e202101099. https://doi.org/10.26508/lsa.202101099

Wang, D. et al. (2020): "Clinical characteristics of 138 hospitalized patients with 2019 novel coronavirus-infected pneumonia in Wuhan, China." *JAMA*, 323, 1061-1069.

Wang, J. et al. (2020): "Thrombo-inflammatory features predicting mortality in patients with COVID-19: The FAD-85 score." *J. Int. Med. Res.*, 48(9), 300060520955037. https://doi.org/10.1177/0300060520955037.

Wang, J. H. et al. (2021): "Inflammation-associated factors for predicting in-hospital mortality in patients with COVID-19." *J. Med. Virol.*, 93, 2908-2917.

Wang, L. et al. (2021): "Association between D-dimer level and chest CT severity score in patients with SARS-COV-2 pneumonia." *Sci. Rep.*, 11, 1-5.

Wang, W. et al. (2020): "Definition and Risks of Cytokine Release Syndrome in 11 Critically Ill COVID-19 Patients with Pneumonia: Analysis of Disease Characteristics." *J. Infect. Dis.*, 222, 1444-1451.

Weber, K. S. C. et al. (1999): "Differential immobilization and hierarchical involvement of chemokines in monocyte arrest and transmigration on inflamed endothelium in shear flow." *Eur. J. Immunol.*, 29(2), 700-712. doi:10.1002/(SICI)1521-4141(199902)29:02.

Xue, G. et al. (2020): "Novel serological biomarkers for inflammation in predicting disease severity in patients with COVID-19." *International immunopharmacology*, 89(PtA), 107065. https://doi.org/10.1016/j.intimp.2020.107065

Yan, H. et al. (2021): "Proteomic and metabolomic investigation of serum lactate dehydrogenase elevation in COVID-19 patients." *Proteomics*, 21(15), 00002. doi:10.1002/pmic.202100002.

Yao, Y. et al. (2020): "D-dimer as a biomarker for disease severity and mortality in COVID-19 patients: A case control study." *J. Intensive Care*, 8, 1-11.

Yasuda, K., Nakanishi, K. & Tsutsui, H. (2019): "Interleukin-18 in health and disease." *Int. J. Mol. Sci.*, 20 (3), 649. https://doi.org/10.3390/ijms20030649

Yildirim, Z. et al. (2021): "Genetic and epigenetic factors associated with increased severity of Covid-19." *Cell Biol. Int.*, 45(6), 1158-1174. doi: 10.1002/cbin.11572.

Yu, B. et al. (2020): "Evaluation of variation in D-dimer levels among COVID-19 and bacterial pneumonia: a retrospective analysis." *J. Thromb. Thrombolysis*, 50, 548-557.

Yuriditsky, E. et al. (2020): "Thromboelastography Profiles of Critically Ill Patients with Coronavirus Disease 2019." *Crit. Care Med.*, 1319-1326. doi:10.1097/CCM.0000000000004471.

Zahran, A. M. et al. (2021): "Circulating microparticles and activated platelets as novel prognostic biomarkers in COVID-19; relation to cancer." *PLoS One*, 16, 1-17.

Zawawi, A. et al. (2021): "Profile of Circulatory Cytokines and Chemokines in Human Coronaviruses: A Systematic Review and Meta-Analysis." *Front. Immunol.*, 12 (2021). https://doi.org/10.3389/fimmu.2021.666223.

Zeng, Z. et al. (2020): "Longitudinal changes of inflammatory parameters and their correlation with disease severity and outcomes in patients with COVID-19 from Wuhan, China." *Crit. Care*, 24, 1-12.

Zhang, X. et al. (2020): "Coagulopathy in patients with COVID-19: a systematic review and meta-analysis." *Aging* (Albany. NY), 12, 24535-24550.

Zhang, Y. et al. (2020): "Profile of natural anticoagulant, coagulant factor and anti-phospholipid antibody in critically ill COVID-19 patients." *J. Thromb. Thrombolysis,* 50, 580-586.

Zhao, C. et al. (2021): "Risk factors related to the severity of COVID-19 in Wuhan." *Int. J. Med. Sci.*, 18, 120-127.

Zhou, W. et al. (2021): "Cardiac injury prediction and lymphocyte immunity and inflammation analysis in hospitalized patients with coronavirus disease 2019 (COVID-19)." *Int. J. Cardiol.*, 326, 237-242.

Zimmermann-Ivol, C. G. et al. (2004): "Fatty acid binding protein as a serum marker for the early diagnosis of stroke: A pilot study." *Mol. Cell. Proteomics*, 3, 66-72.

ANEXO I. A

Relación de artículos incluidos en el análisis, que reportan cambios en los niveles séricos de diversas proteínas en enfermos de COVID-19.

Autores	Tamaño de muestra	Edad (años)	Proteínas estudiadas
Friedman A.N. *et al.* (2021)	4908	60,91 ±14,7	CRP, dímero-D, IL-6, ferritina, fibrinógeno, albumina y PCT
Wang J. *et al.* (2020)	199	62,3±14	CRP, dímero-D, IL-6, ferritina, fibrinógeno, LDH, albumina, ALT, AST, IL-2R, IL-8, IL-10, TNF-α, FDP, sCR y PCT
Amezcua-Guerra M.L. *et al.* (2021)	100	55±13	CRP, IL-6, ferritina, fibrinógeno, troponina I, albúmina, sCR, LDH y CK
Yu B. *et al.* (2020)	57	65 (54-72)	CRP, dímero-D, ALT, AST, PCT, CK, sCR y albúmina
Salem N. *et al.* (2020)	52	53 (39-62)	CRP, dímero-D, IL-6, ferritina y fibrinógeno
Moosavi M. *et al.* (2021)	81	64 (23-94)	Dímero-D, CRP y monómeros de fibrina
Botero D.M.R. *et al.* (2020)	157	52,6±17	CRP, dímero-D, ferritina, LDH, ALT, AST, bilirrubina, albumina y sCR
Ferrari E. *et al.* (2020)	89	68 (63-71)	CRP, dímero-D y fibrinógeno
Brosnahan S.B. *et al.* (2020)	48	58 (50-66)	CRP, dímero-D, ferritina, fibrinógeno, AST, ALT, bilirrubina, albumina y sCR
Panigada M. *et al.* (2020)	30	56 (23-71)	CRP, dímero-D, ferritina, fibrinógeno, VWF antígeno, proteína C y factor VII
Holter J.C. *et al.* (2020)	39	61 (49-74)	CRP, dímero-D y ferritina
Mirsadree S. *et al.* (2021)	72	52 (29-72)	CRP, dímero-D, ferritina, fibrinógeno, sCR, ALT, AST, troponina I, Npro-BNT, CK, LDH y albumina
Gibson C.J. *et al.* (2020)	72	64	CRP, IL-6, fibrinógeno y sCR
Chen Y. *et al.* (2020)	74	67 (57-72)	Dímero-D, IL-6, fibrinógeno, TNF-α, IL-2R, IL-10, FDP, IP-10, MCP-1, IL-1B, IL-2R y IL-8
Fu J. *et al.* (2020)	75	46,6 (22-77)	Fibrinógeno, dímero-D, bilirrubina, AST, ALT, LDH, NT-proBPN, sCr, plasminógeno y PCT
Juneja G.K. *et al.* (2021)	14	61 (54-67)	Dímero-D, fibrinógeno, PAI-1, sTM, TAT, plasminógeno, TAFI, PAP, TAFIa y sCR
Cugno M. *et al.* (2021)	148	62 (26-92)	CRP, dímero-D, IL-6, ferritina y fibrinógeno
Cui S. *et al.* (2020)	81	59,9±14,1	Dímero-D
Benotmane I. *et al.* (2020)	49	62,2 (52-68)	CRP, dímero-D, IL-6, fibrinógeno, LDH y ferritina, PCT, albumina, troponina I y CK
Sepulchre E. *et al.* (2021)	198	62 (50-74)	CRP, ferritina, fibrinógeno, LDH, ALT, AST, bilirrubina, sCR y PCT

Motaganahalli R.L. *et al.* (2020)	34	61±15,74	CRP, dímero-D, ferritina, fibrinógeno, AST y ALT
Van der Linden J. *et al.* (2020)	26	59±9	CRP, dímero-D, IL-5, ferritina, fibrinógeno y TNF-α
Ranucci M. *et al.* (2020)	16	61 (55-65)	dímero-D, IL-6 y fibrinógeno
Zahran A. M. *et al.* (2021)	23	48,6±3,05	CRP, dímero-D y ferritina
Dujardin R.W.G. *et al.* (2020)	127	62 (55-70)	CRP, dímero-D y fibrinógeno
Cheng B. *et al.* (2020)	456	54,97±18,59	dímero-D, bilirrubina, AST, ALT, LDH, IL-6, bilirrubina, sCR, CK y PCT
Kwon J.S. *et al.* (2020)	31	50±3,3	IL-6, IFN-γ, IFN-α, IP-10, IL-8, VEGF, MCP-1, IP-10 y IL-10
Shang W. *et al.* (2020)	443	61 (47-73)	CRP, dímero-D, albúmina, LDH, PCT y sCR
Guervilly C. *et al.* (2020)	99	61,75 (43-80)	CRP, dímero-D, fibrinógeno, IL-6, VCAM-1, E-Selectina soluble, LDH, IP-10 y sCR
Petrey A.C. *et al.* (2021)	22	48,9±14,9 63,4±18,2	IL-6, TNF-α, MCP-1, IL-8, MCP-3, IL-10, IL-1RA, (PDGF)-AA, AB-BB, Scd40LG, IP-10, IFN-γ, IL-4, entre otras
Song J.W. *et al.* (2020)	41	39 (33-50)	IL-6, ferritina, ALT, AST, bilirrubina, LDH, CRP, sCR y PCT
Albert E. *et al.* (2020)	93	53 (21-77)	CRP, dímero-D, IL-€ ferritina y LDH
Herold T. *et al.* (2020)	89	61(18-84)	Ferritina, CRP, IL-6, bilirrubina, dímero-D y LDH, PCT, troponina T y sCR
Li Q. *et al.* (2020)	1499	57 (42-66)	Ferritina, dímero-D, IL-6, TNF-a, IL-2R, PCT, IL-1B, IL-8, IL-10, C3 y C4
Chen L. *et al.* (2020)	1859	59 (45-68)	Ferritina, ALT, IL-6, AST, dímero-D, TNF-α, IFN-γ fibrinógeno, LDH, PCT, bilirrubina, CK, troponina I, sCR, IL-10 y IL-4
Satis H. *et al.* (2020)	58	29,5±10 44±2,1 75±9	CRP, IL-6, ferritina, fibrinógeno, ALT, AST, LHD, IL-18 y troponina I
Xue G. *et al.* (2020)	114	62 (51-70)	Dímero-D, fibrinógeno, albúmina, ALT, AST, LDH, FDP, Scr, CK, GGT y ALP
Wang J.H. *et al.* (2021)	1135	62 (50-69)	Dímero-D, fibrinógeno, TNF-α, NT-pro-BNP, CK, sCR, FDP IL-1B, IL-6, IL-8, IL-10, FDP, ALT, AST, bilirrubina, troponina I y album na
Fei F. *et al.* (2021)	24	65,38±9,6	CRP, dímero-D, IL-6, fibrinógeno, LDH, PT, troponina I, CK, PCT, sCR, ALT y AST
Avila-Nava A. *et al.* (2020)	38	3,29±11,80 59,71±13,58	CRP, IL-6, fibrinógeno, ALT, AST, LDH, ferritina, dímero-D y GGT
Sayah W., Berkane I. (2020)	153	61 (18-88)	CRP, IL-6, ferritina, IL-2R, PCT y IL-2Rα
Gursoy B. *et al.* (2021)	150	62,6±13,9	CRP, dímero-D, TNF-α, AST, LDH, fibrinógeno, ALT y troponina I

Bülow S. et al. (2020)	24	56,29±16,35	CRP, PT, TNF-α, IL-1b, IL-1ra, IL-4, IL-6, IL-7, IL-8, IL-10, IP-10, MCP-1, IL-17A, IL-13, IFN-γ , IL-9, IL-12, MIP-1b y MIP-1a
Copaescu A. et al. (2021)	56	58(40-70)	CRP, dímero-D, IL-6, ferritina, AST bilirrubina, ALT, albumina, LDH y GGT
Lopéz-Escobar A. et al. (2021)	2088	69 (57-80)	CRP, dímero-D, LDH, AST, ALT, PT y sCR
Fortini A. et al. (2021)	85	75,1±12,7	CRP, dímero-D, IL-6, ferritina, fibrinógeno, y SAA
San et al. (2021)[60]	750	49±28	LDH, CRP, ferritina y sCR
Gómez-Escobar et al. (2021)	90	66(57-77)	Dímero-D, ferritina, albumina, ALT, AST, bilirrubina, sCR y PCT
Mousavi A. et al. (2021)	225	60 (19-96)	CRP, dímero-D, ferritina, LDH, fibrinógeno, y FDP
Berger J.S. et al. (2020)	1823	65 (54-76)	CRP, ferritina, dímero-D y sCr
Rauch A. et al. (2020)	243	63,9±16,2	CRP, dímero-D, fibrinógeno, LDH, FVIII, antígeno VWF y troponina I y sCR,
Elbadawi A. et al. (2020)	45	69,2±13,3	Dímero-D y CRP
Cantador E. et al. (2020)	6	69±7 69,4±5,6	CRP, ferritina, LDH y dímero-D
Le Joncour A. et al. (2021)	104	71 (59-81)	CRP, dímero-D, IL-6, ferritina y fibrinógeno
De Roquetaillade C. et al. (2021)	20	62 (58-70)	CRP, dímero-D, ferritina y fibrinógeno
Rey et al. J.R. (2020)	38	72,1±14,3	CRP, dímero-D, IL-6, ferritina, fibrinógeno y LDH
McElvaney O.J. et al. (2020)	40	56,6 ±17,3 54,3±18,2	CRP, ferritina, albúmina, fibrinógeno, LDH, ALT, AST, bilirrubina y albumina
Qin C. et al. (2020)	452	58 (47-67)	CRP, ferritina, IL-6, TNF-α, IL-1B, IL-2R, IL-8, IL-10, C3 y C4
Keddie S. et al. (2020)	100	59 (20-92)	Dímero-D, IL-6, ferritina, LDH, fibrinógeno IL-1B, TNF-α y IL-10
Wang L. et al. (2021)	86	61 (47-68,8)	Dímero-D, CRP, NT-pro-BNP ALT, AST, albumina, PCT, troponina I y sCR
Dupont A. et al. (2021)	82	60±14	Dímero-D, CRP, ALT, AST, bilirrubina y sCR
Joly B.S. et al. (2021)	53	59 (53-66)	Dímero-D, CRP, IL-6, fibrinógeno, LDH, factor V y VWF antígeno
Lombardi A. et al. (2020)	63	59,1±13,7	Dímero-D, CRP, IL-6, fibrinógeno, ferritina, LDH, ALT y PCT
Sui J. et al. (2021)	119	62(50-70)	Dímero-D, CRP, fibronógeno, ferritina, LDH, AST, PT, troponina I, sCR, ALT, bilirrubina, albumina, y PCT
Lipcsey M. et al. (2021)	66	60 (52-70)	Dímero-D, IL-6, CRP, ferritina, fibrinógeno C1q, MBL, C4d, C3a, C3dg, FXII, HK, C4 y C3
Al-Samkari H. et al. (2020)	38	-	Dímero-D, CRP, fibrinógeno, ferritina, PCT y troponina cardiaca

Meizlish, M.L. *et al.* (2021)	68	61 (20-93)	Dímero-D, PAI-1, VWF antígeno, Factor VIII, trombomodulina soluble, α-antiplasmina, proteína C y proteína S
Chen L. *et al.* (2021)	181	55 (46-65)	Dímero-D, ferritina, CK, sCR, albumina, AST, ALT, bilirrubina, PCT, troponina I y IL-6
Li J.Y. *et al.* (2020)	104	66 (61-79)	Dímero-D, CRP, IL-6, fibrinógeno, ALT y AST
Zhang Y. *et al.* (2020)	19	65 (60-70)	Dímero-D, FDP, antitrombina, Factor VIII, IX, XI, XII, II, V, VII y X
Gunawardene M.A. *et al.* (2021)	414	73 (56-82)	Dímero-D, CRP, IL-6 creatinina, NT-pro-BNP, troponina I, PCT, bilirrubina, AST, CK, y LDH
Chao W. *et al.* (2021)	28	60 (50,3-69,5)	Dímero-D, CRP, ferritina, LDH, PCT y sCR
Stefely J.A. *et al.* (2021)	102	61 (27-87)	Factor V, dímero-D, CRP, fibrinógeno, proteína S, Factor X, II, VII, IX y VII
Martín-Rojas R.M. *et al.* (2021)	206	63,6	Dímero-D, CRP, ferritina, IL-6, fibrinógeno, PT, PCT, proteína C y S, Factor II, V y VII
García de Guardiana-Romulado L- *et al.* (2021)	359	59 (47-71)	Dímero-D, CRP, ferritina, IL-6, LDH albumina, bilirrubina y PCT
Yuriditsky E. *et al.* (2020)	64	64 (57-71)	Dímero-D, CRP, fibrinógeno y ferritina
Stephenson E. *et al.* (2021) Pacientes hombres Pacientes mujeres	453 328	61 ±17 62 ±18	Dímero-D, CRP, IL-6. ferritina y PCT
Francischetti I.M.B. *et al.* (2021) COVID-19 moderado COVID-19 severo	40 26	47 (22-65,2) 66 (34-78)	Dímero-D, CRP, fibrinógeno, IL-6, ferritina, LDH y sCR
Li J. *et al.* (2020)	596	58 (47-68)	NT-pro-BNP, CRP, Dímero-D, PCT, CK, ALT, AST, sCR y troponina I
Philippe A. *et al.* (2021) Pacientes ambulatorios Pacientes críticos Pacientes no críticos	23 89 96	40 (34-46,5) 62 (51-71) 65,5 (55-76)	Dímero-D, CRP, antígeno vWF, VCAM-1 soluble, Angiopoyetina-2, Soluble E-selectina, trombomodulina soluble (sTM), receptor de proteína C endotelial soluble, endoglina soluble, Angiopoyetina-1, trombomodulina soluble (sTM), troponina I y creatinina
Sweeney J.M. *et al.* (2021) Pacientes sobrevivientes Pacientes no sobrevivientes	91 90	62 (50,5-70) 72,5 (63,3-79,3)	Dímero-D, CRP, LDH, AST, sCR, y troponina I
Aladag N., Atabey R.D. (2021)	50	68 (60-70)	Dímero-D, CRP, fibrinógeno, ferritina, NT-proNBP, troponina I, AST, ALT, CK y PCT
Ugurov P. *et al.* (2020)	15	60,2 ±12,8	Dímero-D, fibrinógeno, CRP, AST, ALT, PCT, LDH, bilirrubina y sCR

Smadja D.M. *et al.* (2021) Pacientes leves Pacientes ICU	20 20	53 (37-65,4) 59,5 (54,23-70,5)	Dímero-D, CRP, fibrinógeno, E-selectina soluble, Angiopoyetina-2, Angiopoyetina I, endoglina soluble, monómeros de fibrina, creatinina, leptina y VEGF-A
Deng K. *et al.* (2020) Pacientes leves Pacientes críticos	149 17	48 (34,5-62) 55 (53-68)	Dímero-D, fibrinógeno, CK, LDH, FDP y sCR
Katz J.M. *et al.* (2021)	86	68 (60-76)	CRP, dímero-D, ferritina, LDH y ALT
García-Moncó J.C. *et al.* (2020)	24	64 (55-85) 65 (46-76) 55 (20-54)	CRP, dímero-D, ferritina y fibrinógeno
Topcuoglu M. *et al.* (2020)	37	70±15	CRP, dímero-D, ferritina, fibrinógeno, Factor VIII, Factor V, Factor X, Factor XIII y Factor V Leiden
Altschul D.J. *et al.* (2020)	13	63±11,87	Ferritina, dímero-D, fibrinógeno y sCR
Shahjouei S. *et al.* (2021)	156	67,2±15,2 62,5 ±15,3 50,3±12,9	Dímero-D, CRP, ALT, AST y LDH
McNeill J.N. *et al.* (2020)	432	65±17	CRP, dímero-D, ferritina y IL-6
Agarwal S. *et al.* (2020)	115	61 (50-66) 69 (60-75)	Dímero-D, fibrinógeno
Dogra S. *et al.* (2020)	33	62 (37-83)	Dímero-D
McAlpine L.S. *et al.* (2021)	21	68 (62-85)	CRP, dímero-D, IL-6, ferritina, fibrinógeno LDH, fibrinógeno, vWF, Factor VII y troponina T
Rothstein A. *et al.* (2020)	28	64±12 76,4±7,1	CRP, dímero-D y ferritina
Aceti A. *et al.* (2020)	74	66 (32-89)	Dímero-D, CRP, ferritina, S100B, PCT, sCR y ALT
García de Guadiana-Romualdo L *et al.* (2021)	99	66±15	Dímero-D, CRP, IL-6, ferritina y ALT, albumina, bilirrubina, sCR, PCT
Majure D.T. *et al.* (2020)	6247	66 (56-77)	CRP, ferritina, AST, CK, dímero-D, IL-6, ALT y PCT
Wang W. *et al.* (2020)	11	58 (49-72)	Dímero.D, CRP, IL-6, LDH albumina, bilirrubina, Scr, PCT, troponina I, CK, IL-2, IL-4, IL-10, TNF-α, IFN-γ y ALT
Abou-Arab O. *et al.* (2020)	65	63 (56-69)	Dímero-D, CRP, TNF-α, IL-6, sCR y Angiopoyetina 1, 2
Pan F. *et al.* (2020)	124	68 (61-75)	Dímero-D, CRP, fibrinógeno, ALT, AST, LDH, PCT, ALB, Scr, troponina I y NT-pro-BNP
Zhou W. *et al.* (2020)	68	67 (30-86)	Dímero-D, IL-6, TNF-α, NT-proBNP CRP, ALT, AST, ALB y Scr
Jørgensen M. *et al.* (2020)	34	58 (27-91)	Dímero-D, CRP, ferritina, LDH y bilirrubina
Lev S. *et al.* (2021)	52	68,6±16,7	Dímero-D, CRP, ferritina, LDH, ALT, AST, troponina I, sCR, bilirrubina y albumina

Li Q. *et al.* (2020)	1440	57 (42-66)	Dímero-D, CRP, fibrinógeno, ferritina, ALT, AST, CK, bilirrubina, BNP, Scr, IL-2, IL-4, IL-10, IL-10 TNF-α, IFN-γ y PCT
Bhandari S. *et al.* (2020)	48	57,5 -	CRP, IL-6, ferritina, dímero-D LDH, PCT, SGPT y SGOT
Zeng Z. *et al.* (2020)	317	62 (51-70)	CRP, ferritina, IL-6, TNF-α, IL-2R IL-10, IL-8, PCT, albumina, ALTy AST
Chen G. *et al.* (2020)	21	56 (50-65)	Dímero-D, CRP, ferritina, PCT, LDH, albumina, bilirrubina, CK, sCR
Pons M.J. *et al.* (2021)	55	54	Dímero-D, CRP, ferritina, sCR
Gao Y. *et al.* (2020)	43	42,20± 7,68	CRP, IL-6, fibrinógeno, PCT, Scr, ALTy AST
Chen R. *et al.* (2020)	548	56±14,5	dímero-D, CRP, ferritina, SAA y IL-6
Liu D. *et al.* (2020)	2044	62 (51-70)	CRP, dímero-D, IL-6, ferritina, LDH TNF-α, IL-8 AST, ALT, Scr, NT-proBNP, PCT, IL-2R, IL-10
Chen L. *et al.* (2020)	106	52,75±16,09	Dímero-D, fibrinógeno, CRP, PCT, LDH, ALT, AST, CK
Erel O. *et al.* (2021)	517	63,81	Dímero-D, CRP, ferritina, LDH, ALT, AST
Zhao C. *et al.* (2021)	172	65 (57-71)	IL-6, TNF-α, LDH, AST, ALT, PCT, IL-4, IL-2, IL-10 y IFN-γ

Nota: La información recopilada incluye autores, tamaño de muestra, edad media de los pacientes y principales proteínas estudiadas. La edad se expresa como mediana y su rango intercuartil (IQR) o como media y su desviación estándar (±). Los valores en negrita indican que los datos informados en el trabajo correspondiente se encuentran fuera de los rangos normales. En el Anexo IV se recogen las abreviaturas de todas las proteínas incluidas en este trabajo.

Listado de los valores obtenidos por los diferentes autores en cuanto a los biomarcadores seleccionados para el análisis en pacientes COVID-19 leves y severos.

	COVID-19 Leve	COVID-19 Severo	COVID-19 Leve	COVID-19 Severo
Autores	Dímero-D (ng/ml)		CRP (mg/L)	
Valores de normalidad	<500		(0-0,5)	
Fortini A. *et al.* (2021)	990 (556-4780)	1742 (886-6810)	25 (14-42)	85 (58-180)
n	21	40	21	40
Qin C. *et al.* (2021)	-	-	33,2 (8,2-59,7)	57,9 (20,9-103,2)
n	-	-	166	286
Xue G. *et al.* (2020)	520 (360-950)	790 (480-3020)	12,30 (2,28-24,13)	54,60 (20,50-21,56,25)
n	56	58	56	58
Satis H. *et al.* (2020)	810 ±219	960 ±153	9,7 ±10,5	93 ±125
n	27	11	27	11
Benotmane I. *et al.* (2021)	960 (565-1755)	1830 (1315-3430)	55 (30,4-90,2)	174 (99,3-299)
n	21	20	21	20
Amezcua-Guerra M.L. *et al.* (2021)	172 (116-443)	516 (256-861)	109 (37-154)	181 (81-302)
n	29	59	39	59
Fu J. *et al.* (2020)	-	-	-	-
n	-	-	59	16
Song J.W. *et al.* (2020)	230 (170-420)	610 (245-985)	7,1 (4-10,4)	10,955 (5,41-36,55)
n	29	12	19	12
Kwon J.S. *et al.* (2020)	-	-	30 (30-115)	312 (125-663)
n	-	-	17	8
Wang C. *et al.* (2021)	108,9 ±86,48	409,14 ±3761	-	-
n	131	30	-	-
Deng K. *et al.* (2020)	1210 (800-1640)	3380 (2368-10165)	-	-
n	149	17	-	-
Fracischetti *et al.* (2021)	610 (360-930)	1330 (840-3300)	50 (20-93)	115 (22-213)
n	40	26	40	26

COVID-19 Leve	COVID-19 Severo	COVID-19 Leve	COVID-19 Severo	COVID-19 Leve	COVID-19 Severo
IL-6 (pg/ml)		Fibrinógeno (mg/dl)		Ferritina (ng/ml)	
<10		(165-350)		(30-400)	
10,5 (3-21,7)	38 (21,9-56)	-	-	218 (138-584)	1038 (590-1299)
21	40	-	-	21	40
13,3 (3,9-41,1)	25,2 (9,5-54,5)	-	-	523,7 (299,1-840,4)	800,4 (452,9-1451,6)
166	286	-	-	166	286
-	-	345 (270-501)	500 (365-610)	-	-
-	-	56	58	-	-
11 ±29,7	208 ±586	398 ±175	581 ±187	160 ±292	223 ±1016
27	11	27	11	27	11
27,5 (18,2-52,8)	27,5 (18,2-52,8)	615 (490-750)	782 (650-900)	1128 (675-1602)	1027 (512-2621)
21	20	21	20	21	20
13,3 (4,5-52,1)	11,5 (4,5-65,4)	500 (430-570)	560 (640-620)	438 (198-848)	704 (351-1184)
29	59	29	59	29	59
-	-	940 ±120	1570 ±390	-	-
-	-	59	16	-	-
8,54 (5,39-16,86)	18,69 (3,84-40,81)	-	-	306,8 (95,32-424,9)	532 (419,7-837,6)
29	12	-	-	29	12
11,6 (2,6-28,6)	68,3 (39,1-414,7)	-	-	-	-
17	8	-	-	-	-
-	-	494 ±147	581 ±121	-	-
-	-	48	9	-	-
-	-	-	-	398 (317-488)	505 (432-604)
-	-	-	-	149	17
29,2 (16,1-52,69)	36,8 (24,8-126,5)	475,5 (409,3-543,3)	572,5 (428-687)	561 (202-892)	812 (516-1869)
40	26	40	26	40	26

Castaneda L. *et al.* (2021)	820,21 ±600	2840 ±3900	-	-
n	87	64	-	-
Sayah W. *et al.* (2021)	-	-	61 (8-113)	160 (102-215,5)
n	-	-	73	80
Wang J. *et al.* (2020)	500 (300-900)	1600 (900-2800)	6,2 (1,6-29,8)	59,3 (15,1-121,4)
n	70	129	70	129
Cugno M. *et al.* (2020)	810 (203-12638)	1667 (229-199872)	53,5 (20-269,9)	109,5 (161-314,5)
n	58	46	58	46
Sharma S. *et al.* (2020)	270 (200-600)	1300 (200-1700)	29,5 (14-60)	720 (440-890)
n	42	6	42	6
Pons M. *et al.* (2021)	800 ±900	900 ±700	12,5 ±10,9	57 ±67
n	21	24	21	24
Zeng Z. *et al.* (2020)	-	-	14 (11,8-90,6)	44,1 (15,4-89)
n	93	167	93	167
Chen G. *et al.* (2020)	300 (300-400)	2600 (600-18700)	22,0 (14,7-119,4)	139,4 (86,9-165,1)
n	10	11	10	11
Chen R. *et al.* (2020)	600 (390-1230)	1117 (640-4400)	20,70 (5,30-60,90)	78 (39,85-143)
n	345	155	345	155
Liu D. *et al.* (2020)	470 (260-1050)	890 (480-1810)	34,4 (6,6-79,6)	98,2 (59,3-151,9)
n	1087	689	1087	689
Chen L.D. *et al.* (2020)	280 (220-640)	700 (320-1500)	2,25 (0,60-8,75)	3,95 (2,30-47,80)
n	69	25	69	25
Erel O. *et al.* (2021)	325 ±300	1210 ±156	3±6	40 ±80
n	260	90	260	90
Zhao C. *et al.* (2021)	-	-	-	-
n	-	-	-	-
Shang W. *et al.* (2020)	510 (280-1040)	840 (359-2760)	10,05 (2,92-27,11)	43,15 (9,78-97,27)
n	304	139	304	139

Nota: Se incluyen los valores medios para cada proteína (biomarcadores seleccionados en el análisis) reportados por cada autor en pacientes leves y severos de COVID-19. Los datos se presentan como valor de la media acompañado de su desviación estándar (±) o mediana

-	-	630,34 ±143,8	625,84 ±215	-	-
-	-	37	64	-	-
17 (4-19,8)	114 (64-230,5)	-	-	438 (234-867)	1045 (657-1615)
73	80	-	-	73	80
8 (2,1-9,6)	28,3 (8,9-66,7)	-	-	381,9 (248,6-519,4)	955,3 (624,7-1576,4)
70	129	70	129	70	129
41 (2,1-176)	61,2 (3,8-580,5)	500 (192-982)	517 (11-1035)	483 (40-6384)	1301 (206-11366)
58	46	58	46	58	46
4,8 (2,3-6,8)	68,5 (12-512)	-	-	53 (18-670)	893 (112-1120)
42	6	-	-	42	6
-	-	-	-	759,1 ±389	968,3 ±630
-	-	-	-	21	24
13,1 (3,8-23,5)	21,7 (6,3-53,9)	-	-	504 (282-776,4)	784 (456-1325,6)
93	167	-	-	93	167
-	-	-	-	337,4 (286,2-1275.4)	1598,2 (1424,6-2026,0)
-	-	-	-	10	11
7,40 (5,66-9,81)	8,43 (6,18-10,52)	-	-	493,76 (274,10-892,38)	927,22 (493-1938,43)
345	155	-	-	345	134
3,3 (1,5-8,7)	7,4 (2,6-26,4)	-	-	421,5 (229,5-619,8)	634,9 (354,1-1134,4)
1087	689	-	-	1087	689
-	-	-	-	-	-
-	-	69	25	-	-
-	-	-	-	158 ±233	674 ±890
-	-	-	-	260	90
8,1 (5,4-11,5)	54,7 (27,5-88,4)	-	-	-	-
112	60	-	-	-	-
-	-	-	-	-	-
-	-	-	-	-	-

y rango intercuartílico (IQR). El valor "n" indica el número de pacientes a los que se les ha medido cada biomarcador. Los valores de normalidad fueron recuperados de Cugno *et al.* (2021) y Fu *et al.* (2020).

205

ANEXO II. A

Datos cuantitativos de los potenciales biomarcadores séricos en pacientes COVID-19 positivos.

Autores	Dímero-D (ng/ml)	CRP (mg/L)
Valores de normalidad	<500	(0-0,5)
Friedman A.N. *et al.* (2021)	1300 (60-3437,5)	149,1 (80,9-230)
Wang J. *et al.* (2020)	1200 (500-2100)	28,1 (6-87,1)
Amezcua L.M. *et al.* (2021)	377 (215-655)	149 (71-257)
Yu B. *et al.* (2020)	800 (400-1800)	15,6 (3,8-40)
Salem N. *et al.* (2020)	4000 (3300-4000)	49,6 (9-117,2)
Moosavi M. *et al.* (2021)	1891 (220-54030)	149,3 (7,3-468,4)
Botero D.M.R. *et al.* (2020)	3140 ±9411	139,2 ±104,3
Ferrari E. *et al.* (2020)	1799 (1441-2352)	105 (85-103)
Brosnahan S.B. *et al.* (2020)	4084,5 (2176,3-10000)	148 (78,4-238)
Panigada M. *et al.* (2020)	4877 (1197-16954)	161 (39-342)
Holter J.C. *et al.* (2020)	800 (600-200)	67 (31-146)
Mirsadree S. *et al.* (2021)	7606 (148-56005)	254 (18-642)
Gibson C.J. *et al.* (2020)	-	173 (7,9-26,7)
Chen Y. *et al.* (2020)	3900 (1700-13500)	-
Fu J. *et al.* (2020)	210 (70-1220)	-
Juneja G.K. *et al.* (2021)	3500 (2500-5400)	-
Cugno M. *et al.* (2021) Pacientes COVID-19 leves	810 (203-12638)	53,5 (20-270)
Cugno M. *et al.* (2021) Pacientes COVID-19 moderado	1030 (290-21639)	74 (55-263,7)

IL-6 (pg/ml)	Fibrinógeno (mg/dL)	Ferritina (ng/ml)	LDH (U/l)	AST (U/l)
<10	(165-350)	(30-400)	125-225	3-40
56,6 (17,9-160)	601 (475-744)	977 (485-1935)	-	-
18,8 (4,8-47,3)	501 ±1600	703,4 (387,2-1313,9)	-	-
14,2 (4,5-57)	550 (460-610)	640 (274-1120)		
-	-	-	288,8 ±104.7	26,5 (18,8-34,5)
-	400 (270-600)	806 (666-1317)	-	-
-	-	-	-	-
-	-	-	514 ±279	64,5 ±55,5
645 (596-675)	-	-	-	-
-	-	882 (358-2046)	-	-
-	680 (240-1334)	1485 (452-5792)	-	-
-	-	-	-	-
-	640 (140-1007)	1112 (103-5646)	-	-
27,5 (15-117,5)	578 (483-793)	-	-	-
74,2 (17-157,5)	420 200-530	-	-	-
-	430 ±119	-	464,5 ±234,1	27 (15-158)
-	1070 (890-1130)	-	-	-
41 (2,1-176)	500 (192-982)	483 (40-6348)	-	-
38,6 (1,5-268)	562 (229-961)	1284 (69-8633)	-	-

Cugno M. *et al.* (2021) Pacientes COVID-19 severo	1667 (229-199872)	109,5 (16,1-341,5)
Cui S. *et al.* (2020)	5200 ±3000	-
Benotmane I. *et al.* (2020)	1410 (837,5-2463)	94 (48-207)
Sepulchre E. *et al.* (2021) Pacientes con evolución favorable	-	59,28 (20,78-110,3)
Sepulchre E. *et al.* (2021) Pacientes con evolución no favorable	-	112,5 (49,1-204,8)
Motaganahalli R.L. *et al.* (2020)	5447,61 ±7032,01	19,1 ±10,26
Van der Linden J. *et al.* (2020) Pacientes sin tratamiento anticoagulante	6900 (5700-10000)	258 (135-348)
Van der Linden J. *et al.* (2020) Pacientes con tratamiento anticuagulante	3900 (2200-6800)	57 (37-137)
Ranucci M. *et al.* (2020)	3500 (2500-6500)	-
Zahran A.M. *et al.* (20219	790,1 ±19,01	43,8 ±6,4
Dujardin R.W.G. *et al.* (2020)	1680 (790-5510)	176 (114-247)
Cheng B. *et al.* (2020)	520 (120-1310)	0,61 (0,10-3,12)
Kwon J.S. *et al.* (2020) Pacientes leves	-	-
Kwon J.S. *et al.* (2020) Pacientes moderados	-	-
Kwon J.S. *et al.* (2020) Pacientes severos	-	.
Shang W. *et al.* (2020) Pacientes COVID-19 severo	840 (350-2760)	43,15 (9,78-97.27)
Shang W. *et al.* (2020) Pacientes COVID-19 moderado	510 (280-1004)	10,05 (2,92-27,11)
Guervilly C. *et al.* (2020) Pacientes no-ICU	1600 (800-2100)	49 (19-89)
Guervilly C. *et al.* (2020) Pacientes ICU	2500 (1400-4700)	125 (91-179)
Petrey A.C. *et al.* (2021)	-	-
Song J. *et al.* (2020)	-	7,1 (4-16,1)
Rovira R.G. *et al.* (2020)	903 (91-5445)	44 (0,8-273)
Herold T. *et al.* (2020)	-	36 (0-369)

61,2 (3,8-5805)	517 (110-1030)	1301 (206-11366)	-	-
-	-	-	-	-
51,7 (25,8-121,4)	670 (500-638)	1128 (546-1630)	-	-
-	564 (483-639)	598 (254-1051)	335 (255-438)	38 (25-63)
-	619 (437-754)	776,5 (390,5-2056)	511 (373-647)	59 (40-101)
-	676 ±172	1277,7 ±1346,15	-	59,16 ±47,49
122 (99-352)	-	1055 (929-2428)	-	-
64 (21-246)	-	1006 (755-1514)	-	-
218 (116-300)	794 (583-933)	-	-	-
-	-	729,4 ±116,1	-	-
-	770 (570-840)	-	-	-
3,83 (1,67-10,41)	-	-	166 (132-213)	20,80 (15,7-29,60)
5,1 (2,7-10,1)	-	-	-	-
11,6 (2,6-28,6)	-	-	-	-
68,3 (39,1-414,7)	-	-	-	-
-	-	-	-	-
-	-	-	-	-
25 (13-48)	570 (480-750)	-	291 (224-344)	-
93 (44-142)	680 (640-780)	-	473 (376-640)	-
37,52	-	-	-	-
9,335 (5,383-23,877)	-	366,95 (187,5-538,	212 (193-247)	24 (19-35)
1012 (4,6-5000)	-	674 (2,5-2986)	666 (357-1328)	-
34 (0-430)	-	703 (30-3577)	311 (153-1121)	-

Li Q. *et al.* (2020)	600 (200-1600)	14 (14-55)
Chen L. *et al.* (2020)	400 (200-1100)	4 (1-10)
Satis H. *et al.* (2020) Pacientes asintomáticos	0,19 (0,32)	3,92 ±3,14
Satis H. *et al.* (2020) Pacientes neumonía leve	0,81 (1,29)	3,14 ±9,7
Satis H. *et al.* (2020) Pacientes COVID-19 severo	0,96 (1,53)	93 ±125
Xue G. *et al.* (2020)	610 (390-1175)	-
Wang J. *et al.* (2021)	520 (220-1300)	4,8 (1,1-35,7)
Fei F. *et al.* (2021)	5512 ±7066,28	178,01 ±99,52
Avila-Nava A. *et al.* (2020) Pacientes no supervivientes	-	155,57 ±100,94
Avila-Nava A. *et al.* (2020) Pacientes supervivientes	-	268,9 ±118,80
Sayah W. *et al.* (2020)	-	103 (33-167)
Gursoy B. *et al.* (2021)	887 (669-1550)	141,5 (81,2-192)
Copaescu A. *et al.* (2021)	-	65 (19,4-135)
Lopéz-Escobar A. *et al.* (2021)	700 (400-1400)	64 (24-131)
Fortini A. *et al.* (2021)	1443 (576-5716)	75 (29-151)
San I. *et al.* (2021)	500 ±780	10 ±40
Gómez-Escobar L.G. *et al.* (2021)	389 (234-698)	10 (5-16)
Mousavi S.A. *et al.* (2021) Pacientes supervivientes	1500 ±1900	50,6 ±41,5
Mousavi S.A. *et al.* (2021) Pacientes no supervivientes	2800 ±2900	74 ±29,6
Berger J.S. *et al.* (2020)	490,5 (332-928)	125 (71-187)
Rauch A. *et al.* (2020)	1000 (700-1800)	69 (31-126)
Elbadawi A. *et al.* (2020)	1270 (430_3010)	17,7 (9,1-22)
Cantador E. *et al.* (2020) Ictus isquémico agudo	3,035 N/A	92,5 N/A

10 (4-37)	370 (290-460)	542 (226-1207)	-	-
10 (4-42)	3,7 (2,9-4,6)	567 (246-1218)	212 (170-292)	32 (22-49)
1,5 ±38,7	338 ±22	14 ±27	216 ±34	35 ±30
38,7 ±11	298 ±174	292 ±223	414 ±311	19 ±7,75
208 ±586	581 ±187	223 ±1016	-	-
-	420 (270-573)	31,4 (26,33-36,45)	291,5 (224,5-390,5)	34 (26-56)
3,65 (1,73-11,39)	402 (315-535)	-	-	-
41,23 ±44,12	504,47 ±12,93	-	744,17 ±615,75	92,63 ±94,70
20,69 ±18,73	763 ±167,01	1,34 ±0.66	996,5 ±278,75	49,07 ±29,37
71,69 ±58,61	697,79 ±235,22	1,53 ±2,24	716,66 ±338,01	51,36 ±41,32
35 (13-85)	-	714 (362-1292)	-	-
-	-	0,46 (0,23-0,75)	378 (318-463)	39 (28-56)
73,9 (30,9-126,39)	-	438 (167-864)	278 (236-366)	65 (55-85)
-	-	-	517 (394-673)	31,6 (22,5-49,2)
22,8 (11-43,9)	721 ±141	611 (275-970)	-	-
-	350 ±170	127,5 ±212,75	225 ±95,5	-
-	488 (383-573)	749 (381-1383)	-	39 (27-69)
-	608 ±225	1764 ±8211	892 ±616	-
-	225 ±532	2477 ±3487	1235 ±991	-
-	-	833 (402-1621)	-	-
-	-	610 ±160	377 (286-479)	-
-	-	-	-	-
-	-	318 (213-768)	296 (192-384	-

Cantador E. *et al.* (2020) Pacientes con isquemia aguda en miembros	5380 N/A	335 N/A
Le Joncour A. *et al.* (2021) Pacientes sin eventos trombóticos	890 (450-1615)	64,2 (28.3-104,1)
Le Joncour A. *et al.* (2021) Pacientes con eventos tromboticos	5860 (225-1777)	124 (64,7-253)
De Roquetaillade C. *et al.* (2021)	2725 (848-4163)	92 (22-146)
Rey J.R. *et al.* (2020)	9032 ±11867	124,7 ±99,5
McElvaney O.J. *et al.* (2020) Pacientes COVID-19 estables	-	62,1 ±61,7
McElvaney O.J. *et al.* (2020) Pacientes COVID-19 ICU	-	232 ±104,5
Qin C. *et al.* (2020)	-	44,1 (15,5-93,5)
Keddie S. *et al.* (2020)	7131	102,7
Wang L. *et al.* (2021)	700 (350-1760)	11,5 (5-46,6)
Dupont A. *et al.* (2021)	2400 (1100-4700)	169 ±124
De Giorgi A. *et al.* (2021)	2990 ±4333	73 ±59
Joly B.S. *et al.* (2021)	1120 (770-2840)	-
Lombardi A. *et al.* (2020)	1479 (678-2529)	119,5 (74,3-190,2)
Sui J. *et al.* (2021)	1053 (583-2382)	188,3 ±110,5
Lipcsey M. *et al.* (2021)	1400 (880-265)	169 (118-235)
Al-Samkari H. *et al.* (2020)	4001 (2896-8821)	277,7 (150,3-338,4)
Chen L. et al (2021)	730 (360-2950)	-
Li J.Y. *et al.* (2020) Gupo VTE	2070 (800-6570)	59,4 (32,9-83,4)
Li J.Y. *et al.* (2020) Grupo no-VTE	610 (290-1460)	12,3 (4,4-49,2)
Zhang Y. *et al.* (2020)	3610 (2850-5965)	-
Gunawardene M.A. *et al.* (2021)	1040 (530-2130)	65 (28-121)
Chao W.C. *et al.* (2021)	1000 (400-5800)	44 (12,5-93,9)

-	-	1084 N/A	434 N/A	-
61,5 (34,8-91,8)	595 8188-693)	867 (8356-1526)	-	-
54 (31,8-123)	6,5 (4,5-8,15)	979 (368-1413)	-	-
-	710 (500-740)	1162 (509-1857)	-	-
359,5 ±434,5	671 ±309	1334 ±1084,4	467,5 ±337,6	-
37 ±4,82	398 ±72	1210 ±863	304 ±105,8	51 ±24
33 ±5,76	514 ±113	1812 ±1276	806 ±102,2	63 ±21,4
21 (6,1-47,2)	-	662,4 (380,9-1311,9)	-	-
50,8	1760	1470	406,5	-
-	-	-	-	24 (18-34)
-	-	-	-	73 ±58
-	-	-	-	-
83,5 (40,5-150)	668 (587-760)	-	844 (699-939)	-
81,95 (28,9-112,8)	571 (470-722)	1503 (724-2887)	335 (273-424)	-
-	613± 223	454 (140-1620)	391 (292,2-610,3)	41 (29-68)
103 (46-167)	650 (510-760)	1071 (515-2477)	-	-
-	828 (666-976)	1182 (697-2081)	-	-
8,66 (6,65-12,17)	-	609,88 (304,31-1217,78)	221 (174-265)	34 (25-45)
14,09 (5,34-27,09)	412 (289-498)	-	-	29,5 (21,8-49,2)
9,47 (4,78-24,19)	447 (366-539)	-	-	28 (20-39)
-	-	-	-	-
47 (22-102)	-	-	329 (256-455)	48 (32-82)
-	-	875 (162-1328)	426 (281-570)	-

Stefely J.A. *et al.* (2021)	2849 -	80 -
Martín-Rojas R.M. *et al.* (2021)	450 (222,5-957,3)	28 (11-87)
García de Guardiana-Romulado L. *et al.* (2021). Pacientes supervivientes	574 (351-966)	74,9 (34-124,2)
Yuriditsky E. *et al.* (2020)	2374 (923-4820)	104 (35-158)
Lau E.S. *et al.* (2021) Hombres	1749 (897-3944)	145 (74-263)
Lau E.S. *et al.* (2021) Mujeres	1063 (676-1760)	59 (27-136)
Francischetti I.M.B. *et al.* (2021) Pacientes COVID-19 moderado	610 (360-930)	77 (60-95)
Francischetti I.M.B. *et al.* (2021) Pacientes COVID-19 severo	1330 (840-3300)	115 (22-213)
Li J. *et al.* (2020)	230 (120-700)	12,2 (1,6-50,2)
Philippe A. *et al.* (2021) Pacientes ambulatorios	295 (140-438)	28 814,8-33,4)
Philippe A. *et al.* (2021) Pacientes no críticos	1089 (798-1889)	63,6 (32-117,9)
Philippe A. *et al.* (2021) Pacientes críticos	4186 (2498-7292)	189,1 (121,5-259,9)
Sweeney J.M. *et al.* (2021) Pacientes supervivientes	1800 (700-3900)	12,4 (4,9-20,3)
Sweeney J.M. *et al.* (2021) Pacientes no supervivientes	2600 (1300-5700)	15,9 (6,9-26,1)
Aladag N. *et al.* (2021) Pacientes supervivientes	783,5 (285-1807,5)	45 (13,6-93)
Deng K. *et al.* (2020) Pacientes COVID-19 críticos	1210 (800-1640)	-
Deng K. *et al.* (2020) Pacientes COVID-19 leves	3380 (2368-10165)	-
Katz J.M. *et al.* (2021) Pacientes con ictus	3060 (1064-24211)	17,5 (6,4-28,8)
García-Moncó J. *et al.* (2020) Pacientes con ictus	2400	30
García-Moncó J. *et al.* (2020) Pacientes con convulsiones	2100	0,15
García-Moncó J. *et al.* (2020) Pacientes con encefalopatía	6170	-
García-Moncó J. *et al.* (2020) Pacientes con neuropatía	725	-
Topcuoglu M.A. *et al.* (2020) Pacientes con ictus isquémico agudo	5270 ±6580	93,2 ±99,6

-	763 -	-	-	-
34,4 (7,6-90,4)	571,2 ±187,7	710 (404-1389)	-	-
35,6 (19,2-65,6)	-	441 (215-819)	288 (234-372)	-
-	669 (451-838)	1375 (780-2650)	-	-
40 (17-95)	-	1027 (546-2142)	-	-
25 (11-58)	-	562 (306-1049)	-	-
29,2 (16,6-52,69)	475,5 (409,3-543,3)	561 (202-892)	288,5 (258-1053)	-
36,8 (24,8-126,5)	572,5 (428-687)	812 (516-1869)	623 (358-1053)	-
-	-	-	-	63 (53-74)
-	-	-	-	-
-	-	-	-	-
-	-	-	-	-
-	-	-	451 (277-658)	44 (28,3-68)
-	-	-	542 (391-652)	51 (37-78,8)
-	505,30 ±16718	317 (120-661)	-	30 (18-45)
-	505 (432-604)	-	266 (229-398,5)	-
-	398 (317-425)	-	180 (151-230)	-
-	-	1382 (706-2424)	536 (357-815)	-
-	5,75	481	-	-
-	5,56	949	-	-
-	5,51	1101	-	-
-	5	137	-	-
-	460 ±186	456 ±497	-	-

Altschul D.J. *et al.* (2020) Pacientes con oclusión en vasos	20 (3,5-20)	-
Shahjouei S. *et al.* (2021) Pacientes con ictus isquémico	1027 (551-2200)	36 (24-57)
Shahjouei S. *et al.* (2021) Pacientes con hemorragia intercerebral	2303 (584,5-6875)	37 (24-54)
Shanhjouei S. *et al.* (2021) Pacientes con trombosis	-	30 (23,5-37)
McNeill J.N. *et al.* (2020) Pacientes con inflamación	1570 (862-3186)	127 (60-230)
Agarwal S. *et al.* (2020). Pacientes con encefalopatía o sangrado cerebral	2867 ±1051	-
Agarwal S. *et al.* (2020). Pacientes con otras condiciones neurológicas	1672 ±2204	-
Dogra S. *et al.* (2020)	2204 (1232-3074)	-
McAlpine L. *et al.* (2021)	3000 (1700-5700)	17,5 (7,2-119,5)
Rothstein A. *et al.* (2020) Pacientes con ictus isquémico	4000 (1900-15300)	15,7 (9-22,4)
Rothstein A. *et al.* (2020) Pacientes con hemorragia intracraneal	-	25,4 (16,1-82,7)
Aceti A. *et al.* (2020)	583 ±514	60 ±76
García de Guadiana-Romualdo L. *et al.* (2021)	678 (470-1224)	71 (27-128)
Majure D.T. *et al.* (2020)	471 (277-1034)	11,3 (5,9-18,9)
Wang W. *et al.* (2020)	1318 (673-4757)	12,06 (6,24-13,75)
Abou-Arab O. *et al.* (2020)	1110 (770-2100)	109 (58-241)
Pan F. *et al.* (2020)	3060 (3530-4240)	77,35 (43,13-111,94)
Zhou W. *et al.* (2020)	-	7,5 (1,9-27,6)
Jørgensen M.J. *et al.* (2020)	800 (300-4100)	67 (3-488)
Lev S. *et al.* (2021)	1319 ±4050	97,9 ±122,8
Li Q. *et al.* (2020)	600 (200-600)	11 (3-44)
Sharma S. *et al.* (2020)	300 (100-1700)	33 (14-89)
Zeng Z. *et al.* (2020)	-	41,1 (11-8-90,6)

-	384 (198-561)	1150 (640-2309)	-	-
-	223 (39-490)	-	-	-
-	693 (303-1246)	-	-	-
-	-	-	-	35 (25-53)
31 (14-74)	-	767 (372-1555)	-	-
-	647 ±188	-	-	-
-	572 ±197	-	-	-
-	-	-	-	-
16,5 (10-362)	427 (337-543)	254 (23,9-28,8)	438 (346-652)	-
-	-	888 (467-3467)	-	-
-	1971 (1413-3532)	-	-	-
-	-	-	-	-
34,8 (18,4-87.9)	-	432 (270-1250)	-	-
4 (1-5)	-	785 (405-1422)	-	-
28,87 (14,26-92,2)	-	-	-	-
87,3 (31,1-173)	-	-	-	-
-	-	458 (345-525)	418 (350-597)	47 (31-69)
4,0 (2,7-3,5)	-	-	-	-
-	-	814 (105-2893)	-	-
-	-	595 ±1022	610 ±347,5	37 ±38,8
10 (4-37)	542 (225-1207)	320 (250-460)	215 (174-302)	31 (22-49)
5,1 (2,3-512)	-	64,5 (13-1120)	-	-
21,7 (7,3-53,9)	-	751,5 (435,7-1333,9)	336 (221-537)	27 (21-47)

217

Chen G. *et al.* (2020)	500 (400-800)	108 (28-139,5)
Pons M.J. *et al.* (2021) Pacientes COVID-19 moderado	900 ±700	125 ±109
Pons M. J. *et al.* (2021) Pacientes COVID-19 severo	800 ±900	57 ±67
Gao Y. *et al.* (2020) Pacientes COVID-19 leves	-	18,76 ±22,20
Gao Y. *et al.* (2020) Pacientes COVID-19 severo	-	39,37 ±27,68
Chen R. *et al.* (2020)	840 (450-1970)	38,30 (9,65-94,35)
Liu D. *et al.* (2020)	730 (350-1740)	17,2 (2,5-64,8)
Chen L.D. *et al.* (2020)	20 (50-80)	23 (6,8-84)
Erel O. *et al.* (2021) Pacientes COVID-19 leve	325 ±300	3±6
Erel O. *et al.* (2021) Pacientes COVID-19 severo	1210 ±156	40 ±80
Zhao C. *et al.* (2021)	-	-
Ugarov P. *et al.* (2020)	790 (395-1980)	74,1 (55,1-127,8)

-	-	1424,6 (337,4-1780,3)	-	-
-	-	759,1 ±389	-	-
-	-	968,3 ±630	-	-
10,60 (5,13-24,18)	311±83	-	-	33,21 ±18,24
36,10 (23-59,20)	384±100	-	-	27,80 ±11,42
7,54 (5,82-10,15)	-	616,06 (342,21-1249,44)	-	-
5,4 (2-22,5)	-	554,7 (313,8-1067,3)	-	-
-	396 ±160	-	-	-
-	-	158 ±233	-	-
-	-	674 ±890	-	-
11,1 (5,9-33,1)	-	-	-	-
-	700 (360-800)	-	330,5 (258,8-453,5)	58,9 ±23,2

Nota: Se incluyen los valores medios para cada proteína reportados por cada autor. Los datos se presentan en media acompañado de su desviación estándar (±SD) o mediana y rango intercuartílico (IQR). Los valores de normalidad de cada parámetro fueron recuperados de Curgno *et al.* (2021).

BIOMARCADORES SÉRICOS.

Criterios de clasificación adoptados por los autores seleccionados para pacientes COVID-19 leves y severos.

Autores	Criterio de clasificación	Pacientes COVID-19 leves	Pacientes COVID-19 severos
Fortini A. *et al.* (2021)	-	Pacientes que no requirieron oxígeno SpO_2>94%	Pacientes que requieren ventilación no invasiva (SpO2 <94% con oxígeno al 60%).
Qin C. *et al.* (2021)	-	-	Dificultad respiratoria con frecuencia respiratoria superior a 30 respiraciones por minuto. Saturación de oxígeno ≤93% en estado de reposo. Presión parcial de oxígeno en sangre arterial (PaO2) / concentración de oxígeno (FiO2) ≤ 300 mm Hg.
Xue G. *et al.* (2020)	Guía para la enfermedad por virus Corona 2019 (séptima edición) por la Comisión Nacional de Salud de China	Los síntomas clínicos son leves y no se puede encontrar ninguna manifestación de neumonía en la imagen. Casos moderados: los pacientes presentan síntomas como fiebre y síntomas del tracto respiratorio, etc., y en la imagen se aprecia la manifestación de la neumonía.	Adultos que cumplen alguno de los siguientes criterios: frecuencia respiratoria ≥ 30 respiraciones / min; SpO2 ≤ 93% en reposo; PaO2 / FiO2 ≤ 300. Los pacientes con una progresión de la lesión superior al 50% en 24 a 48 horas en la imagen pulmonar también se definieron como casos graves. Casos críticamente enfermos: pacientes que cumplen con alguno de los siguientes criterios: aparición de insuficiencia respiratoria que requiera ventilación mecánica; presencia de shock; otro fallo orgánico que requiera seguimiento y tratamiento en la UCI.
Satis H. *et al.* (2020)	Guía de pneumonia severa	Pacientes que no tenían ninguno de los síntomas de COVID-19 severo fueron clasificados como COVID-19 leve.	Disnea y frecuencia respiratoria ≥ 30 respiraciones por minuto; saturación de oxígeno <93% en reposo y mientras respiran aire ambiental; presión parcial de oxígeno arterial (PaO$_2$) / concentración de oxígeno (FiO$_2$) ≤ 300 mmHg e imágenes de TC que muestran afectación de ≥ 50% del parénquima pulmonar.

Benotmane I. et al. (2021)	-	Paciente que requiere hospitalización sin necesidad de oxígeno o necesidad de oxígeno <6L/min.	Paciente que requiera hospitalización con necesidad de oxígeno> 6L / min o ventilación mecánica.
Amezcua L.M. et al. (2021)	Guía de la Organización Mundial de la Salud (OMS)	Signos clínicos de neumonía, como fiebre, tos, disnea y/o taquipnea, pero sin signos de neumonía grave y, en particular, una saturación de oxígeno (SaO$_2$) ≥ 90% en el aire ambiente.	Signos clínicos de neumonía más uno de los siguientes: frecuencia respiratoria> 30 respiraciones / min, dificultad respiratoria grave o SaO$_2$ <90% en el aire ambiente.
Fu J. et al. (2020)	-	-	i) Dificultad respiratoria (RR ≥ 30 lpm). ii) Oxígeno: -saturación ≤ 93%; Presión arterial parcial de oxígeno (PaO2) / fracción de oxígeno inspirado (FiO2) <300 mm Hg. Pacientes con imagen de tórax que indica una progresión obvia de infiltraciones dentro 24 a 48h. Insuficiencia respiratoria y necesidad de ventilación mecánica, choque u otro fallo orgánico que necesitan apoyo en la UCI.
Song J.W. et al. (2020)	Guía de la Organización Mundial de la Salud (OMS)	Con o sin neumonía que ingresaron en salas generales sin necesidad de cuidados intensivos.	Cuidados intensivos y cumplió con uno o más de estos criterios: disnea y frecuencia respiratoria ≥30 / min, saturación de oxígeno en sangre ≤93%, relación PaO$_2$ / FiO$_2$ <300 mmHg y pulmón infiltrados en la tomografía computarizada> 50% dentro de las 24-48 h, o aquellos que exhibieron fallo, choque séptico y/o disfunción/fallo de múltiples órganos.

| Kwon J. *et al.* (2020) | Guía de la Organización Mundial de la Salud (OMS) | Pacientes sintomáticos que cumplen con la definición de caso de COVID-19 sin evidencia de neumonía viral o hipoxia. | Grave: adolescente o adulto con signos clínicos de neumonía (fiebre, tos, disnea, taquipnea) más alguno de los siguientes: frecuencia respiratoria > 30 inspiraciones/min, dificultad respiratoria grave o SpO_2 < 90% con aire ambiente. Crítica: inicio: en la semana siguiente a una lesión clínica conocida (neumonía) o aparición de nuevos síntomas respiratorios o empeoramiento de los existentes. Radiología torácica (radiografía, TC o ecografía pulmonar): opacidades bilaterales que no se explican totalmente por sobrecarga de volumen, colapso lobar o pulmonar, ni nódulos. Origen de los infiltrados pulmonares: insuficiencia respiratoria que no se explica totalmente por insuficiencia cardiaca o sobrecarga de líquidos. Si no hay factores de riesgo es necesaria una evaluación objetiva (por ejemplo, ecocardiografía) para descartar una causa hidrostática de los infiltrados o edema. Oxigenación deficiente en adultos: · SDRA leve: 200 mm Hg < PaO2/FiO2 a ≤ 300 mm Hg (con PEEP o CPAP ≥ 5 cm H2O) · SDRA moderado: 100 mm Hg < PaO2/FiO2 ≤ 200 mmHg (con PEEP ≥ 5 cm H2O) · SDRA grave: PaO2/FiO2 ≤ 100 mm Hg (con PEEP ≥ 5 cm H2O) Disfunción orgánica aguda y potencialmente mortal causada por una desregulación de la respuesta del huésped a una infección presunta o demostrada. Signos de disfunción orgánica: alteración del estado mental, disnea o taquipnea, SpO2 baja, oliguria, taquicardia, pulso débil, extremidades frías o hipotensión arterial, piel jaspeada, datos de coagulopatía en las pruebas de laboratorio, trombocitopenia, acidosis, hiperlactatemia o hiperbilirrubinemia. Lactato sérico > 2 mmol/l e hipotensión persistente que, pese a la reposición de la volemia, necesita vasopresores para mantener una TA media ≥ 65 mm Hg. |

Wang C. *et al.* (2021)	Protocolo de diagnóstico y tratamiento para la neumonía por nuevo coronavirus (séptima edición, Oficina General de la Comisión Nacional de Salud China)	Los síntomas clínicos son leves y no se puede encontrar ninguna manifestación de neumonía en la imagen. Moderados: los pacientes presentan síntomas como fiebre y síntomas del tracto respiratorio, etc., y en la imagen se aprecia la manifestación de la neumonía.	Adultos que cumplen alguno de los siguientes criterios: frecuencia respiratoria ≥ 30 respiraciones / min; SpO2 ≤ 93% en reposo; PaO2 / FiO2 ≤ 300. Los pacientes con una progresión de la lesión superior al 50% en 24 a 48 horas en la imagen pulmonar también se definieron como casos graves. Casos críticamente enfermos: pacientes que cumplen con alguno de los siguientes criterios: aparición de insuficiencia respiratoria que requiera ventilación mecánica; presencia de shock; otro fallo orgánico que requiera seguimiento y tratamiento en la UCI.
Deng K. *et al.* (2020)	Protocolo de diagnóstico y tratamiento para la neumonía por nuevo coronavirus (séptima edición, Oficina General de la Comisión Nacional de Salud China)	Sin señal de neumonía en las imágenes.	Dificultad respiratoria (≥30 respiraciones / min); Saturación de oxígeno 93% en reposo; Presión parcial arterial de oxígeno (PaO$_2$) / fracción de oxígeno inspirado (FiO$_2$) 300 mmHg (1mmHg=0,133 kPa). En áreas de gran altitud (a una altitud de más de 1.000 metros sobre el nivel del mar), la PaO$_2$ / FiO$_2$ será corregida por el siguiente fórmula: PaO$_2$ = FiO$_2$ ½ Presión atmosférica= 760 mmHg Casos con imágenes de tórax que muestran una lesión con obvia progresión dentro de las 24-48 horas> 50% debe manejarse como casos graves.
Fracischetti I. M.B. *et al.* (2021)	Guía de la Organización Mundial de la Salud (OMS)	Pacientes sintomáticos que cumplen con la definición de caso de COVID-19 sin evidencia de neumonía viral o hipoxia.	Signos clínicos de neumonía (fiebre, tos, disnea, respiración rápida) más uno de los siguientes: i) frecuencia respiratoria> 30 respiraciones/min; dificultad respiratoria severa; o SpO$_2$ <90% en aire ambiente. Si bien el diagnóstico se puede realizar por motivos clínicos; imágenes de tórax (radiografía, tomografía computarizada, ultrasonido) puede ayudar en el diagnóstico e identificar o excluir complicaciones pulmonares.
Castaneda L. *et al.* (2021)	-	Requerimiento de cánula nasal o máscara de oxígeno.	Requerimiento de cánula nasal de alto flujo.
Sayah W. *et al.* (2021)	Guía de la Organización Mundial de la Salud (OMS)	Pacientes sintomáticos que cumplen con la definición de caso de COVID-19 sin evidencia de neumonía viral o hipoxia.	Signos clínicos de neumonía (fiebre, tos, disnea, respiración rápida) más uno de los siguientes: i) frecuencia respiratoria> 30 respiraciones/min; dificultad respiratoria severa; o SpO$_2$ <90% en aire ambiente. Si bien el diagnóstico se puede realizar por motivos clínicos; imágenes de tórax (radiografía, tomografía computarizada, ultrasonido) puede ayudar en el diagnóstico e identificar o excluir complicaciones pulmonares.

Wang J. *et al.* (2020)	Guía de la Organización Mundial de la Salud (OMS)	Pacientes sintomáticos que cumplen con la definición de caso de COVID-19 sin evidencia de neumonía viral o hipoxia.	Signos clínicos de neumonía (fiebre, tos, disnea, respiración rápida) más uno de los siguientes: i) frecuencia respiratoria> 30 respiraciones/min; dificultad respiratoria severa; o SpO_2 <90% en aire ambiente. Si bien el diagnóstico se puede realizar por motivos clínicos; imágenes de tórax (radiografía, tomografía computarizada, ultrasonido) puede ayudar en el diagnóstico e identificar o excluir complicaciones pulmonares.
Cugno M. *et al.* (2020)	-	Observación con cuidados de baja intensidad.	Unidad de cuidados intensivos con ventilación.
Sharma S. *et al.* (2020)	-	-	i) Disnea, frecuencia respiratoria ≥30 / min. ii) Saturación de oxígeno por oxímetro de pulso ≤93% en estado de reposo. iii) Presión parcial de oxígeno arterial (PaO2) fraccionar oxígeno inspirado (FiO_2) relación ≤300 mm Hg.
Pons M. *et al.* (2021)	-	Equivalente a la hospitalización y presentar una presión parcial de oxígeno arterial (PaO2 en mmHg) a una proporción de oxígeno inspirado fraccional (Pa / FiO_2) mayor que 100 o saturación pulsioximétrica Sa/FiO2 mayor que 89 y Pa / FiO2 menor que 200 o Sa / FiO2 menor que 214 según la definición de SDRA de Berlín 2012.	Pacientes con al menos una de las siguientes condiciones: i) Tener una relación Pa/FiO_2 menor de 100 o Sa / FiO_2 menor de 89. ii) Insuficiencia respiratoria que requiere ventilación mecánica; shock u otro fallo orgánico que requiera ingreso en la UCI.
Zeng Z. *et al.* (2020)	-	Los síntomas clínicos son leves y sin neumonía la manifestación se puede encontrar en imágenes.	Los pacientes cumplen con cualquiera de lo siguiente: (i) dificultad respiratoria, frecuencia respiratoria ≥ 30 respiraciones / minuto (ii) la saturación de oxígeno ≤ 93% a estado de reposo. (iii) tensión arterial de oxígeno (PaO2) sobre relación de fracción inspiratoria de oxígeno (FIO_2) ≤ 300 mmHg (1 mmHg = 0,133 kPa) (iv) múltiples lóbulos pulmonares que muestran más del 50% de progresión de la lesión en 24 a 48 h en las imágenes.

Chen G. *et al.* (2020)	Pautas para el diagnóstico y manejo de COVID-19 de la Comisión Nacional de Salud de China (sexta edición)	Los pacientes que no alcanzaron los criterios de COVID-19 grave se consideraron leves/ moderados.	Pacientes con saturación de oxígeno percutánea (SpO2) del 93% o menos o frecuencias respiratorias de 30/min o mayor con aire ambiente que requirió cánula nasal de alto flujo o ventilación mecánica no invasiva usando la vía aérea positiva binivel modo ce presión (BiPAP) para corregir la hipoxemia.
Chen R. *et al.* (2020)	Pautas para el diagnóstico y manejo de COVID-19 de la Comisión Nacional de Salud de China (sexta edición)	Los pacientes que no alcanzaron los criterios de COVID-19 grave se consideraron leves/ moderados.	Pacientes con saturación de oxígeno percutánea (SpO_2) del 93% o menos o frecuencias respiratorias de 30/min o mayor con aire ambiente que requirió cánula nasal de alto flujo o ventilación mecánica no invasiva usando la vía aérea positiva binivel modo ce presión (BiPAP) para corregir la hipoxemia.
Liu D. *et al.* (2020)	Pautas para el diagnóstico y manejo de COVID-19 de la Comisión Nacional de Salud de China (sexta edición)	En el grupo leve, los síntomas son leves y no tienen hallazgos radiológicos anormales. Síntomas que incluyen fiebre y síntomas del tracto respiratorio, y un hallazgo animado de neumonía, pero no cumplen los criterios para el grupo grave y el grupo crítico.	1) disnea o frecuencia respiratoria de 30 respiraciones / min; 2) SPO2 93 00% en estado de reposo; 3) presión parcial arterial de oxígeno (PaO_2) / concentración de oxígeno (FiO2) 300 mmHg; 4) pacientes con> 50,00% de progresión de la lesión en las imágenes pulmonares en 48 horas.
Chen L.D. *et al.* (2020)	Pautas para el diagnóstico y manejo de COVID-19 de la Comisión Nacional de Salud de China (sexta edición)	Los síntomas clínicos son leves y no se puede encontrar ninguna manifestación de neumonía en la imagen. Casos moderados: los pacientes presentan síntomas como fiebre y síntomas del tracto respiratorio, etc., y en la imagen se aprecia la manifestación de la neumonía.	Adultos que cumplen alguno de los siguientes criterios: frecuencia respiratoria ≥ 30 respiraciones / min; SpO2 ≤ 93% en reposo; PaO2 / FiO_2 ≤ 300. Los pacientes con una progresión de la lesión superior al 50% en 24 a 48 horas en la imagen pulmonar también se definieron como casos graves. Casos críticamente enfermos: pacientes que cumplen con alguno de los siguientes criterios: aparición de insuficiencia respiratoria que requiera ventilación mecánica; presencia de shock; otro fallo orgánico que requiera seguimiento y tratamiento en la UCI.

| Erel O. et al. (2021) | Organización Mundial de la Salud (OMS) para COVID-19 y Protocolo de diagnóstico y tratamiento para pacientes con COVID-19 (versión de prueba 8) | Leve: paciente sintomático que se ajusta a la definición de caso de COVID-19 pero no presenta neumonía vírica ni hipoxia. Moderado: adolescente o adulto con signos clínicos de neumonía (fiebre, tos, disnea, taquipnea) pero sin signos de neumonía grave, en particular SpO_2 ≥ 90% con aire ambiente. | Grave: adolescente o adulto con signos clínicos de neumonía (fiebre, tos, disnea, taquipnea) más alguno de los siguientes: frecuencia respiratoria > 30 inspiraciones/min, dificultad respiratoria grave o SpO_2 < 90% con aire ambiente. Crítica: inicio: en la semana siguiente a una lesión clínica conocida (neumonía) o aparición de nuevos síntomas respiratorios o empeoramiento de los existentes. Radiología torácica (radiografía, TC o ecografía pulmonar): opacidades bilaterales que no se explican totalmente por sobrecarga de volumen, colapso lobar o pulmonar, ni nódulos. Origen de los infiltrados pulmonares: insuficiencia respiratoria que no se explica totalmente por insuficiencia cardiaca o sobrecarga de líquidos. Si no hay factores de riesgo es necesaria una evaluación objetiva (por ejemplo, ecocardiografía) para descartar una causa hidrostática de los infiltrados o edema. Oxigenación deficiente en adultos: · SDRA leve: 200 mm Hg < PaO_2/FiO_2 a ≤ 300 mm Hg (con PEEP o CPAP ≥ 5 cm H2O). · SDRA moderado: 100 mm Hg < PaO2/FiO2 ≤ 200 mm Hg (con PEEP ≥ 5 cm H_2O). · SDRA grave: PaO_2/FiO_2 ≤ 100 mm Hg (con PEEP ≥ 5 cm H_2O). Disfunción orgánica aguda y potencialmente mortal causada por una desregulación de la respuesta del huésped a una infección presunta o demostrada. Signos de disfunción orgánica: alteración del estado mental, disnea o taquipnea, SpO2 baja, oliguria, taquicardia, pulso débil, extremidades frías o hipotensión arterial, piel jaspeada, datos de coagulopatía en las pruebas de laboratorio, trombocitopenia, acidosis, hiperlactatemia o hiperbilirrubinemia. Lactato sérico > 2 mmol/l e hipotensión persistente que, pese a la reposición de la volemia, necesita vasopresores para mantener una TA media ≥ 65 mm Hg. |
| Zhao C. et al. (2021) | Misión conjunta OMS-China sobre COVID-19 | Sin neumonía. | Severo (disnea, frecuencia respiratoria ≥30 latidos por minuto (lpm), saturación de oxígeno (SpO_2) ≤93%, relación PaO_2/FiO_2 <300 y / o infiltrados pulmonares > 50% del campo pulmonar en 24-48 horas) y crítico (insuficiencia respiratoria que requiere ventilación mecánica, shock u otro fallo orgánico que requiera cuidado intensivo). |

| Shang W. et al. (2020) | Pautas para el diagnóstico y manejo de COVID-19 de la Comisión Nacional de Salud de China (sexta edición) | Los síntomas clínicos son leves y no se puede encontrar ninguna manifestación de neumonía en la imagen. | Adultos que cumplen alguno de los siguientes criterios: frecuencia respiratoria ≥ 30 respiraciones / min; SpO_2 ≤ 93% en reposo; PaO_2 / FiO2 ≤ 300. Los pacientes con una progresión de la lesión superior al 50% en 24 a 48 horas en la imagen pulmonar también se definieron como casos graves. Casos críticamente enfermos: pacientes que cumplen con alguno de los siguientes criterios: aparición de insuficiencia respiratoria que requiera ventilación mecánica; presencia de shock; otro fallo orgánico que requiera seguimiento y tratamiento en la UCI. |

ANEXO III. A

BIOMARCADORES PROTEÓMICOS.
Artículos seleccionados para el análisis con indicación de las proteínas reguladas o a la baja en muestras de sangre de pacientes COVID-19 al alza.

PRINCIPALES PROTEÍNAS ESTUDIADAS

Autores	Diseño del estudio	Población a comparar
Shu T. *et al.* (2020)	Etiquetado 11-plex TMT/ LC-MS/MS.	Pacientes COVID-19 leves, severos y fatales.
Messner C.B. *et al.* (2021)	*Bottom-up serum proteomic*. Preparación automatizada de la muestra y LC-MS/MS con adquisición SWATCH-MS. Análisis dirigido de datos.	Correlación de abundancia proteica con pacientes COVID-19 severos.
Shen B. *et al.* (2020)	*Untarget bottom-up serum proteomic* con etiquetado TMTpro 16 plex. Fraccionamiento por LC-MS/MS con adquisición dependiente de datos. Búsqueda en base de datos.	21 pacientes con enfermedad por COVID-19 severa y 37 con enfermedad COVID-19 no severa.
Huang C. *et al.* (2020)	Toma de sangre para análisis de citocinas recogidas un promedio de 4 días después del ingreso hospitalario. Análisis de plasma usando *cytokin-27-plex immunoassay* (Bio-Rad).	Pacientes COVID-19 en UCI y no UCI.
Wang D. *et al* (2020)	Análisis de productos derivados de sangre mediante métodos no especificados.	Pacientes COVID-19 en UCI y no UCI.
Tan Y. *et al.* (2021)	*Targeted proteomic approach O-link proximity extensión assay. Luminex-based citokine/chemokine profiling experiments.*	Pacientes COVID-19 leves y severos con pacientes sanos.

Reguladas al alza	Reguladas a la baja	Comentarios, significancia
ORM1, ORM2, S100A9/S100A8, CRP, AZGP1, CFAI, SERPINA3/ACT y LCP1/LPL.	FETUB, CETP y PI16.	Los autores destacan que ORM1, ORM2, S100A9, CRP y SERPINA3/ACT eran más elevados en casos de COVID-19 severos y sus alteraciones en plasma son consecuencia de inflamación, infección o daño tisular.
A1BG, ACTB, C1R, C1S, C8A, CD14, CFAB, CFAH CFAI, CRP, FGA, FGB, FGG, HP, ITIH3, ITIH4, LBP, LGALP3BP, LRG1, SAA1/SAA2 y SERPINA10.	ALB, APOA1, APOC1, GSN y TF.	Los autores destacan diferencias asociadas con el sistema del complemento, la coagulación sanguínea y la inflamación.
ORM1, ORM2, SERPINA3, CBPN, Factor V de coagulación, C2, C6, C9, HABP2, MAN1A1, SERPING1, Plastin-2, SAA1, SAA4, SAA2, VWF, A1BG, C8A, HP, ITIH3, ITIH4, LRG1, LBP, SERPINA10, SAP.	N-Acetylmuramoyl-L-alanine amidasa, APOM, FN1, HRG, IGFBP-3, IGFBP-5, ITIH2, SERPINA4, LUM, GLPD1, CFP, RBP4, TNA, ALB, APOC1 y TF.	Los aumentos más significativos fueron para las proteínas séricas amiloide A, que participan en la respuesta de fase aguda. Una asociación entre amiloide A-1 sérico, la abundancia de proteínas y la gravedad de la enfermedad también se ha sido observada por Messner et al.
ALT, dímero-D, GPT, G-CSF, IL-7, IL-2, IL-10, LDH, MIP-1-α, TNF-α y MCP-1.	ALB.	Los resultados del análisis de citoquinas se han interpretado como evidencia de un síndrome de tormenta de citoquinas que agrava la enfermedad. El dímero D, un producto de degradación de la fibrina reticulada, era notablemente más abundante en la sangre de los pacientes alojados en la UCI.
ALT, AST, CK-MB, LDH, PCT y troponina cardíaca.	-	Entre los no sobrevivientes, la abundancia de dímero-D aumentó durante el curso de la enfermedad.
IL-6, IL-1α, IL- 1γ, IFN-α, IL-17A, IL-12 CLCX2, IP-10, IL-8, TNFRSF1A, TNFRSF1B, ICAM-1, GM-CSF, CX3CL1, IL-2R, VEGF-R1, PDGF-AA, TF, RCOR1, WAS, DCTN1, GLB1, PRDX5 y ST1A1.	-	Una gran cantidad de proteínas circulatorias presentan cambios dinámicos en el suero de pacientes COVID-19; dichos cambios podrían contribuir o reflejar el curso del daño multiorgánico, la coagulación aberrante y algunos otros procesos fisiopatológicos de la enfermedad.

Gutmann C. *et al.* (2021)[231]	DIA-MS (*data independent acquisition-mass spectrometry*).	Pacientes con COVID-19, pacientes UCI sin COVID-19 y pacientes sanos.
Haljasmägi L. *et al.* (2020).	Olink y Legendplex.	Pacientes COVID-19 UCI y no UCI.
Park J. *et al.* (2020).	*Ultra-high-resolution* LC-MS/MS.	Pacientes con COVID-19 severos y no severos.
Patel H. *et al.* (2021).	OLINK Multiplex plataforma.	Pacientes COVID-19 leves, severos y críticos.
Fraser D.D. *et al.* (2020).	*Immunoassay based on proximity extension assay (PEA) technology* (*Olink Proteomics*, Sweden).	Pacientes hombres en UCI con COVID-19, COVID-19 negativos y pacientes sanos.

CFB, CBPN, SERPINA3, MBL2, PROC, PLG, Factor 7 de coagulación, GC y PTX3.	-	Se identificó con la edad, ARNemia y PTX3 como las mejores firmas binarias asociadas con la mortalidad en la UCI a los 28 días de los pacientes COVID.
IL-6, IP-10, CXL11, MCP-1, CCL7, CCL8, PD-L1, IFN γ, IL-10 CASP8, TNFSF14, HGF y TGFB1.	-	El incremento en estas proteínas indica un estado de hiperinflamación aparente en las primeras etapas del curso de la enfermedad, mucho antes de la seroconversión, tanto para pacientes en UCI como fuera de UCI.
IGFBP3, ITIH4, SERPINA3, ORM1, VWF, SERPING1, LBP, SAA1, ALDOC, HSPA8, VAPA, IQGAP2, SERPINB10, SERPINA1, TTN, FLNA y C8G.	DEF1, CATD, PGAM1, SIRPB1, FTH1, BST1, KDR, CSF1, PDE4DIP, FAIM3, CATD CLC11A, HPR y SEMA3A.	Se encontraron 76 proteínas previamente no reportadas que podría ser utilizadas como biomarcadores candidatos. Papel importante en la activación de los neutrófilos, la activación del complemento, la función plaquetaria y la supresión de las células T, así como los factores proinflamatorios aguas arriba y aguas abajo de la IL-6 IL-1B y TNF y factor de necrosis tumoral.
IL-6, CKPA4, LGALS9, IL-1ra, LILRB4, PD-L1, GFAP, SCARB2 y EDA2R.	LAT, MANF y NF2.	Se identificó que SCARB2 está más correlacionado con tau y GFAP; EDA2R está más correlacionado con daños neuronales, lo que sugiere que estas nuevas proteínas están asociadas con la lesión del SNC temprana o tardía relacionada con COVID-19, respectivamente. Además, MANF y LAT se regularon significativamente a la baja en los casos de COVID-19 en comparación con los controles, con patrones de expresión que sugieren que no está asociado con la gravedad de la enfermedad.
CLM-1, IL12RB1, CD83, FAM3B, IGF1R y OPTC.	-	Identificación de seis proteínas nuevas en enfermos de COVID-19 que podrían considerarse biomarcadores en futuros estudios.

Laudanski K. *et al.* (2021).	*Olink Proteomics* Sweden.	Pacientes COVID-19 evolución post-admisión y correlacionarlo con información clínica, demográfica y terapéutica.
Lazari L.C. *et al.* (2021).	MALDI-MS.	Pacientes COVID-19 riesgo alto y bajo.
Su Y. *et al.* (2020).	*Olink Proteomics.*	Pacientes COVID-19 moderados y leves.
Bernardes J.P. *et al.* (2021).	*Multiplex cytokine* ELISA.	13 pacientes COVID-19 hospitalizados y 1 control de paciente recuperado de COVID-19.
Sims J.T. *et al.* (2020).	*Olink Proteomics.*	Pacientes COVID-19 y sanos.
Feyaerts D. *et al.* (2021).	*Olink Proteomics.*	Pacientes COVID-19 leves, moderados y críticos.

Edad avanzada IL-33, CAIX, PGS2, PGF, PTN, IL-7, ICOS-L, EGF y GROA. Comorbilidades CCL13, PCN, PGS2, CAIX, TWEAK, TNFRSF12A, n IL-15, CD27, TNFRS9, PGF, CAIX, MCP-1, CD83, KLRD1, VEGFA, NCR, TNFSR24, PD-L2, y IL-12. No sobrevivientes MCP-1, CCL23, CXL10, GZ-MB, LAG3, LAMP3 Gal-9, IL-8 y TNFRSf12A.	Edad avanzada MCP-1, CCL13, CCL20, CCL19. ANGPT1, CXL13, LAG3 y MCP-3 - ANGPT1 y CCL17.	Ciertos biomarcadores están vinculados virtualmente de manera uniforme con resultados menos favorables (TNFRSF12A, TNFRS9, TNFSR21, Gal-1, CD27, familia MCP y CCL23), mientras que otros pueden estar relacionados con patrones específicos de lesión de órganos (CCL4. CD40, CXCL5 e IL-15 para insuficiencia cardiovascular; IL-12RB1, KIR3DL1 y CXCL9 para insuficiencia hepática; CAIX, IL-33 y CXCL9 para insuficiencia renal; GZMA para insuficiencia respiratoria).
IGLV5-69, SAA1 y SAA2	-	Los niveles aumentados de SAA1 Y SAA2 pueden interpretarse como una medida del aumento de la gravedad de la enfermedad y como factores pronóst cos. Debido a su expresión ubicua en varias enfermedades infecciosas, las proteínas SAA no pueden asociarse directamente con el SARS-CoV-2 y deben complementarse con otras pruebas.
CXCL6, CD244, CD40, CCL7, IL-10 y IL-6.	-	
TNF-α, IL-10, IL-21, STAT3, BLIMP-1, IL-33.	-	Los biomarcadores están asociados con inflamación.
IFN-γ, IL-6, IL-10 MCP-3, CXCL9, IP-10, CLX11, ENRAGE, PARP-1 y IL-RA, PTX3, Gal9 y CD8A.	FMS-like tyrosine kinase 3 receptor, TRANCE, CCL17 y CXCL5.	Los resultados indican un medio hiperinflamatorio dominante en la circulación como consecuencia de la presencia de marcadores de daño endotelial vascular en pacientes con COVID-19.
IFN-γ, IL-1β, IL-33, IL-6, SFTPA2, CATH, ACE2, MME y MERKT.	Elementos de la ruta mTOR, MAPK y NF-κB.	FNγ, IL-1β, IL-33 e IL-6 aumentan con la gravedad de la enfermedad en consonancia con la tormenta de citoquinas observada en pacientes graves de COVID-19; los niveles circulantes de IL-33 son un posible indicador de tejido pulmonar dañado. La proteína más informativa en el modelo de gravedad fue MERTK.

Lee J. *et al.* (2021).	LC-MS/MS.	Pacientes COVID-19 severos y no severos.
Alessandro A.D. *et al.* (2021).	*Nano Ultra-High-pressure Liquid Chromatography-MS.*	Pacientes COVID-19 y pacientes negativos al momento de admisión.
Kimhofer T. *et al.* (2020).	*NMR spectroscopy.*	Pacientes con COVID-19 y pacientes sanos.
Kragstrup T.W. *et al.* (2021).	*Olink explore 1536 plattaform.*	Pacientes COVID-19 y pacientes sanos.
Begue F. *et al.* (2021).	Nano LC–MS/MS análisis *Western blott.*	Pacientes COVID-19 y pacientes sanos.
Janssen N.A. *et al.* (2021).	*Olink proteomics AB. Quantikine ELISA kits.*	Pacientes COVID-19 severos y críticos.
Sullivan K.D. *et al.* (2021).	MS-MS. *SOMAscan assay. Multiplex immunoassay MSD assay.*	Pacientes COVID-19 y pacientes sanos.
Mao K. *et al.* (2021).	*Western Blot. High* ph RP-UPLC- MS/MS.	Pacientes recuperados de COVID-19 y pacientes sanos.
Yan H. *et al.* (2021).	TMT-pro-16 plex. LC-MS/MS.	Pacientes COVID-19 de alto riesgo y de bajo riesgo.

CRP, SAA1, SAA2, SERPINA3, ITIH4, FIX, FX, SERPINA1, SERPING1, IGLC2, AGT, TKT, MAN1A1, PIK3C2B, PRG4 y MAN1C1.	RBP4, TTR, ALB, TF, LEFTY2, AHSG, SEPP1, A2M, KNG1, HRG, SERPINA4, BNC2, APOA1, APOA2, APOA4, APOC1, APOM, PON1, HGFAC, GC, ITIH2 y L1TD1.	GLV3-19 y BNC2 podrían ser factores pronósticos potencialmente importantes en COVID-19 grave.
Factores de coagulación 2,5,7 y 10, KNG1, FGA, PROS1, SERPINA1, SERPINA3, SERPINF2, CFAH, CFAI, IL-6, CKM, ITIH3, RBP4 y TTR.	Factor XIIIb.	Desregulación significativa de los niveles de varias SERPINs en suero, acompañadas de una regulación al alza de la cascada del complemento y enzimas antimicrobianas.
Glyc A, Glyc B, Apolipoprotein B100/ Apolipoprotein A1 ratio, VLDL Apolipoprotein B, VDL2, 3, 4 y 5 y VLDL 4.	Apolipoprotein A1 y A2 y Apolipoprotein B.	
ACE-2.	-	Describen ACE-2 como potencial marcador de severidad de COVID-19.
SAA1, SAA2, A1AT, fibrinogen b-chain y alpha-1 acid glycoprotein.	ApoAI, ApoA-II, ApoC-I, II, III, IV, ApoA-IV, ApoJ, Apo(a), ApoE, ApoM, ApoD, ApoB100 and ApoF, PON-1 y PON-3.	Indican que las proteínas del tipo HDL (*high density lipoprotein*) de pacientes con COVID-19 se caracterizan por anomalías tanto cualitativas como cuantitaticas.
CCL2, CCL20, IL6, CRP, dímero-D y TNF-α.	SCF, DNER, VEGFD y TRAIL.	HGF y SCF son proteínas que pueden diferenciar entre enfermedad severa y crítica.
ISG15, IFIT3, IGHV1-24, IGLV3-1, IP-10 y IL-10.	-	-
AST, ALT, LDH, a-HBDH, CBPN SERPINA6, TGFBI y ORM2.	APOC4 y CPB1.	
LDH, ALT, AST, Scr, CK, SAA1, ORM1, AGT, SERPINA3, C9, C6, CFAI, SREBF1, TP53 y CEBPB.	-	La mayor parte de las proteínas que se encontraban reguladas al alza estaban relacionadas con procesos inmunológicos, inflamatorios, coagulación y desgranulación de plaquetas. Confirmaron a LDH como el mejor indicador individual de riesgo.

Herrera-Van Oostdam A.S. et al. (2021).	Premixed LEGENDplex™ *Human Inflammation Panel* (13-plex).	Pacientes COVID-19 y pacientes sanos.
Vollmy F. *et al.* (2021).	LC-MS/MS.	Pacientes COVID-19 no supervivientes (NS) y supervivientes (S).
Li Y. *et al.* (2021).	*Olink plataform.*	Pacientes COVID-19 y pacientes sanos.
Sur S. *et al.* (2021).	Estudio de exosomas y plasma mediante MS/MS. *Western Blot.*	Pacientes COVID-19 y pacientes sanos.
Rieder M. *et al* (2021).	*Olink proteomics.*	Pacientes COVID-19 y pacientes con síntomas similares, pero COVID-19 negativos.

IFN-γ, IP-10, IL-6, IL-10 y IL-18.	-	
NS: ITIH3, ITIH4, SERPINA3, FN1. S: AHSG, FETUB, KNG1, ITIH1, ITIH3 y HRG.	-	Las proteínas que se observaron desreguladas pueden no ser un panel indicativo de infección por COVID-19 ya que han sido reportados por otros autores como marcadores de enfermedades causadas por otros patógenos.
IL-6, CCL7, MCP-3, IFN-γ, IP-10, CXCL9/MIG, IL-8, IFNL1, CCL2/MCP-1, CCL19/MIP-3B, CCL3, MIP-1A, CXCL11, IL-15 y IL-18, TNNI3, NTpro-BNP, MB, CADH2, ANGTP1, ANGPTL4, EPO, ESM1, VEGFA, VCAM, SERPINA1, VWF, PTX3, ACE-2, entre otras.	-	La proteómica reveló rutas proteómicas prominentes asociadas con la viremia del SARS-CoV-2, incluida la regulación positiva de factores de entrada del SARS-CoV-2 (ACE2, CTSL, FURIN), marcadores elevados de daño tisular en los pulmones, el tracto gastrointestinal y endotelio / vasculatura y alteraciones en las vías de coagulación.
TNC y FGB.	-	TNC es una glucoproteína de matriz extracelular hexamérica inmunomoduladora que induce inflamación crónica y fibrosis en órganos, incluidos pulmón, hígado y riñón, mediante interacción con el receptor 4 tipo toll (TLR4) y los receptores de integrina. Sin embargo, se desconocía la asociación de TNC con la infección por SARS-CoV-2. FGB es uno de los componentes del complejo de fibrinógeno escindido por la proteasa trombina en fibrina para formar coágulos de sangre. Niveles elevados de fibrinógeno en sangre y trastornos asociados, como coagulopatía y tromboembolismo venoso, se observan en pacientes con COVID-19.
GRN.	TNFRSF10C.	La potencialidad de GRN como biomarcador de la enfermedad.

Nota: Las abreviaturas de las proteínas evaluadas con sus respectivos nombres están recogidas en el Anexo IV.

ANEXO III. B

BIOMARCADORES PROTEÓMICOS
Criterios de clasificación de severidad en pacientes COVID-19.

Autores	Población a comparar	Criterio de clasificación
Shu T. *et al.* (2020).	Pacientes COVID-19 leves, severos y fatales.	Nuevo Programa de Control y Prevención de la Neumonía por Coronavirus (6.ª edición) publicado por la Comisión Nacional de Salud de China.
Shen B. *et al.* (2020).	21 pacientes con enfermedad por COVID-19 severa y 37 con enfermedad no severa.	Directriz de diagnóstico y tratamiento del Gobierno chino (5.ª versión del ensayo) (Medicina, 2020).
Huang C. *et al.* (2020).	Pacientes COVID-19 en ICU y no ICU.	ICU y no ICU
Wang D. *et al.* (2020).	Pacientes en ICU y no ICU.	ICU y no ICU
Tan Y. *et al.* (2021).	Pacientes leves y severos.	Protocolo de diagnóstico y tratamiento para COVID-19 Pacientes (8.ª edición provisional).
Haljasmägi L. *et al.* (2020).	Pacientes COVID-19 ICU y no ICU.	ICU y no ICU
Park J. *et al.* (2020).	Pacientes con COVID-19 leves y severos.	Requerimiento de oxígeno
Patel H. *et al.* (2021).	Pacientes COVID-19 leves, severos y críticos.	Leves: no requirieron hospitalización Severos: hospitalización+ suplementación de O_2 Críticos: ICU+ ventilación mecánica.
Cardoso Lazari L. *et al.* (2021).	Pacientes COVID-19 riesgo alto y bajo.	Hospitalizados y no hospitalizados.
Su Y *et al.* (2020).	Pacientes COVID-19 moderados y leves.	Escala ordinal de la Organización Mundial de la Salud [OMS].

Feyaerts D. *et al.* (2021).	Pacientes COVID-19 leves, moderados y severos.	Enfermedad leve: leve a ningún síntoma y ninguna manifestación de neumonía. Enfermedad moderada: fiebre y síntomas del tracto respiratorio. Enfermedad grave: hospitalización con dificultad respiratoria.
Janssen N.A.F. *et al.* (2021).	Pacientes COVID-19 leves y severos.	ICU y no ICU.
Lee J.S. *et al.* (2021).	Pacientes leves y severos.	Sin hospitalización y hospitalizados con ventilación invasiva.

Nota: ICU: Unidad de Cuidados Intensivos.

ANEXO IV

ABREVIATURAS

Todas las abreviaturas asociadas a las proteínas citadas se recogen alfabéticamente en el siguiente anexo. Los nombres completos se han obtenido de la base de datos Uniprot (https://www.uniprot.org).

Gen	Proteína	Nombre
A1BG	A1BG	Alpha-1B-glicoproteina
A2M	A2M	Alpha-2-macroglobulina
ACE2	ACE-2	Enzima convertidora de angiotensina 2
ACTB	ACTB	Actina citoplasmatica-1
AGT	ANGT	Angiotensinógeno
AHSG	-	Alpha-2-HS-glicoproteína
ALBU	ALB	Albumina
ALDOC	ALDOC	Aldosa C fructose-bifosfatasa
ALPL	ALP	Fosfatasa alcalina
ANGPT1	ANGPT1	Angiopoyetina-1
ANGL4	ANGPTL4	Angiopoyetina-4
APOA1	APOA1	Apolipoproteína-1
APOA2	APOA2	Apolipoproteína-2
APOA4	APOA4	Apolipoproteína-4
APOB	APOB	Apolipoproteína B-100
APOC1	APOCI	Apolipoproteína-C-I
APOC2	APOCII	Apolipoproteína-C-II
APOC3	APOCIIII	Apolipoproteína-C-III
APOC4	APOC IV	Apolipoproteína-C-IV
APOD	APOD	Apolipoproteína D
APOE	APOE	Apoliproteína E
APOF	APOF	Apolipoproteína F
APOM	APOM	Apolipoproteína M
AREG	AREG	Anfirregulina
BNC2	BNC2	Proteína de dedo de zinc basonucina-2
BST1		ADP-ribosil ciclasa
CAP7	AZU1	Azurocidina
C1QR1	C1q	Componente complementario receptor C1q
C1R	C1R	Complemento subcomponente C1R
C1S	CS1	Complemento subcomponente C1s
CO2	C2	Componente de complemento C2
CO3	C3	Componente del complemento C3

CO4	C4	Componente del complemento C4
CO6	C6	Componente del complemento C6
CO8A	C8A	Componente del complemento C8 cadena alfa
CO8G	C8G	Componente del complemento C8 cadena gamma
CO9	C9	Componente del complemento C9
CA9	CAIX	Anhidrasa carbónica-9
CASP8	CASP8	Caspasa 8
CCL16	CCL16	Quimioquina de motivo C-C 16
CCL17	CCL17	Quimioquina de motivo C-C 17
CCL19	CCL19	Quimioquina de motivo C-C 19
CCL2	CCL2	Quimioquina de motivo C-C 2
CCL20	CCL20	Quimioquina de motivo C-C 20
CCL23	CCL23	Quimioquina de motivo C-C 23
CCL3	CCL3	Quimioquina de motivo C-C 3
CCL7	CCL7	Quimioquina de motivo C-C 7
CCL8	CCL8	Quimioquina de motivo C-C 8
CD14	CD14	Antígeno de diferenciación de monocitos CD14
CD244	CD244	Receptor de células asesinas naturales 2B4
CD27	CD27	Antígeno CD27
CD4	CD4	Glicoproteína de superficie de células-T CD4
CD40	CD40	Ligando CD40
CD83	CD83	Antígeno CD83
CD8A	CD8A	Cadena alfa de la glucoproteína CD8 de superficie de célulasT
CDH2	CADH2	Cadherina-2
CEBPB	CEBPB	CCAAT/proteína beta de unión a potenciador
CETP	CETP	Proteína de transferencia de éster de colesterilo
CFAB	CFB	Factor del complemento B
CFAH	CFH	Factor del complemento H
CEFAI	CFI	Factor del complemento I
CFAP	CFP	Factor del complemento P
N/A	CK	Creatina kinasa tipo B
CK-MB		
CLC11A	CLC11A	Miembro A de la familia 11 del dom nio de lectina de tipo C
CLM-1 CD200LF	-	Molécula 1 similar a CMRF35
CLUS	APOJ	Clusterina
CP	CP	Ceruloplasmina
CPB1	CBP1	Carboxipeptidasa B
CPN1	CBPN	Cadena catalítica de carboxipeptidasa N

CATD	CTSD	Catepsina D
CTSG	CATG	Catepsina G
CTSH	CATH	Pro-catepsina H
CXCL1	GROA	Proteína alfa regulada por crecimiento
CXL11	CXCL11	Quimioquina de motivo C-C 11
CXL13	CXCL13	Quimioquina de motivo C-C 13
CXCL5	CXCL5	Quimiqucina de motivo C-C 5
CXCL6	CXCL6	Quimioquina de motivo C-C 6
CXCL8	IL-8	Quimioquina de motivo C-C 8
CXCL9	CXCL9	Quimioquina de motivo C-C 9
PGS2	DCN	Decorina
DCTN1	DCTN1	Subunidad 1 de dinactina
DDX58	DDX58	Receptor de respuesta inmune innata antiviral RIG-I
DEF1	DEFA1	Defensina 1 de neutrófilos
DNER	DNER	Receptor relacionado con el factor de crecimiento epidérmico tipo Delta y Notch
EGF	EGF	Factor de crecimiento proepidérmico
ELNE	ELANE	Elastasa de neutrófilos
ENOG	ENO2	Elonasa gamma
S100A12	ENRAGE	Proteína S-100A12
EPO	EPO	Eritropoyetina
ESM1	ESM1	Molécula 1 específica de células endoteliales
FABPI	FABP2	Proteína de unión a ácidos grasos
FCMR	FAIM3	Molécula inhibidora apoptótica fase 3
FAM3B	FAM3B	Proteína FAM3B
FETUB	FETUB	Fetuina-B
FIBA	FGA	Cadena alfa de fibrinógeno
FGB	FGB	Cadena beta de fibrinógeno
FGG	FGG	Cadena gamma de fibrinógeno
FLNA	FLNA	Filamina-A
FINC	FN1	Fibronectina
FTH1	FRIH	Cadena pesada de ferritina
LGALS9	Gal9	Galectina 9
GC	GC	Proteína de unión a vitamina D
CSF3R	G-CSF	Receptor del factor estimulante de colonias de granulocitos
GDF-15	GDF-15	Factor de crecimiento 15
GGT1	GGT	Proenzima glutatión hidrolasa 1
CXD2	GJD2	Proteína delta-2 de unión gap
BGAL	GLB1	Beta-galactosidasa

GLPD1	GLPD1	Glicerol-3-fosfato deshidrogenasa
GOT	AST	Aspartato aminotransferasa
ALAT1	GPT	Alanin-aminotransferasa 1
GRN	-	Progranulina
GZMB	GZ-MB	Granzima B
HABP2	HABP2	Proteína de unión a hialuronano 2
HGFAC	HGFAC	Activador del factor de crecimiento de hepatocitos
HIST3H3	HIST3H3	Histona H3
HP	HP	Haptoglobina
HPR	HPR	Proteína relacionada con la haptoglobina
HPX	HPX	Hemopexina
HRG	HRG	Glicoproteína rica en histidina
HSPA8	HSPA8	Proteína análoga al choque térmico de 71 kDa
ICAM-1	ICAM-1	Molécula de adhesión intercelular 1
ICOSLG	ICOS-L	Ligando ICOS
IFIT3	IFIT3	Proteína inducida por interferón con repeticiones de tetratricopéptido 3
IFNL1	IFNL1	Interferon-lamba-1
IFNGR1	IFN-γ	Interferon gamma
IFNA1	IFN-α	Interferón alfa-1/13
IFNG	IFN-γ	Interferón gamma
IGFBP3	IGFBP-3	Proteína 3 de unión al factor de crecimiento similar a la insulina
IGFBP5	IGFBP-5	Proteína de unión al factor de crecimiento similar a la insulina 5
IGHA1	IGHA1	Inmunoglobulina pesada constante alfa 1
IGHM	-	Inmunoglobulina pesada constante mu
IGHV1-24	IGHV1-24	Inmunoglobulina pesada variable 1-24
IGLC2	IGLC2	Inmunoglobulina lambda constante 2
IGLV31	IGLV3-1	Inmunoglobulina lambda variable 3-1
IL1B	IL- 1α	Interleucina 1-beta
IL10	IL-10	Interleuquina 10
IL12	IL-12	Interleuquina 12
IL13	IL-13	Interleuquina 13
IL15	IL-15	Interleuquina 15
IL17A	IL-17A	Interleuquina 17A
IL18	IL-18	Interleuquina 18
IL1RA	IL-1RA	Proteína antagonista del receptor de interleucina-1
IL1A	IL-1γ	Interleuquina 1-alfa
IL2	IL-2	Interleuquina 2
IL21	IL-21	Interleuquina 21

IL2RA	IL-2R	Subunidad alfa del receptor de interleucina-2
IL33	IL-33	Interleuquina 33
IL4	IL-4	Interleuquina 4
IL5	IL-5	Interleuquina 5
IL6	IL-6	Interleuquina 6
IL7	IL-7	Interleuquina 7
IL8	IL-8	Interleuquina 8
IGLV5-69	IGLV5-69	Inmunoglobulina lambda variable 5-39
IL12RB1	IL12RB1	Receptor subunidad beba 1 de Interleucina-12
IQGAP2	IQGAP2	Proteína IQGAP2 similar a la activación de GTPasa Ras
ISG15	ISG15	Proteína similar a la ubiquitina ISG15
ITGA11	ITGA11	Integrina alpha-11
ITIH1	ITIH1	Inter-alfa-tripsina inhibidor de cadena pesada H1
ITIH2	ITIH2	Inter-alfa-tripsina inhibidor de cadena pesada H2
ITIH3	ITIH3	Inter-alfa-tripsina inhibidor de cadena pesada H3
ITIH4	ITIH4	Inter-alfa-tripsina inhibidor de cadena pesada H4
KITLG	SCF	Ligando Kit
KDR KDR	KDR	Receptor 2 del factor de crecimiento endotelial vascular
KNG1	KNG1	Cininógeno-1
KLRD1	KLRD1	Antígeno CD94 de células asesinas naturales
KRT19	KRT19	Keratina tipo I citoesqueleto 19
L1TD1	L1TD1	Proteína 1 que contiene el dominio de transposasa de tipo LINE-1
LAG3	LAG3	Proteína del gen 3 de activación de linfocitos
LAMP3	LAMP3	Glicoproteína 3 de membrana asociada a lisosomas
LAT	LAT	Enlazador para la activación del miembro 1 de la familia de células T
LBP	LBP	Proteína de unión a lipopolisacáridos
LCP1	LCP1	Plastina-2
LDHA	LDH	Lactato deshidrogenasa
LEFTY2	LEFTY2	Factor de determinación 2 de izquierda a derecha
LRG1	LRG1	Alfa-2-glucoproteína rica en leucina
LUM	LUM	Lumican
MA1A1	MAN1A1	Manosil-oligosacárido 1,2-alfa-manosidasa IA
MA1C1	MAN1C1	Manosil-oligosacárido 1,2-alfa-manosidasa I
MANF	MANF	Factor neurotrófico derivado de astrocitos mesencefálicos
MBL	MBL	Proteína de unión a manosa
MBL2	MBL2	Proteína C de unión a manosa
MERTK	-	Tirosina-proteína quinasa Mer

MIP1a	MIP-1-a	Proteína 30 del dominio de caja B
MIP1b	MIP-1b	Proteína 31 del dominio de caja B
MME	MME	Neprilisina
MMP12	MMP12	Metaloelastasa de macrófagos
MMP2	MMP2	Colagenasa tipo IV de 72 kDa
MMP8	MMP8	Colagenasa de neutrófilos
MCP1	MCP-1	Portador de piruvato mitocondrial 1
MPO	MPO	Mieloperoxidasa
NCR	NCR	2-naftoil-CoA reductasa
NF2	NF2	Merlina
NGAL	NGAL	Lipocalina asociada a gelatinasa de neutrófilos
OPTC	OPTC	Opticina
ORM1	ORM1	Glicoproteína ácida alfa-1
ORM2	ORM2	Glicoproteína ácida alfa-2
PAL1	PAL-1	Inhibidor 1 del activador del plasminógeno
PAP	PAP	Proteína inductora de proliferación 34
PARP1	PARP-1	Polimerasa 1 de poli [ADP-ribosa]
PCN	PCN	-
-	PCT	Procalcitonina
PDE4DIP	-	Miomegalina
PDGFA	PDGF-AA	Subunidad A del factor de crecimiento derivado de plaquetas
PDGFB	AB-AA	Subunidad B del factor de crecimiento derivado de plaquetas
CD274	PD-L1	Muerte celular programada 1 ligando 1
PDCD1LG2	PD-L2	Muerte celular programada 1 ligando 2
PGAM1		Fosfoglicerato mutasa 1
PGF	PGF	Factor de crecimiento placentario
PI16	PI16	Inhibidor de peptidasa 16
PI3K	PI3K	Fosfatidilinositol-4,5-bisfosfato 3-quinasa
PIK3C2B	PIK3C2B	Subunidad beta que contiene el dominio C2 de fosfatidilinositol 4-fosfato 3-quinasa
PLMN	PLG	Plasminogeno
PON1	PON-1	Paraoxonasa / arilesterasa 1
PON3	PON-3	Paraoxonasa / lactonasa 3
PRDX5	PRDX5	Peroxiredoxina-5, mitocondrial
PRDM-1	BLIMP-1	Proteína 1 del dedo de zinc del dcminio PR
PRG4	PRG4	Proteoglicano 4
PROC	PROC	Proteína C dependiente de la vitamina K
PROS1	PROS1	Proteína S dependiente de la vitamina K
PRTN3	PRTN3	Mieloblastina

PSIP1	PSIP1	Proteína que interactúa con PC4 y SFRS1
PTN	PTN	Pleiotrofina
PTX3	PTX3	Proteína PTX3 relacionada con la pentraxina
RBP4	RBP4	Proteína de unión al retinol 4
RCOR1	RCOR1	Corepressor COR 1
S100A8	S100A8	Proteína S100-A8
S100A9	S100A9	Proteína S100-A9
SAA1	SAA1	Proteína amiloide A-1 sérica
SAA2	SAA2	Proteína amiloide A-2 sérica
SAA4	SAA4	Proteína amiloide A-4 sérica
SAP	SAP	Componente P amiloide sérico
SCD40LG	SCD40LG	Ligando CD40
SEMA3A	SEMA3A	Semaforina-3A
SEPP1	SEPP1	Selenoproteína P
SERPINA1	SERPINA1	Alfa-1-antitripsina
SERPINA10	SERPINA10	Inhibidor de proteasa dependiente de proteína Z
SERPINA3	SERPINA3	Alfa-1-anticimotripsina
SERPINA4	SERPINA4	Calistatina
SERPINA5	SERPINA5	Inhibidor de la serina proteasa plasmática
SERPINA6	SERPINA6	Globulina transportadora de corticosteroides
SERPINAF2	SERPINAF2	Alfa-2-antiplasmina
SERPINB1	SERPINB1	Inhibidor de elastasa de leucocitos
SERPING1	SERPING1	Inhibidor de la proteasa C1 plasmática
SFTPA2	SFTPA2	Proteína A2 asociada a surfactante pulmonar
SIRPB1	SIRPB1	Proteína reguladora de señales beta-1
SREBF1	SREBF1	Proteína 1 de unión al elemento regulador de esteroles
ST1A1	ST1A1	Sulfotransferasa 1A1
STAT3	STAT3	Transductor de señal y activador de la transcripción 3
THBD	sTM	Trombomodulina
CPB2	TAFIa	Carboxipeptidasa B2
TCO1	TCN-1	Transcobalamina-1
TF	TF	Serotransferrina
TGFB1	TGFB1	Factor de crecimiento transformante beta-1 proproteína
TKT	TKT	Transcetolasa
CLEC3B	TNA	Tetranectina
TNC	TNC	Tenascina
TNFa	TNF-α	Factor de necrosis tumoral
TNFRSF12A	TNFRSF12A	Tumor necrosis factor receptor superfamily member 12A

TNFRSF10C	TNFRSF10C	Miembro 10C de la superfamilia del receptor del factor de necrosis tumoral
TNFRSF1A	TNFRSF1A	Miembro 1A superfamilia del receptor del factor de necrosis tumoral
TNFRSF1B	TNFRSF1B	Miembro 1B superfamilia del receptor del factor de necrosis tumoral
TNFRSF9	TNFRSF9	Miembro 9 superfamilia del ligando del factor de necrosis tumoral
TNFS14	TNFSF14	Miembro 14 superfamilia del ligando del factor de necrosis tumoral
TNFSR24	TNFSR24	Miembro 12A superfamilia del receptor del factor de necrosis tumoral
TNNI3	TNNI3	Troponina I
TP53	TP53	Antígeno tumoral celular p53
tPA	t-PA	Proteína TPA
TNFSF10	TRAIL	Miembro 10 de la superfamilia del ligando del factor de necrosis tumoral
TNFSF11	TRANCE	Miembro 11 de la superfamilia del ligando del factor de necrosis tumoral
TTN	TTN	Titin
TTHY	TTR	Transtiretina
TBA1C	TUBA1C	Cadena de tubulina alfa-1C
TNFSF12	TWEAK	Miembro 12 superfamilia del ligando del factor de necrosis tumoral
VAPA	VAPA	Proteína A asociada a proteínas de membrana asociada a vesículas
VCAM-1	VCAM-1	Proteína de adhesión celular vascular 1
VEGFA	VEGFA	Factor de crecimiento endotelial vascular A
VEGFD	VEGFD	Factor de crecimiento endotelial vascular D
VEGF-R1	VEGF-R1	Variante 2 de VEGFR1 soluble
VTN-N	VTN-N	Vitronectina
vWF	VWF	Factor von Willebrand
WAS	-	Proteína del Síndrome de Wiskott-Aldrich
ZA2F	AZGP1	Zinc-alfa-2-glucoproteína

05
INFECCIÓN POR SARS-CoV-2: SITUACIÓN DE PRESENTE Y HORIZONTE DE FUTURO

Dr. Gerardo Pérez Chica[*]
Dr.ª Inmaculada Garbín Fuentes[**]

[*] Servicio de Neumología. Hospital Universitario de Jaén, España.
[**] Servicio de Oftalmología. Hospital Universitario de Jaén. España.

Autor para correspondencia.
gerardo.perez.sspa@juntadeandalucia.es

249

RESUMEN

La enfermedad por el coronavirus de 2019 (COVID-19) es causada por el nuevo coronavirus de tipo 2 del síndrome respiratorio agudo severo (SARS-CoV-2). Aunque la mayoría de los pacientes con COVID-19 se recupera completamente, en muchos casos pueden experimentar síntomas severos de COVID-19 e incluso desarrollar nuevos síntomas después de la recuperación de la infección. El espectro clínico que ocurre después de una infección aguda se denomina Síndrome postCOVID-19 (SPC), COVID-19 persistente o COVID-19 prologando, presentando una amplia variedad de síntomas crónicos/tardíos frente a los cuales no tenemos aún una respuesta terapéutica óptima.

En la presente revisión, se hace un recorrido por las pruebas diagnósticas disponibles, basadas fundamentalmente en técnicas de biología molecular y en la respuesta inmune. En cuanto a las terapias, centradas fundamentalmente en el uso de antiinflamatorios, antivirales y anticuerpos monoclonales, se incide en su idoneidad según las características del paciente y el estado de progresión de la enfermedad.

Finalmente, se evalúa el estado de desarrollo y utilización de las múltiples vacunas, que se han revelado como la forma más eficaz de prevención y freno de la enfermedad, discutiendo a su vez la aparición de nuevas cepas mutantes de SARS-CoV-2 que han demostrado características de evasión inmunológica y un aumento de las capacidades infectivas del virus; esta cuestión es importante ya que revela una posible ineficacia de las vacunas contra estas variantes y la necesidad del seguimiento de las mismas.

En definitiva, las nuevas tecnologías aplicadas al diagnóstico, al desarrollo de terapias más eficaces y de vacunas diseñadas para controlar y regular una adecuada respuesta del sistema inmunitario es clave para el manejo presente y futuro de esta enfermedad.

PALABRAS CLAVE: *SARS-CoV-2, COVID-19, síndrome postcovid, vacunas, terapia antiviral.*

SUMMARY

Coronavirus disease (COVID-19) is caused by the new severe acute respiratory syndrome type 2-causing coronavirus (SARS-CoV-2). Even though most patients with COVID-19 recover completely, many experience symptoms of COVID-19 after recovery from infection and others may even develop new symptoms. The clinical spectrum that occurs after acute infection is referred to as post-COVID-19 Syndrome (PCS), persistent or long COVID-19, presenting a wide variety of chronic/late symptoms after SARS-CoV-2 infection at the systemic level and for which we do not yet have an optimal therapeutic response.

In the present analysis, we review the available diagnostic tests, based mainly on molecular biology techniques and immune response. With regard to the therapies, mainly centred on the use of anti-inflammatory drugs, antiviral drugs and monoclonal antibodies, we discuss their suitability according to the characteristics of the patient and the stage of progression of the disease.

Finally, not only we evaluate the state of the development and use of multiple vaccines of different etiology, which have been revealed as the most effective way to prevent and stop the disease, but we also discuss the appearance of new mutant strains of SARS-CoV-2 that have shown immune evasion characteristics and an increase in the infective capacities of the virus; this issue is important as it reveals a possible ineffectiveness of vaccines against these variants and the need to monitor them.

All in all, the new technologies applied to diagnosis, the development of more effective therapies and vaccines designed to control and regulate an adequate immune system response will be key to the present and future management of this disease.

KEYWORDS: *SARS-CoV-2, COVID-19, postcovid syndrome, vaccines, antiviral therapy.*

TABLA DE CONTENIDO

La enfermedad por el coronavirus (COVID 19) ha originado una emergencia sanitaria, económica, social y ambiental a nivel mundial. En muy corto tiempo se ha convertido en pandemia con tres características definidas: rapidez-escala, gravedad y perturbación socioeconómica. Además de medidas de salud pública basadas en pruebas, se han precisado medios de diagnóstico, tratamientos y vacunas innovadoras para hacer frente a la COVID-19, realizadas en tiempo récord y a una escala y con unos niveles de acceso sin precedentes, con la intención de salvar millones de vidas, y devolver al mundo a una situación de «normalidad». A lo largo del texto analizaremos los métodos diagnósticos mas eficaces actualmente empleados, los síntomas persistentes y las secuelas pulmonares observadas tras padecer la COVID-19, las nuevas variantes de SARS-CoV-2 y la evolución de las pautas vacunales, así como las diferentes terapias que se han desarrollado frente a la enfermedad.

Los coronavirus pertenecen a la familia Coronaviridae: se trata de ARN-virus encapsulados, de sentido positivo y de una sola hebra. Existen cuatro géneros: alfacoronavirus, betacoronavirus, gammacoronavirus y deltacoronavirus. De ellos, los dos primeros son capaces de afectar a seres humanos y murciélagos, y los segundos predominantemente a las aves. El SARS-CoV-2 comparte alrededor del 89% de identidad de secuencia con otros coronavirus y en menor proporción con el genoma del SARS-CoV (79%) y con MERS-CoV (50%) (Lu *et al.*, 2020).

La estructura genética está compuesta por una cadena de ARN que contiene 14 sitios de lectura y se divide en: 16 genes de proteínas no estructurales, 4 genes estructurales que codifican las proteínas spike (S), de envoltura (E), de membrana (M) y de nucleocápside (N) y, finalmente, otros genes accesorios. Ello implica seis marcos de lectura abiertos que además de las proteínas estructurales mencionadas incluyen una replicasa (ORF1a/ORF1b). El gen replicasa codifica una poliproteína que se escinde proteolíticamente en 16 proteínas no estructurales involucradas en la transcripción y replicación del virus (Acosta-Ampudia *et al.*, 2022).

En la Figura 1 se reproduce de forma esquemática la estructura del SARS-COV-2 (Forchette[†] *et al.*, 2021).

Las mutaciones se suceden de manera espontánea durante los procesos de la replicación viral. Para su replicación, los virus ARN utilizan una ARN-polimerasa que es intrínsecamente propensa a cometer errores que suceden incluso en 10^{-6}-10^{-4} sustituciones por nucleótido por cada célula infectada (Ortiz-Ibarra *et al.*, 2022).

La infección por SARS-CoV-2, agente causal de la enfermedad COVID-19, se ha propagado causando una alta mortalidad y morbilidad. Fue descubierto en Wuhan (China) en diciembre de 2019, desde donde se extendió a toda la provincia de Hubei y posteriormente a todo el mundo.

Se estima que el período de incubación del virus suele ser de 5-7 días, aunque en determinados casos puede ser hasta de 14 días. La tasa de reproducción del SARS-CoV-2 (que refleja su contagiosidad) es

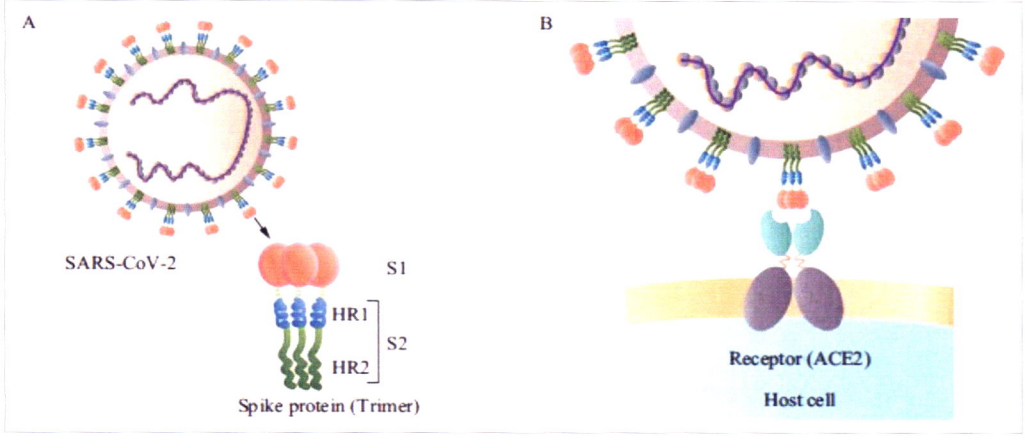

Figura 1. (Reproducida de la referencia de Forchette[†] et al., 2021). Estructura esquemática del SARS-COV-2. A: estructura de la proteína S; B: relación entre la proteína viral S y el receptor ACE2 de la célula huésped.

de aproximadamente 2.2-2.6, y el tiempo transcurrido entre cuando los síntomas aparecen en una persona transmisora hasta que aparecen en una infectada es de unos 7,5 días La mayor carga viral se encuentra en el tracto respiratorio superior hasta 3 días después del comienzo de los síntomas. Sin embargo, la transmisión ha sido también descrita en algunos individuos entre 1 y 3 días antes del inicio de los síntomas, lo que indica que la carga viral puede ser suficiente para su transmisión incluso antes de que aparezcan dichos síntomas. Es más, individuos asintomáticos también pueden transmitir este virus. Todos estos datos deben tenerse en cuenta para evitar la propagación del SARS-CoV2 (Ortega *et al.*, 2021).

La conexión entre el SARS-CoV-2 y el sistema inmunitario es uno de los principales puntos de estudio para entender completamente la patogenia y el impacto que el COVID-19 puede tener en los pacientes, así como para desarrollar nuevas terapias efectivas.

La COVID-19 se ha categorizado por una evolución de **fases superpuestas**. Primero hay una fase viral que bien puede ser asintomática o leve en el 80% de los pacientes. En el 20% restante, la enfermedad puede ser grave o crítica. En la mayoría de los pacientes críticos existe una segunda fase caracterizada por la hiperreactividad del sistema inmune que desencadena un estado de hipercoagulabilidad seguida finalmente de lesión vascular y fallo orgánico.

En la evolución de la COVID-19 y en el contexto de las dos fases descritas, se describen **3 etapas** principales (Siddiqui y Mehra, 2020). La primera etapa (I) se caracteriza por una respuesta inmunitaria innata que comienza con la activación de los receptores Toll-like (TLR) 3,7,8, y un aumento de la producción de interferón (IFN). La respuesta humoral o adaptativa comienza con la producción de anticuerpos contra las proteínas virales N y S, pudiendo aparecer IgGs y continuando la producción de IgMs

253

en una duración cifrada entre 4 a 8 días después del inicio de la infección. Sin embargo, si esta fase inicial protectora falla, se pasa a la etapa II en la que sucede el llamado síndrome de activación de macrófagos, caracterizado por una inflamación pulmonar exacerbada, acompañada de la denominada "tormenta de citoquinas en la que el virus se disemina causando una inflamación pulmonar exacerbada y afectación multiorgánica a través del receptor ACE-2. Finalmente, la etapa III puede llegar a desencadenarse si la terapia utilizada es ineficaz en la etapa II, produciéndose fallo multiorgánico y la hiperinflamación con síntomas típicamente más severos con riesgo para la vida de los pacientes.

AVANCES EN EL DIAGNÓSTICO

Se puede hacer un diagnóstico de SARS-CoV-2 según sus manifestaciones clínicas, como la aparición de fiebre, tos improductiva, disnea, fatiga y otros síntomas menos frecuentes, como la mialgia, odinofagia, cefalea, diarrea, náuseas y/o vómitos y mareo, en ese orden. Aun así, como se describe a continuación, también hay otro conjunto de manifestaciones clínicas que pueden estar asociado con COVID-19; sin embargo, la presencia de estos síntomas puede no ser suficientes para hacer un preciso diagnóstico diferencial, por lo tanto, es necesario poder contar con pruebas moleculares eficientes que nos ayuden a realizar un diagnóstico de precisión.

El diagnóstico microbiológico de la infección SARS-CoV-2 tiene dos objetivos. En primer lugar, tiene un objetivo clínico ya que permite llegar al diagnóstico etiológico en pacientes con infección respiratoria aguda; en pacientes con infección moderada o grave por SARS-CoV-2 el diagnóstico microbiológico es esencial para identificar a aquellas personas que se benefician de un tratamiento específico. En segundo lugar, el diagnóstico microbiológico tiene un objetivo epidemiológico que es el de identificar pacientes contagiosos para poder aislarlos, analizar los contactos y cortar así las cadenas de transmisión. En mayo de 2020, el Centro para el Control y la Prevención de Enfermedades de Estados Unidos (CDC) propuso una planificación diagnóstica frente a la pandemia en 4 escenarios, basados en características clínicas-microbiológicas y epidemiológicas, y que posteriormente ha sido actualizada (CDC Centers for Diseases Control and Report. COVID-19 Pandemic Planning Scenarios, 2020).

Pruebas microinmunológicas

Actualmente se cuenta tanto con pruebas de diagnóstico, que detectan al virus causante de COVID-19, como con pruebas de anticuerpos contra SARS-CoV-2, que demuestran la respuesta inmunológica después de la infección.

Las pruebas moleculares de diagnóstico son altamente sensibles y específicas, rápidas y ampliamente utilizadas para la detección de patógenos. La técnica de elección para diagnosticar SARS-CoV-2 es la amplificación de ácidos nucleicos (NAAT) con el ensayo de transcripción inversa de la reacción en cadena de la polimerasa (RT-PCR) para la detección de su ARN en muestras de la vía respiratoria. La RT-PCR es la prueba molecular ideal ya que realiza la caracterización e identificación precoz del genoma viral.

En lugares donde hay imposibilidad para practicar la prueba de RT-PCR, debido a la falta de recursos o de instalaciones básicas de laboratorio, las pruebas antigénicas son la mejor opción por lo accesible y fácil de aplicar, así como por obtener resultados en 15 a 30 minutos en comparación con las RT-PCR (cuatro horas como mínimo); sin embargo, las pruebas de antígeno pueden variar en cuanto a sensibilidad. El tipo de muestra preferida para la vía respiratoria superior es la de exudado orofaríngeo, nasofaríngeo o nasal de ambas narinas anteriores, aspirado nasofaríngeo o nasal o de saliva (1 a 5 ml). Si bien el ARN del SARS-CoV-2 puede detectarse en muestras no respiratorias (sangre-ocular-fecal), tiene un papel muy limitado en el laboratorio de rutina. En caso de tener un test de antígeno negativo en sujetos con signos y síntomas de COVID-19 deberá confirmarse por medio de una RT-PCR debido a su mayor sensibilidad.

Las pruebas antigénicas en individuos sospechosos de COVID-19 han sido un punto crítico para aislar a los infectados por SARS-CoV-2, reducir el riesgo de propagación e, incluso, la identificación en pacientes de riesgo. Para el análisis de las pruebas rápidas de antígenos, el blanco es la proteína N porque es la que más se expresa en las fases tempranas de la infección por SARS-CoV-2 y tiene mínimas variaciones en su secuencia genética. Sin embargo, esta prueba tiene bastantes variables que pueden llegar a influir en la cantidad de antígenos en las muestras: severidad de la enfermedad, tiempo en el que se obtuvo la muestra, tipo de muestra y manipulación adecuada de la misma.

En personas con signos y síntomas de COVID-19, la sensibilidad es más alta en la primera semana de la enfermedad cuando la carga viral es alta. Las pruebas de antígeno tuvieron una alta especificidad porque en población sintomática el riesgo de falsos positivos es bajo con una sensibilidad de 80% comparada con la RT-PCR. La probabilidad de que individuos infectados no sean detectados es un 20% más alta que con la RT-PCR. La posibilidad de falsos negativos tiene que considerarse en individuos con sospecha clínica alta, sobre todo si la prueba se tomó varios días después de la aparición de los síntomas (Ortiz-Ibarra *et al.*, 2022).

Pruebas serológicas

Los anticuerpos IgM específicos SARS-CoV-2 pueden detectarse a partir del tercer día de la exposición inicial al virus en pacientes asintomáticos. La IgM llega a un pico máximo entre la segunda y tercera semanas tras la infección, por lo que puede detectarse durante un mes después de la exposición al virus. Las IgA e IgG específicas al SARS-CoV-2 se detectan a partir del cuarto día de la enfermedad, con incremento gradual hasta llegar a un pico después de dos semanas.

255

Pruebas de imagen

Otros métodos de diagnóstico pueden ser especialmente útiles, como es el caso de las técnicas de imagen utilizadas para examinar la estructura pulmonar, por ejemplo, la tomografía computarizada (TAC), que puede ser más rápida, más sensible y, por tanto, más fiable, en particular para personas con fiebre como síntoma claro.

La neumonía por COVID-19 puede tener hallazgos radiológicos que ocurren en otras enfermedades, en especial otras neumonías por virus, pero también muestra ciertas características que se observan con mucha mayor frecuencia en la COVID-19. El sistema de datos y de registro CO-RADS para COVID-19 es un esquema para categorizar la TAC de tórax en pacientes sospechosos de neumonía por COVID-19 y representa el nivel de sospecha de la extensión pulmonar. El sistema CO-RADS para COVID-19 simplifica, con una escala de 5 puntos, la sospecha de extensión pulmonar en la TAC de tórax, donde asociado a PCR positiva tiene un alto poder para

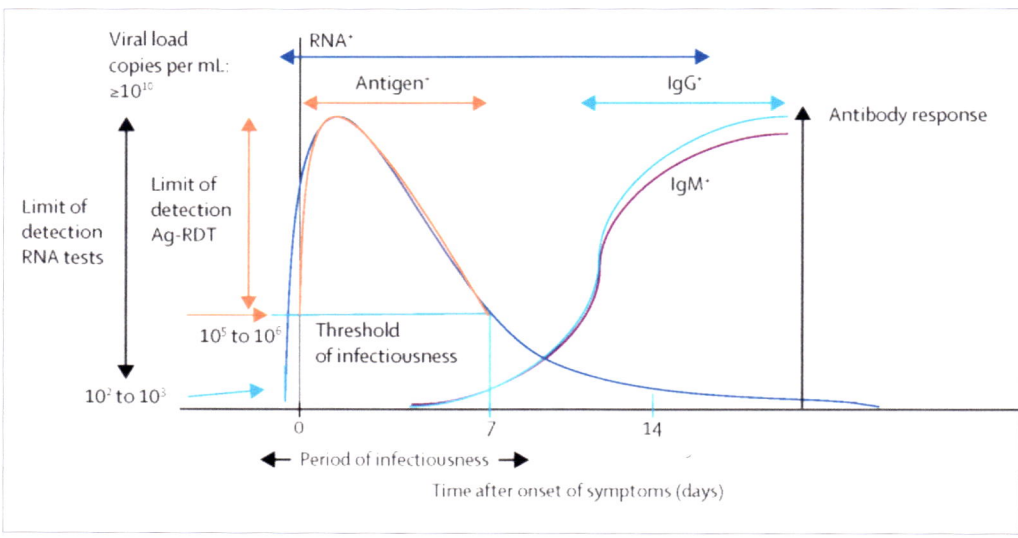

Figura 2. (Reproducida de la referencia de Peeling *et al.*, 2022). Tiempo para el uso óptimo de las diferentes pruebas de diagnóstico para la detección de COVID-19 y la respuesta del huésped.
El plazo óptimo durante el cual se pueden utilizar las pruebas moleculares y de antígenos para confirmar el diagnóstico clínico en un paciente infectado por el SRAS-CoV-2, basándose en los límites inferiores de detección del virus para estas pruebas, la dinámica de la excreción del virus y el periodo de contagio en el curso de la infección. Las pruebas serológicas para detectar la respuesta del huésped a la infección suelen utilizarse a partir de 7.º día para determinar la exposición, la infección pasada o reciente y se utilizan principalmente para la vigilancia. Ag-RDT: prueba de detección rápida antigénica.

diagnosticar neumonía por COVID-19. Los estudios radiológicos son menos útiles para el cribado de la población general, ya que requieren la visita a un hospital.

En la Figura 2 (Peeling *et al.*, 2022) se resume el tiempo para el uso óptimo de las diferentes pruebas diagnósticas.

SÍNDROME POST-COVID-19

Aunque la mayoría de los pacientes con COVID-19 se recuperan completamente, muchos experimentan síntomas de COVID-19 después de la recuperación de la infección y otros incluso pueden desarrollar nuevos síntomas. Este espectro clínico que ocurre después de una infección aguda se denomina Síndrome post-COVID-19 (SPC), COVID-19 persistente o COVID-19 prologando

En octubre de 2021, la OMS publicó una definición clínica del SPC: "Enfermedad que ocurre en personas que tienen antecedentes de infección probable o confirmada por SARS-CoV-2; generalmente dentro de los tres meses desde el inicio de COVID-19, con síntomas y efectos que duran al menos dos meses".

En cambio, el británico National Institute for Health and Care Excellence (NICE) propone como definición operativa el término «*long-COVID*», que engloba los síntomas persistentes tras 4 semanas de la infección aguda con ausencia de un diagnóstico etiológico alternativo. Este término incluiría el «*ongoing symptomatic COVID-19*» para los signos y síntomas entre las 4 y 12 semanas tras la infección aguda y el «*post-COVID syndrome*» para la persistencia durante más de 12 semanas (Acosta-Ampudia *et al.*, 2022).

Se calcula que al menos en un 10% de los casos no hay una recuperación completa y se desarrollan síntomas persistentes e incapacitantes tras la infección aguda (Patterson, 2021; Rajan, 2021) incluso llegando en los artículos más recientes al 15-20 %. Los síntomas persistentes tras la infección por SARS-CoV-2 ocurren tanto en pacientes con necesidad de hospitalización por un cuadro agudo grave de COVID-19, como en aquellos que han presentado una enfermedad leve e incluso en sujetos con infección asintomática. La presentación clínica de los pacientes con COVID-19 persistente es muy heterogénea, habiéndose descrito más de 200 síntomas asociados que afectan a diferentes órganos y sistemas. Los síntomas más comunes a largo plazo son la fatiga (52%), los síntomas cardiorrespiratorios (30-42%) y los síntomas neurológicos (40%) incluyendo los cuadros de disautonomía.

Las manifestaciones clínicas que no puedan agruparse en estas categorías y que persistan en el tiempo serían las que constituirían el SPC como un síndrome postinfeccioso propiamente dicho.

Una reciente revisión, desde un punto de vista práctico, realizada por Boix y Merino (2022), indica que las manifestaciones clínicas post-COVID podrían englobarse en las siguientes categorías:

- Secuelas: definidas como la consecuencia del daño orgánico establecido tras la enfermedad aguda. Como más frecuentes se hallan los eventos trombóticos, psiquiátricos, neurológicos, pulmonares, cardíacos, renales y reproductivos. Estas manifestaciones probablemente no pertenecerían a un síndrome postinfeccioso como tal, puesto que manifiestan un daño orgánico establecido en relación con la fisiopatología de la infección aguda.
- Derivadas de la propia hospitalización, y que serían comunes con otras enfermedades, como el síndrome post-UCI, o secundarias a hospitalización prolongada.
- Descompensación de enfermedades crónicas previas.
- Inicio de nueva enfermedad, la infección por COVID-19 podría actuar como desencadenante de otras enfermedades, ya sean autoinmunes, metabólicas o psiquiátricas.
- Toxicidad farmacológica

Las vías inmunopatológicas que permiten el desarrollo del SPC no son del todo conocidas. Sin embargo, diferentes mecanismos han sido propuestos: daño tisular a largo plazo, persistencia viral, autoinmunidad, inflamación patológica, y disregulación celular.

Ryan *et al.* (2022) señalan que los principales mecanismos que pueden contribuir al desarrollo de la autoinmunidad en COVID-19 son los siguientes: a) hiperactivación del sistema inmune, b) formación excesiva de trampas extracelulares de neutrófilos, y c) reactividad cruzada entre SARS-CoV-2 y componentes propios del huésped. El SARS-CoV-2 presenta reactividad cruzada con antígenos intestinales, renales, pulmonares, cardíacos y cerebrales.

La elevación persistente de citoquinas proinflamatorias puede tener efectos sistémicos y específicos de órganos asociados con manifestaciones del SPC. Estos incluyen remodelación cardíaca alterada, arritmias cardíacas, neuroinflamación, neurodegeneración, lesión renal, resistencia periférica a la insulina y reabsorción ósea.

Visvabharathy *et al.* (2021) ha objetivado que la gravedad de los déficits cognitivos o los marcadores de calidad de vida en pacientes con Neuro-SPC están asociados con una expresión reducida de moléculas efectoras en las células T de memoria. Otros estudios han revelado diferencias significativas en múltiples poblaciones celulares de la inmunidad innata (células NK, neutrófilos y monocitos CXCR3+) y adaptativa (células T foliculares y reguladoras), perturbaciones significativas en la expresión génica y en el transcriptoma de pacientes con SPC.

Ante la ausencia de una base sólida y estandarizada con respecto al manejo de pacientes con COVID-19 de larga data se han publicado diferentes guías clínicas con recomendaciones sobre el seguimiento a largo plazo de estos pacientes, tanto a nivel internacional (NICE, 2022) como nacional (Barquilla *et al.,* 2021; SEMG, 2021) y se han constituido consultas monográficas post-COVID-19 en muchos centros hospitalarios. Estas recomendaciones coinciden en que, debido a la complejidad de esta infección viral y la potencial afectación de múltiples órganos y sistemas, es necesaria una evaluación multidisciplinar por diferentes especialistas médicos que nos permita monitorizar la evolución del paciente de forma óptima y ofrecer el mejor manejo posible. En la siguiente tabla se detallan los aspectos más destacados del SPC y que se extraen de recientes documentos realizados recientemente sobre este tema (SEMG, 2021; Nalbandlan, 2021):

Características	Datos significativos
Mujeres	• 79%
Edad	• Media: 43.3 años • 50% de 36-50 años Puede estar presente a cualquier edad
PCR diagnóstica realizada y positiva	• 48%
Media de días de persistencia de síntomas	• Todos tenían >90 días • Media: 185.5 días
Total de síntomas registrados	• 201
Síntomas a seguimiento en todos los encuestados	• 87
Media de síntomas durante la persistencia de 6 meses	• 36
Sistemas/órganos afectados	• Total: 12 • Media: 6
Tipo de afectación	• Multisistémica / Multiorgánica
Síntomas más frecuentes:	• Astenia 95.91% Malestar general 95.5% • Falta de concentración 78.2% • Fallos de memoria 72.6%
Sistemas/órganos más afectados	• Síntomas generales 95.9 % Síntomas neurológicos 86.5% Síntomas psicológicos / emocionales 86.2% • Síntomas aparato locomotor 82.8% • Síntomas respiratorios 79.3% Alteraciones digestivas 70.8%

Datos relevantes SPC y pulmón	• Disnea, la disminución de la capacidad de ejercicio y la hipoxemia son síntomas y signos persistentes. • En el seguimiento de los supervivientes de COVID-19 se ha observado una reducción de la capacidad de difusión, una fisiología pulmonar restrictiva y opacidades en vidrio deslustrado y cambios fibróticos en las imágenes radiológicas. • La evaluación de la progresión o la recuperación de la enfermedad y la función pulmonar puede incluir la pulsioximetria en el domicilio, el test de los 6 minutos marcha, las pruebas de función pulmonar, la tomografía computarizada de alta resolución del tórax y la angiografía pulmonar por tomografía computarizada según sea clínicamente apropiados.
Datos relevantes SPC y sistema hematológico	• En estudios retrospectivos se ha observado que los eventos tromboembólicos son <5% en los casos de COVID-19 aguda • Se desconoce la duración del estado hiperinflamatorio inducido por la infección con SARS-CoV-2 • Los anticoagulantes orales y las heparinas de bajo peso molecular pueden considerarse en la tromboprofilaxis prolongada tras una valoración sobre el riesgo-beneficio en pacientes con factores de riesgo predisponentes para la inmovilidad, niveles de dímero D persistentemente elevado (superior al doble del límite superior de la normalidad) y otras comorbilidades de alto riesgo como el cáncer.
Datos relevantes SPC y sistema cardiovascular	• Los síntomas persistentes pueden incluir palpitaciones, disnea y dolor torácico. • Las secuelas a largo plazo pueden incluir un aumento de la demanda cardiometabólica, fibrosis o cicatrización miocárdica (detectable mediante resonancia magnética cardiaca), arritmias, taquicardia y disfunción autonómica. • Los pacientes con complicaciones cardiovasculares durante la infección aguda o los que experimentan síntomas cardíacos persistentes pueden ser controlados con un seguimiento clínico, ecocardiográfico y electrocardiográfico.

Datos relevantes SPC y sistema neuropsiquiátrico	· Las anomalías persistentes pueden incluir fatiga, mialgia, cefalea, disautonomía y deterioro cognitivo.
	· Se ha observado ansiedad, depresión y trastornos del sueño se han notificado en el 30-40% de los supervivientes de COVID-19, de forma similar a los supervivientes de otros coronavirus patógenos
	· La fisiopatología de las complicaciones neuropsiquiátricas es mecánicamente diversa y conlleva una desregulación inmunitaria, inflamación, trombosis microvascular, efectos iatrogénicos de medicamentos y el impacto psicosocial de la infección.

Tabla 1. Resumen características principales del Síndrome post-COVID-19.

Modificada de la referencia -> Sociedad Española de Médicos Generales y de Familia (SEMG) (2021): "Guía clínica para el paciente Long COVID/COVID persistente".

SECUELAS PULMONARES Y COVID-19

Las secuelas pulmonares a largo plazo de la COVID-19 se desconocen. Se cree que los síntomas respiratorios persistentes se deben, en parte, al daño estructural pulmonar que podría deberse directamente a la infección por el SARS-CoV-2 o representar daño colateral debido al desarrollo del Síndrome de Distrés Respiratorio Agudo (SDRA) y uso de la ventilación mecánica durante el ingreso hospitalario. Resulta importante caracterizar patrones y tasas de mejoría de las alteraciones tomográficas del tórax un año después de una neumonía por COVID-19 con el objetivo de poder valorar la presencia o no de secuelas.

Leung (2022) ha realizado una revisión sobre la persistencia de las lesiones pulmonares ocasionadas por COVID-19, a raíz de un reciente trabajo publicado por Luger *et al.* (2022) donde evaluaron los patrones radiológicos observados en la TAC y la tasa de mejoría de la enfermedad pulmonar parenquimatosa a los 2, 3, 6 y 12 meses después del inicio de los síntomas de COVID-19. La severidad de la COVID-19 a los 12 meses de seguimiento fue catalogada como leve (manejo ambulatorio) en el 21%, moderada (hospitalización sin apoyo respiratorio) en el 25%, severa (hospitalización con apoyo de oxígeno) en el 25% y crítica (ingreso a UCI sin necesidad de ventilación) en el 29%.

En el primer seguimiento a los 2 meses, se identificaron alteraciones parenquimatosas en el 76% de los participantes. Las opacidades en vidrio deslustrado, reticulaciones y líneas curvilíneas subpleurales fueron los hallazgos más comunes, estando presentes en el 74%, 58% y 36% de los participantes, respectivamente. Usando una escala de severidad de la enfermedad cuantitativa al TAC, los investigadores encontraron que la

261

mayoría de los participantes mostró mejoría gradual en las alteraciones parenquimatosas. La tasa de mejoría fue significativamente más rápida en el periodo postinfeccioso precoz entre los 2 a 3 meses, comparado con el periodo más tardío, entre los 6 y 12 meses. Los TAC a los 12 meses mostraron alteraciones parenquimatosas persistentes en el 54% de los participantes, con el 34% teniendo mínimas opacidades en vidrio deslustrado y/o reticulaciones y el 20% restante hallazgos similares, pero más extensos asociados con distorsión de la arquitectura, dilatación bronquial y/o cambios microquísticos. La comparación de los TAC a los 6 y 12 meses no mostró mayores cambios en los hallazgos parenquimatosos en el 63% de los participantes. Las alteraciones parenquimatosas persistentes a los 12 meses se asociaron con la severidad crítica de la COVID-19, edad mayor a 60 años y el género masculino.

Los resultados del estudio de Luger *et al.* (2022) son ampliamente concordantes con otros estudios prospectivos longitudinales previos que han reportado la evolución temporal de las alteraciones pulmonares al TAC en pacientes con COVID-19. En esos estudios, la prevalencia observada de alteraciones parenquimatosas a los 3 y 12 meses varía entre 39%-78% y 24%-73%, respectivamente. Esta variabilidad refleja probablemente la heterogeneidad de los estudios en cuanto a los pacientes enrolados, comorbilidades subyacentes, severidad de la COVID-19, desarrollo de Síndrome de Distrés Respiratorio del Adulto (SDRA) y uso de la ventilación en estos pacientes. En un estudio de 83 pacientes hospitalizados por COVID-19 que excluyó a individuos con comorbilidades, historia de tabaco o necesidad de ventilación mecánica, las alteraciones parenquimatosas al TAC consistentes primariamente en opacidades en vidrio esmerilado y reticulaciones se encontraron en el 24% de los pacientes a los 12 meses post alta hospitalaria. En comparación con el estudio de Luger y colaboradores el 100% de los pacientes que desarrollaron SDRA tuvieron hallazgos persistentes al TAC a los 12 meses.

A pesar de la preocupación inicial durante la pandemia de que la infección por SARS-CoV-2 podía inducir una respuesta autoinflamatoria que iniciara o potenciara (en el contexto de una alteración pulmonar intersticial oculta) una enfermedad pulmonar intersticial (EPI) fibrótica, los estudios observacionales longitudinales hasta la fecha no han documentado casos de fibrosis progresiva en pacientes sin tener una EPI previamente conocida. El SARS-CoV-2 puede iniciar la aparición de exacerbaciones agudas en pacientes con EPI conocida y probablemente contribuye al aumento de la mortalidad en la población con EPI que se infecta con el virus. Sin la existencia de datos que correlacionen la histopatología de las alteraciones pulmonares persistentes al TAC después de la fase aguda de la infección en los pacientes con COVID-19, la naturaleza de estos hallazgos no se conoce, pero probablemente representan un continuo de patrones de daño pulmonar, incluyendo a la neumonía organizativa y el daño alveolar difuso. Se debe tener mucha precaución en asumir que los hallazgos al TAC, como los quistes subpleurales, dilataciones bronquiales y bandas lineales, representan fibrosis, particularmente durante los primeros 3-6 meses después de la infección aguda, ya que estos hallazgos han mostrado resolverse en algunos pacientes con COVID-19. Se desconoce si existe mayor regresión de las alteraciones persistentes al TAC, como las opacidades en vidrio deslustrado o las reticulaciones, más allá de los 12 meses después de la infección aguda. Los avances en el tratamiento médico no estaban disponibles durante el periodo del estudio de Luger y colaboradores (los pacientes fueron reclutados durante la primera ola de la pandemia en Europa y los algoritmos terapéuticos han cambiado desde entonces, por lo que estos resultados no se pueden generalizar).

NUEVAS VARIANTES SARS-COV-2 Y NUEVAS PAUTAS VACUNALES

Coincidiendo con lo que describió Monto (2021), el escenario futuro más probable en relación al virus SARS-CoV-2 debería ser similar al que sucede con las infecciones por el virus influenza, tanto estacional como pandémica. Esta experiencia nos puede ayudar a reajustar las expectativas y modificar los objetivos para "luchar" contra este virus, al ir este adaptándose a su propagación mundial.

Los primeros resultados de los estudios clínicos y observacionales de las vacunas mARN contra el SARS-CoV-2 indicaron que estas no solo eran efectivas para prevenir la infección sintomática, sino que también para la prevención de la infección asintomática y, por tanto, la transmisión.

Dada la cantidad de variantes, su variable grado de transmisibilidad y el potencial de cambios antigénicos que afectan la protección desarrollada por las vacunas, está claro hoy en día que no será posible eliminar al virus SARS-CoV-2 y que se deberán desarrollar planes a largo plazo para poder manejarlo. La influenza pandémica y estacional provee de los modelos más apropiados para ayudarnos a desarrollar las estrategias que deberán ser implementadas contra el SARS-CoV-2.

Tal como sucede con el SARS-CoV-2, cuando aparece una nueva cepa pandémica de influenza, su propagación puede sobrepasar los sistemas de salud. Las olas de la infección se propagan por las ciudades y países en semanas a meses. De ahí en adelante, el virus pandémico persiste circulando como una nueva cepa estacional, ocurriendo cambios antigénicos de cuando en cuando, probablemente no tan rápido como se ha visto que sucede con el SARS-CoV-2. La nueva cepa se une a las otras cepas de influenza estacional, reapareciendo año a año. El objetivo de la vacunación, en estos casos, es el manejo de los inevitables brotes y la disminución de las tasas de enfermedad moderada a severa y la muerte. La prevención de la enfermedad más leve deja de ser un punto crítico.

La readministracion de la vacuna antiinfluenza se ha convertido en un evento anual para la mayoría de la población, en respuesta a la disminución de la inmunidad y a la aparición de variantes, llamados cambios antigénicos, por lo que las vacunas necesitan ser actualizadas. Incluso cuando no existen cambios antigénicos importantes, se recomienda la revacunación debido a la disminución de la inmunidad. Pero los cambios antigénicos son un problema constante, por lo que son monitorizados mundialmente, con lo que se actualiza la composición de la vacuna dos veces al año. Así, el valor de la vacuna antiinfluenza, administrada actualmente al 70% de la población en algunos grupos de edad, se basa no solo en la eliminación de los brotes, sino en la prevención y disminución de las complicaciones severas de la influenza.

Aunque podría haber muchas similitudes entre el SARS-CoV-2 y la influenza, también hay diferencias importantes. La más obvia es la eficacia de las vacunas anti-SARS-CoV-2, que es mucho mayor que la de las vacunas antiinfluenza. Está claro, sin embargo, que la revacunación es necesaria, por las mismas razones que lo son para la influenza: variación antigénica y disminución de la inmunidad. La frecuencia y consecuencias de la revacunación necesita ser determinada. Otros aspectos, como las variantes que deben componer las vacunas, deben ser también investigados. Las vacunas contra el SARS-CoV-2 deberán ser utilizadas globalmente y la cepa o cepas que contengan las futuras vacunas necesitarán ser determinadas globalmente junto con los diferentes fabricantes que las comercializan.

El momento y la composición de las dosis de refuerzo de las vacunas necesitarán ser determinados de acuerdo con estudios observacionales. En la actualidad existen escasos datos sobre las vacunas no mARN, las que podrían tener características diferentes, especialmente en términos de la duración de la inmunidad. Es necesario aprender a vivir con esta enfermedad, tal como hemos aprendido a vivir con la influenza.

La aparición de nuevas variantes del virus está trazando un nuevo rumbo de la pandemia (Karim y Karim, 2021). En noviembre del 2021, se comunicó una nueva variante del virus SARS-CoV-2. Las variantes que habían aparecido previamente lo hicieron en un mundo donde la inmunidad natural inducida por la COVID-19 era común. Pero esta quinta variante apareció en un mundo en el que la inmunidad inducida por las vacunas es cada vez mayor. La aparición de las variantes alfa, beta y delta se asociaron con nuevas olas de la pandemia. Por ejemplo, la mayor transmisibilidad de la delta se asoció, entre otros, a mayor carga viral, mayor duración de la etapa infecciosa y mayores tasas de reinfecciones, debido a su capacidad para escapar a la inmunidad natural, lo que produjo que esta variante llegara a transformarse rápidamente en la variante dominante a nivel mundial. Las preocupaciones sobre la menor eficacia de las vacunas frente a estas nuevas variantes han desengañado al mundo de la noción que la vacunación global es, por sí misma, adecuada para el control de la infección por el SARS-CoV-2.

El primer caso de la nueva variante **ómicron** se comunicó en Botsuana el 11 de noviembre del 2021 y, pocos días después, se secuenció otro caso en Hong Kong, en un sujeto que viajó desde Sudáfrica. La nueva variante se asoció con un fallo del gen S debido a la deleción 69-70del, algo similar a lo observado con la variante alfa. El primer caso conocido con ómicron en Sudáfrica fue un paciente diagnosticado con COVID-19 el 9 de noviembre del 2021, aunque es probable que hubiese otros casos no identificados en varios países del mundo antes de este. La variante ómicron tiene algunas deleciones y más de 30 mutaciones, varias de las cuales están presentes en las variantes alfa, beta, gama o delta. Estas deleciones y mutaciones llevan a mayor transmisibilidad, mayor afinidad en la unión con el huésped y mayor escape inmune. Los efectos de la mayoría de mutaciones no se conocen, lo que implica un alto grado de incertidumbre sobre cómo la combinación de todas estas deleciones y mutaciones afectarán el comportamiento del virus y la susceptibilidad a la inmunidad natural o a las mediadas por las vacunas.

A grandes rasgos, la mayoría de las vacunas sigue siendo efectiva en la prevención de la COVID-19 severa, hospitalizaciones y muerte frente a todas las variantes previas, ya que su eficacia probablemente depende más de las respuestas inmunes dependientes de las células T que de los anticuerpos. Estudios observacionales han demostrado una efectividad de las vacunas superior al 90% en la prevención de las hospitalizaciones durante la transmisión de la variante delta, incluso más de 6 meses después de la vacunación.

El siguiente debate que se nos plantea es cuándo y a quién vacunar con la cuarta dosis.

En un estudio publicado por Bar-On (2022) y realizado en Israel se comenzó a administrar una cuarta dosis de la vacuna BNT162b2 a personas de más de 60 años. Se necesita conocer más datos en cuanto al efecto de la cuarta dosis sobre las tasas de infección severa por SARS-CoV-2 confirmada y de COVID-19 severa. Para ello se utilizó la base de datos del Ministerio de Salud de Israel, extrayéndose datos de 1.252.331 personas de más de 60 años, y candidatos para una cuarta dosis durante un periodo en el que la variante ómicron (B.1.1.529) del SARS-CoV-2 era predominante (entre enero y marzo del 2022). Se estimó la tasa de infección confirmada y la COVID-19 severa en función del tiempo, partiendo a los 8 días después de haber recibido la cuarta dosis (grupo con cuarta dosis) comparado con personas que habían recibido solo tres dosis (grupo con tercera dosis) y entre personas que habían recibido la cuarta dosis entre los 3 a 7 días (grupo control).

Dentro de los resultados del mencionado estudio destaca que el número de casos de COVID-19 severa por 100.000 personas/día fue 1,5 en los grupos con cuarta dosis sumados, 3,9 en el grupo con tercera dosis y 4,2 en el grupo control. La tasa ajustada de COVID-19 severa en la cuarta semana después de la administración de la cuarta dosis fue más baja que en el grupo con tercera dosis con un factor de 3,5 (IC 95%: 2,7-4,6) y fue más baja que en el grupo control con un factor de 2,3 (IC 95%: 1,7-3,3). La protección contra la enfermedad severa no disminuyó durante las 6 semanas después de haber recibido la cuarta dosis. El número de casos confirmados de infección por 100.000 personas/día (tasa no ajustada) fue 177 en los grupos con cuarta dosis sumados, 361 en el grupo con tercera dosis y 388 en el grupo control. La tasa ajustada de infección confirmada a la cuarta semana post cuarta dosis fue menor que en el grupo con tercera dosis con un factor de 2,0 (IC 95%: 1,9-2,1) y fue menor que en el grupo

265

control con un factor de 1,8 (IC 95%: 1,7-1,9). Sin embargo, esta protección disminuyó en las semanas siguientes.

Dentro de las conclusiones de este importante estudio, podemos destacar que: las tasas de infección confirmadas por SARS-CoV-2 y de COVID-19 severa fueron menores después de la cuarta dosis de la vacuna BNT162b2 comparada con solo tres dosis; la protección contra la infección parece ser de corta duración, mientras que la protección contra la enfermedad severa no disminuyó de forma significativa durante el periodo del estudio.

Estos datos se confirman también en otro estudio realizado en similar sentido (Magen *et al.*, 2022), donde se aprecia que una cuarta dosis de la vacuna BNT162b2 (en adultos con media de edad de 72 años) fue efectiva en la disminución del riesgo a corto plazo de desenlaces graves relacionados con la COVID-19 en personas que habían recibido una tercera dosis al menos 4 meses antes.

Regev-Yochay *et al.* (2022) han realizado un estudio no randomizado en 1.050 trabajadores sanitarios jóvenes (18-39 años de edad), donde se ha evaluado la inmunogenicidad y la seguridad de una cuarta dosis de BNT162b2 (Pfizer-BioNTech) o mRNA-1273 (Moderna) administrada 4 meses después de una tercera dosis de una serie de 3 dosis de BNT162b2. La eficacia de la vacuna contra la infección por cualquier cepa del SARS-CoV-2 fue del 30% (IC 95%: 9 a 55) para la vacuna BNT162b2 y del 11% (IC 95%: 43 a 44) para la mRNA-1273. La mayoría de los trabajadores sanitarios infectados reportó escasos síntomas, tanto en el grupo de control como en los grupos con intervención. Sin embargo, la mayoría de los participantes infectados fueron potencialmente infectantes, con relativa alta carga viral. Los datos proveen de evidencia que una cuarta dosis de vacuna ARMm es inmunogénica, segura y algo eficaz (primariamente contra la enfermedad asintomática), pero que no alcanza respuestas máximas significativamente diferentes a la tercera dosis en la inmunidad humoral ni en los niveles de anticuerpos neutralizantes contra la variante ómicron, por lo que la cuarta dosis solo tiene beneficios marginales en la población sana de jóvenes profesionales sanitarios.

Como señala Offit (2022), la ciudadanía está confundida sobre qué significa estar con la vacunación completa. El error más desilusionante que rodea al uso de las vacunas contra la COVID-19 fue el haber considerado a la enfermedad leve o las infecciones asintomáticas después de la vacunación como "avances". Es un hecho para todas las vacunas muconasales que su objetivo es la protección contra la enfermedad grave (para reducir las hospitalizaciones y la mortalidad). El término "avance" creó expectativas no realistas y llevó a la adopción de una estrategia de tolerancia cero contra el virus. Si en la actualidad estamos pasando de una pandemia a la endemia, en algún punto tendremos que aceptar que la vacunación o la infección natural o una combinación de ellas no ofrecerá más protección a largo plazo contra la enfermedad leve.

A diferencia de estos datos sobre la protección frente a la enfermedad severa, la protección contra la enfermedad leve, que es mediada por los altos títulos de anticuerpos neutralizantes específicos contra el virus al momento de la exposición, declina a los 6 meses. En respuesta a esto, estudios del laboratorio Pfizer publicados observaron que la dosis de refuerzo mostró restablecer la protección contra la enfermedad leve. Desafortunadamente, esta protección solo persiste durante unos pocos meses. La protección a corto plazo contra la enfermedad leve limita la capacidad de las dosis de refuerzo de disminuir la transmisión.

 ¿Cuál es, entonces, la situación de las personas más jóvenes en cuanto a la vacunación de refuerzo? Los estudios realizados en EE.UU. con la vacuna BNT162b2 han mostrado que una tercera dosis también aumenta la protección contra la enfermedad severa en personas mayores de 18 años, pero en ellas no se estratifica a los pacientes según si tienen o no comorbilidades previas. Por tanto, no está claro qué perfil de población más joven se beneficia más de las dosis adicionales. A pesar de esto, el Centro de Control y Prevención de Enfermedades de Estados Unidos (CDC) recomendó que toda persona mayor de 12 años de edad debe recibir las tres dosis de la BNT162b2, independientemente de la presencia de factores de riesgo.

 Además, y debido a que las dosis de refuerzo no están libres de riesgos, se necesita claridad en cuanto a qué grupos se beneficiarán de ellas. Por ejemplo, el grupo de edad comprendido entre los 16 y 29 años de edad tiene mayor riesgo de miocarditis debida a las vacunas ARNm. Y todos los grupos tienen riesgo del problema teórico del "pecado antigénico original" (la disminución en la capacidad de responder a nuevos inmunogénicos debido a que el sistema inmune se bloquea ante el inmunogénico original). Este problema potencial podría limitar la capacidad de respuesta ante nuevas variantes.

TERAPÍAS ANTI-COVID-19

Desde la aparición de los primeros casos de infección por SARS-CoV-2 en Wuhan, se inició una carrera para desarrollar tratamientos contra la COVID-19. Existen múltiples factores que determinan la selección de tratamientos para la COVID-19 como: tiempo de inicio de síntomas, manifestaciones clínicas, comorbilidades, eficacia clínica del tratamiento, disponibilidad de tratamiento, factibilidad de administrar medicamentos parenterales y prevalencia regional de las variantes de SARS-CoV-2.

 Las terapias dirigidas al huésped que incluyen dexametasona, tocilizumab y baricitinib y el cóctel de anticuerpos monoclonales casirivimab/imdevimab y anakinra están asociadas con modificaciones en el **tiempo de supervivencia** de la enfermedad. Remdesivir es un agente antiviral que también ha demostrado tener impacto en la reducción del tiempo de recuperación. De todas estas terapias, solo el tratamiento con dexametasona está ampliamente disponible en entornos de recursos limitados y, hoy por hoy, existe la necesidad urgente de disponer de opciones terapéuticas accesibles para la COVID-19. También cabe destacar otras opciones terapéuticas disponibles actualmente para pacientes no hospitalizados con COVID-19 leve a moderado, pero con alto riesgo de progresión de la enfermedad; en estos casos, se aconseja el uso de ritonavir potenciado con nirmatrelvir, una combinación que se ha mostrado eficaz a la hora de frenar la progresión de la enfermedad (Acosta-Ampudia *et al.*, 2022).

Robinson *et al.* (2022) detallan una serie de razones del porqué no se debería basar la lucha contra la COVID-19 solo en las vacunas. En primer lugar, porque el virus SARS-CoV-2 ha continuado mutando y podría hacerse resistente a las vacunas actuales; de hecho, la rápida aparición y diseminación global de las nuevas variantes virales, como las altamente infecciosas "delta" y "ómicron", han enfatizado la necesidad del rápido desarrollo de drogas y nuevas vacunas. Concretamente, la variante ómicron posee un gran número de mutaciones en la proteína espiga comparada con la variante delta, lo que le confiere mayor transmisibilidad, aunque su nivel de resistencia a las vacunas sea incierto. En segundo lugar, la OMS considera inevitable que pandemias virales similares puedan aparecer en el futuro, pudiendo ser leves o tan severas como la causada por el virus influenza; en este sentido, la única manera de combatirlas es la disponibilidad de fármacos que puedan contener la enfermedad, especialmente a nivel pulmonar, transformando la enfermedad en una "influenza leve". Si estas terapias pueden ser rápidamente movilizadas para limitar la severidad de nuevos brotes, podría disminuir la necesidad de las cuarentenas y el colapso de los sistemas de salud. En tercer lugar, los autores subrayan el hecho de que son las naciones menos ricas las que sufren más de las pandemias debido al número y densidad de su población, el impacto de las cuarentenas sobre la subsistencia diaria, las limitaciones del apoyo económico gubernamental y el menor acceso a la salud de calidad, incluyendo cuidados intensivos y drogas costosas. Además, la falta de control de la COVID-19 en estos países más pobres provee de una incubación para potenciales variantes del virus. Estas naciones deberían ser ampliamente apoyadas con terapias baratas, efectivas y rápidamente distribuibles, para que puedan controlar la enfermedad.

La carrera para desarrollar terapias para la COVID-19 se ha enfocado principalmente en agentes antivirales, dos de los cuales son los más prometedores hasta ahora: el molnupiravir, que impide la replicación del virus, y el paxlovid, que bloquea la replicación viral al unirse a una proteasa esencial y que ha mostrado eficacia en disminuir las hospitalizaciones. La FDA ha aprobado el uso de anticuerpos monoclonales (como el sotrovimab, bamlanivimab, casirivimab e imdevimab) en pacientes con COVID-19 "leve" de alto riesgo, pero estas terapias son generalmente costosas y requieren de supervisión médica. Por eso, estas drogas no son de fácil distribución a nivel poblacional durante la aparición y transmisión de diferentes cepas del SARS-CoV-2. Los corticoides orales son más efectivos en la enfermedad avanzada, no en la forma temprana.

Los primeros siete días de evolución de la COVID-19 son decisivos para cambiar el curso natural de la enfermedad y prevenir su avance hacia formas graves, hospitalización o muerte. Durante los primeros siete días ocurre la etapa viral y es cuando el virus tiene una fase de replicación acelerada, de tal manera que representa la mejor oportunidad para eliminarlo, ya sea neutralizándolo con anticuerpos monoclonales o con un tratamiento antiviral.

Otra novedosa alternativa que proponen Robinson *et al.* (2022) es el uso de la inteligencia artificial (IA) avanzada para analizar la gran cantidad de datos que se han recopilado sobre la COVID-19, para identificar drogas existentes que son capaces de actuar en eventos biológicos específicos que causan la progresión de la enfermedad. Las formas más avanzadas de IA que llevan al descubrimiento de drogas para enfermedades virales, generando además una enorme cantidad de datos relacionados con el virus en cuestión; los análisis computacionales profundos de estos datos permiten identificar blancos de la enfermedad que podrían ser "atacados" por drogas aún no consideradas en el tratamiento de estas enfermedades ("drogas reutilizables"). Esto elimina la dependencia exclusiva de tratamientos convencionales de las vías patológicas conocidas y abre otras muchas posibilidades para el descubrimiento de nuevas drogas. Esta nueva vía incluye la reutilización de un grupo de fármacos ya existentes, con perfiles de efectos adversos conocidos, que son relativamente de bajo costo, y que están ampliamente disponibles y rápidamente distribuibles. Por fortuna, durante los últimos meses se han desarrollado varias opciones de tratamiento para la COVID-19 temprana, todas ellas con un nivel de eficacia y perfil de seguridad aceptables.

A continuación, se indica alguna de estas opciones terapéuticas que ya se están empleando en el tratamiento del virus:

Paxlovid (Nirmatrelvir/ritonavir) -

El Paxlovid es una combinación de dos fármacos, el **nirmatrelvir y el ritonavir,** que resulta muy eficaz para las variantes ómicron y delta. El nirmatrelvir (PF-07321332) es un inhibidor de proteasas, que actúa especialmente contra las proteasas esenciales para la replicación viral (Mpro). En cuanto al ritonavir, se trata de un antiviral que inhibe al citocromo P450, potenciando el efecto del nirmatrelvir. La dosificación es vía oral y consiste en una combinación de tres pastillas dos veces al día durante 5 días. Se debe administrar dentro de los primeros 5 días tras el comienzo de los síntomas. Las dosis recomendadas son de 300 y 100 mg, respectivamente, cada 12 horas durante cinco días. Se desconoce si un curso más corto es menos efectivo o está asociado con la aparición de mutaciones resistentes al nirmatrelvir. Los efectos adversos más comunes de paxlovid son: disgeusia, diarrea, hipertensión y mialgia. Su eficacia es de casi el 90% para prevenir enfermedad grave y hospitalización en los pacientes de alto riesgo. Está indicado su uso en individuos mayores de 18 años o población pediátrica mayor de 12 años con un peso ≥ 40 kg. No se recomienda indicar Paxlovid a pacientes con insuficiencia renal crónica o hepática grave (Child-Pugh C).

Sotrovimab – (Xevudy®)

El Sotrovimab es un anticuerpo monoclonal IgG1 humano dirigido contra la proteína S del virus SARS-CoV-2; se administra mediante perfusión intravenosa (500 mg, dosis única), lo que requiere un centro sanitario que pueda administrarla, siendo por tanto menos accesible que un fármaco oral. Sin embargo, tiene la ventaja de administrase en una sola dosis. Es eficaz para las variantes delta y ómicron. Como Paxlovid, está indicado en pacientes con riesgo de desarrollar enfermedad grave. El uso de este fármaco se puede iniciar hasta el décimo día del arranque de síntomas. Su eficacia para prevenir enfermedad grave y hospitalización es del 80%. Esta indicado en pacientes mayores de 12 años.

Su eficacia en el tratamiento de la COVID-19 de leve a moderada es la más alta encontrada con anticuerpos monoclonales que se han evaluado hasta la fase III. Los riesgos encontrados con este anticuerpo monoclonal son similares a los de otros anticuerpos monoclonales humanos, como reacciones de hipersensibilidad local (2%) y anafilaxia en solo el 0.5%.

Remdesivir

Remdesivir es un inhibidor de nucleótidos de acción directa en la ARN polimerasa del SARS-CoV-2. Es un fármaco de administración intravenosa. Inicialmente era solo para pacientes hospitalizados, pero ahora está también indicado en pacientes ambulatorios, siendo su desventaja el hecho de que deba ser administrado durante tres días. Su uso está indicado en individuos mayores de 18 años o adolescentes con ≥ 12 años y peso mayor de 40 kg, con al menos un factor de riesgo para evolucionar a COVID-19, y en situaciones en que no se cuente con otra opción de tratamiento como Paxlovid, Sotrovimab o Evusheld.

El tratamiento debe iniciarse antes de los primeros siete días del inicio de los síntomas. Remdesivir debe administrarse en un entorno en el que se puedan controlar las reacciones graves de hipersensibilidad, como la anafilaxia. Los pacientes deben permanecer en vigilancia durante la perfusión y observarlos durante al menos una hora después de esta.

Molnupiravir -

Es el profármaco oral de beta-D-N4-hidroxicitidina (NHC), un ribonucleósido con amplia actividad antiviral contra virus ARN. Se debe administrar dentro de los primero cinco días tras el inicio de los síntomas. Los datos iniciales de ensayos clínicos de la casa farmacéutica demostraron una eficacia de prevención de hospitalización y mortalidad del 50%, aunque otros ensayos demostraron una eficacia de solo 30%. Esta indicado en pacientes mayores a 18 años (los otros fármacos están aprobados para 12 años). No se recomienda indicarlo en población pediátrica o en embarazadas, debido a que su mecanismo de acción consiste en incrementar la mutagénesis y se ha informado toxicidad reproductiva en animales por lo que está absolutamente contraindicado en el embarazo.

Los pacientes deben completar cinco días de tratamiento con Molnupiravir a una dosis de 800 mg cada 12 horas. Los efectos secundarios más frecuentes son diarrea, náuseas y mareo.

Tixagevimab/cilgevimab (Evusheld®) -

Es una combinación de dos anticuerpos monoclonales humanos, modificados para tener una vida media prolongada, que puede ser incluso hasta de 12 meses. Están dirigidos contra la proteína S del virus SARS-CoV, en dos epítopos mutuamente excluyentes, que permiten un mejor efecto en la neutralización de los antígenos. Se administra por vía intramuscular, dos ampollas, cada una contiene uno de los anticuerpos monoclonales, y ha demostrado sinergia y potencialización.

Se trata de un fármaco preventivo indicado en pacientes de alto riesgo de desarrollar enfermedad grave porque no tienen una respuesta inmune adecuada para combatir la enfermedad o para generar anticuerpos. El fármaco se administra antes de la infección, dos veces por vía intramuscular, y protege al paciente durante seis meses contra COVID-19. Está aprobado para personas mayores a 12 años con incapacidad de generar una respuesta inmune adecuada, o para pacientes que no pueden recibir la vacuna por razones de alergia severa. De igual manera, las recomendaciones para su prescripción incluyen, pero no se limitan a, (i) sujetos con inmunosupresión de moderada a severa y que pueden tener una respuesta inmunitaria inadecuada a la vacunación contra la COVID-19; o (ii) sujetos a los que no puede administrarse ninguna vacuna frente a la COVID-19 disponible, debido a antecedente de reacciones adversas graves a una vacuna COVID-19 o a cualquiera de sus componentes. Evusheld® podría considerarse el único anticuerpo monoclonal útil para la prevención de la COVID-19.

En la Tabla II se resumen los aspectos más destacados de las nuevas terapias frente a la COVID-19.

Fármaco	Caracterícas principales	Posología y forma de administración	Población diana	Principales efectos secundarios
Molnupiravir	Profármaco oral de beta-D-N4 hidroxicitidina (NHC),un ribonucleósido. Con amplia actividad antiviral contra virus ARN.	800 mg cada 12 horas durante 5 días vía oral.	Pacientes mayores de 18 años, con COVID-19 de leve a moderado con al menos un factor de riesgo.	Diarrea, náusea y mareo.
Nirmatrelvir/ Ritonavir (Paxlovid®)	Inhibidores de la proteasa y del citocromo P450.	Las dosis reco-mendadas son de 300 y 100 mg, respectivamente, cada 12 horas du-rante cinco días.	Individuos mayores de 18 años o población pediátrica mayor de 12 años con un peso ≥ 40 kg.	Disgeusia, diarrea, hipertensión y mialgia.
Remdesivir	Inhibidor de nucleótidos de acción directa en la ARN polimerasa del SARS-CoV-2.	200 mg IV (día 1) seguido de Remdesivir 100 mg IV/día en los días 2 y 3. El tratamiento debe iniciarse antes de los primeros siete días del inicio de los síntomas.	Individuos mayores de 18 años o adolescentes con ≥ 12 años y peso mayor de 40 kg.	Cefalea, náu-seas, hipetran-saminemia, Erupciones cutáneas.
Sotrovimab (Xevudy®)	Es un anticuerpo monoclonal IgG1 humano dirigido contra la proteína S del virus SARS-CoV-2.	Perfusión de 500 mg, dosis única.	Individuos mayores de 18 años o adolescentes con ≥ 12 años y peso mayor de 40 kg con al menos un factor de riesgo para evolucionar a la COVID19.	Reacciones de hipersensibi-lidad y reac-ciones relacio-nadas con la perfusión.
Cilgavimab (AZD 1061/ CoV2130) - Tixagevimab (AZD8895/ CoV2196) (Evusheld®)	Anticuerpos monoclonales humanos dirigidos contra la proteína S del virus SARS-CoV, en dos epítopos mutuamente excluyentes, que permiten un mejor efecto en la neutralización.	150 mg de tixagevimab y 150 mg de cilgavimab administrados como dos inyecciones intramusculares secuenciales separadas.	Tratamiento preexposición para adultos y adolescentes (de ≥ 12 años y con un peso de ≥ 40 kg).	Reacciones de hipersensibili-dad y reacción local en zona de la inyección.

Tabla II. Aspectos más relevantes de las nuevas terapias frente a la COVID-19.

CONCLUSIONES

- **Clínica:** La historia natural de la enfermedad COVID-19 que estamos conociendo ha mostrado que la mayoría de los pacientes sobreviven con recuperación funcional y estructural completa. Un grupo menor de pacientes desarrolla complicaciones con afectación de distintos órganos, lo que plantea un nuevo reto científico y médico. El desafío pone de manifiesto la necesidad de identificar a tiempo este subgrupo de pacientes, para enrolarlos en un seguimiento clínico, funcional y radiológico individualizado que permita ofrecerle las mejores opciones diagnósticas y terapéuticas a modo de minimizar el daño a corto, medio y largo plazo.
- **Epidemiología:** La importancia del seguimiento genómico evolutivo del SARS-CoV-2 es vital para poder establecer el comportamiento epidemiológico de la pandemia, sus cambios en materia de diagnóstico y en especial su comportamiento clínico, así como su respuesta al manejo preventivo y terapéutico de este reto biológico.
- **Diagnóstico:** Si bien las nuevas evidencias de que las subcepas más recientes del SARS-CoV-2 pueden tener un comportamiento más evasivo a la identificación antigénica, afortunadamente la versatilidad de las pruebas moleculares disponibles (PCR) ha permitido una adaptación rápida para mantenerse como el patrón de referencia diagnóstica para este fin.
- **Terapias:** El camino recorrido en la búsqueda de un tratamiento farmacológico efectivo contra esta infección ha sido difícil y contradictorio, no obstante, los resultados asociados a los nuevos antivirales muestran hoy día una ruta de mayor eficacia y seguridad clínica. Las estrategias inmunoterapéuticas dirigidas tanto al virus como al control de la respuesta inmune disfuncional serán de gran utilidad para el manejo de la enfermedad aguda y del SPC.
- **Vacunas:** La prevención mediante vacunación sigue siendo la mejor herramienta para poder establecer mecanismos de protección contra el virus y disminuir sustancialmente las hospitalizaciones y la mortalidad asociadas. Es deber de la comunidad científica internacional determinar a quiénes benefician más las dosis de refuerzo y educar a la opinión pública sobre los límites de las vacunas. De otra forma, la estrategia de tolerancia cero para la infección leve o asintomática, que puede ser implementada solo con dosis de refuerzo frecuentes, debe continuarse de una labor pedagógica a la población en cuanto a lo que pueden y no pueden hacer las vacunas contra la COVID-19. Resulta importante que no solo nos basemos en las vacunas para combatir la COVID-19, sino que se debe continuar con la búsqueda de nuevos fármacos que puedan detener la progresión de la COVID-19 y de otras enfermedades similares.

BIBLIOGRAFÍA

Abdool Karim, S., Abdool Karim, Q. (2021): "Omicron SARS-CoV-2 variant: a new chapter in the COVID-19 pandemic". *Lancet*, 398, 2126-2128.

Acosta-Ampudia, Y., Ramírez-Santana, C., Monsalve D.M., et al.: (2022) "Del COVID-19 al POSCOVID-19: Lecciones y desafíos". *Med*, 44, 99-113.

Bar-On, Y.M., Goldberg, Y., Mandel, M., et al. (2022): "Protection by a Fourth Dose of BNT162b2 against Omicron in Israel". *N Engl J Med.*, 386, 1712-20.

Barquilla, A., Del Corral, E., Diaz, C., et al. (2021): "Protocolo para la continuidad asistencial del paciente con diagnóstico de COVID-19". *SEMI. SEMERGEN*. Disponible en: https://www.fesemi.org/informacion/prensa/semi/nuevoprotocolo-de-seguimiento-largo-plazo-y-continuidad-asistencial-de

Boix, V., Merino, E. (2022): "Síndrome post-COVID. El desafío continúa"; Medicina Clínica, 158, 178–180.

CDC Centers for Diseases Control and Report. COVID-19 Pandemic Planning Scenarios CDC [Internet]. [cited 2020 Sep 30]. Disponible en: https://www.cdc.gov/coronavirus/2019-ncov/hcp/planning scenarios.html#table1

Forchette†, L., Sebastian†, W., LIU, T. (2021): "A Comprehensive Review of COVID-19 Virology, Vaccines, Variants, and Therapeutics". *Current Medical Science*, 41(6),1037-1051.

Leung, A. (2022): "COVID-19 Pandemic: The Road to Recovery". *Radiology*, 304, 471–472.

Lu, R., Zhao, X., Li, J., et al. (2020): "Genomic characterisation and epidemiology of 2019 novel coronavirus: implications for virus origins and receptor binding". Lancet, 395(10224),565–74.

Luger, A.K., Sonnweber, T., Gruber, L., et al. (2022): "Chest CT of Lung Injury 1 Year after COVID-19 Pneumonia: The CovILD Study". *Radiology*, 304, 462–470.

Magen, O., Waxman, J.G., Makov-Assif, M., et al. (2022): "Fourth Dose of BNT162b2 mRNA Covid-19 Vaccine in a Nationwide Setting". *N Engl J Med*, 386,1603-1614.

Monto, A.S. (2021): "The Future of SARS-CoV-2 Vaccination — Lessons from Influenza". *N Engl J Med*, 385,1825-1827.

Nalbandlan, A., Sehgal, K., Grupta, A., et al. (2021): "Post-acute COVID-19 syndrome", *Nature Medicine*, 27, 601-615.

National Institute for Health and Care Excellence (NICE). (2022): "COVID-19 rapid guideline: managing the long-term effects of COVID-19.)". Disponible en: https://www.nice.org.uk/guidance/ng188/.

Offit, P.A. (2022): "Covid-19 Boosters — Where from Here?". *N Engl J Med*, 386, 1661-1662.

Ortega, M.A., Fraile-Martinez O., Garc.a-Montero C., et al. (2021)" An integrative look at SARS-CoV-2 (Review)". *Int. J. Mol. Med*. 2021, 47, 415-434.

Ortiz-Ibarra, F.J., Campos-Campos, J.A.S., Macías-Hernández, A., et al. (2022). "COVID-19: prevención, diagnóstico y tratamiento. Recomendaciones de un grupo multidisciplinario". *Med Int Méx*, 38, 288-321.

Patterson, BK., et al. (2021): "Immune-based prediction of COVID-19 severity and chronicity decoded using machine learning". *Front Immunol*, 12:700782.

Peeling, RW., Heymann, D.L., Teo, Y.Y., et al. (2022): "Diagnostics for COVID-19: moving from pandemic response to control", Lancet, 399, 758-768.

Rajan, S., et al. (2021): "In the wake of the pandemic Preparing for Long COVID [Internet]". *Copenhagen. European Observatory on Health Systems and Policies* (Policy Brief, n.39). Disponible en: http://apps.who.int/iris/bitstream/handle/10665/339629/Policybrief-39-1997-8073-eng.pdf?sequence=1&isAllowed=y.

Regev-Yochay, G., Gonen, T., Mayan, B.A., et al. (2022):" Efficacy of a Fourth Dose of Covid-19 mRNA Vaccine against Omicron". *N Engl J Med* ,386,13771380.

Robinson, B.W.S., Tai, A., Springer, K. (2022): "Why we still need drugs for COVID-19 and can't just rely on vaccines". *Respirology*, 27,109–111.

Ryan, F.J., Hope, C.M., Masavuli, M.G., et al. (2022):" Long-term perturbation of the peripheral immune system months after SARS-CoV-2 infection". *BMC Med.*, 20, 26.

Siddiqi, H.K., Mehra, M.R. (2020): COVID-19 illness in native and immunosuppressed states: "A clinical-therapeutic staging proposal". *J Heart Lung Transplant*, 39, 405-407.

Sociedad Española de Médicos Generales y de Familia (SEMG) (2021): "Guía clínica para el paciente Long COVID/COVID persistente". Disponible en: https://www.semg.es/index.php/consensos-guias-y-protocolos/363- guia-clinica-para-la-atencion-al-paciente-long-covid-covid persistente.

Visvabharathy, L., Hanson, B., Orban, Z., et al. (2021): "Neuro-COVID longhaulers exhibit broad dysfunction in T cell memory generation and responses to vaccination". *MedRxiv.*, 08.08.21261763.

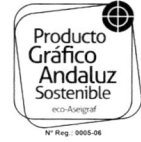

Producto
Gráfico
Andaluz
Sostenible
eco-Aseigraf

Nº Reg.: 0005-06

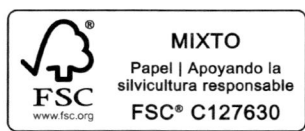

FSC
www.fsc.org

MIXTO
Papel | Apoyando la
silvicultura responsable
FSC® C127630